"十三五"科技部国家重点研发计划
"个性化硬组织重建植入器械的3D打印技术集成与应用研究"课题（2016YFC1100605）

国家卫生健康委医管中心"国内医疗领域3D打印专利调查"课题

生物医药领域
3D打印专利导航

李学军　雷光华◎主编

知识产权出版社
全国百佳图书出版单位
—北 京—

图书在版编目（CIP）数据

生物医药领域3D打印专利导航/李学军，雷光华主编. —北京：知识产权出版社，2020.6
ISBN 978 – 7 – 5130 – 6848 – 2

Ⅰ.①生… Ⅱ.①李… ②雷… Ⅲ.①生物医学工程—立体印刷—印刷术—专利—研究—世界
Ⅳ.①R318

中国版本图书馆 CIP 数据核字（2020）第 050123 号

内容简介

本书通过对世界范围内专利的申请趋势、布局情况和重点市场主体等进行分析，提炼政府、企业、高校、科研院所和大众等各方所需的信息，为3D打印生物医药产业的发展提供可行性对策和针对性建议。本书分为以下几章：3D打印生物医药领域研究概况，中国3D打印生物医药领域专利分析，美国3D打印生物医药领域专利分析，欧洲3D打印生物医药领域专利分析，日本3D打印生物医药领域专利分析，中、美、欧、日3D打印生物医药领域专利对比分析。

读者对象：政府、企业、高校、科研院所的决策和科研人员，以及对3D打印感兴趣的大众。

策划编辑：黄清明　　　　　　　　　　**责任校对：**潘凤越
责任编辑：张利萍　　　　　　　　　　**责任印制：**刘译文

生物医药领域 3D 打印专利导航

李学军　雷光华　主编

出版发行：知识产权出版社 有限责任公司	**网　　址：**http://www.ipph.cn
社　　址：北京市海淀区气象路 50 号院	**邮　　编：**100081
责编电话：010 – 82000860 转 8387	**责编邮箱：**65109211@qq.com
发行电话：010 – 82000860 转 8101/8102	**发行传真：**010 – 82000893/82005070/82000270
印　　刷：三河市国英印务有限公司	**经　　销：**各大网上书店、新华书店及相关专业书店
开　　本：787mm × 1092mm　1/16	**印　　张：**17.5
版　　次：2020 年 6 月第 1 版	**印　　次：**2020 年 6 月第 1 次印刷
字　　数：384 千字	**定　　价：**79.00 元

ISBN 978 -7 -5130 -6848 -2

编委会

主　编　李学军　雷光华

副主编　杨　淇　王苟思义　张晓金　董　婷

编　委　（按姓氏笔画排序）

王中杰　刘　冲　刘宏伟　李闫文

李　钊　张越琦　陈子衍　易小平

曹　航　梁　烨　董思远　蒋　念

喻　丹　曾帆远　雷鹏飞　滕楚北

前　言

近年来，3D 打印在航空航天、生物医药、工业制造等多个领域都取得了重要的技术突破，特别是生物医药领域 3D 打印研发呈现出一种良好的发展态势，被认为是 3D 打印最具有发展潜力的市场。3D 打印目前的应用主要体现在手术模型的构建、手术导板、植入物、康复模型等方面。可以预见，在不远的未来，人工肝脏、人工心脏等器官的打印植入也将实现，必将大大推动医学事业的发展。

2014 年，增材制造湖南省工程研究中心湘雅临床应用研究所成立，中南大学湘雅医院的专家联合团队在 3D 打印材料、三维重建软件、制造工艺及设备、临床应用技术等方面加强协作攻关与转化应用，促进了生物医药计算机软件、医用生物材料开发和临床医疗技术的协同发展。2016 年湘雅医院参与"十三五"科技部国家重点研发计划"个性化硬组织重建植入器械的 3D 打印技术集成与应用研究"课题（2016YFC1100605），2018 年承担了国家卫生健康委医管中心课题"国内医疗领域 3D 打印专利调查"，在此过程中，我们对于中国、美国、欧洲、日本的 3D 打印生物医药领域的专利情况进行了较为系统的研究，并逐步完善成了本书的主要内容。

本书通过对世界范围内的 3D 打印医疗应用相关专利的系统分析，清晰了解目前的行业背景、技术发展情况和应用现状，收集整理、分类分析了相关的专利文献，展望了 3D 打印生物医药领域的未来的发展应用前景，为 3D 打印生物医药产业的发展提供了可行性对策及针对性建议。

本书的出版，得到了国家卫生和计划生育委员会医管中心 3D 打印医学应用专家委员会孙虹主任委员与国家卫生健康委医管中心赵靖处长的支持与鼓励，在此致谢。

特别感谢戴尅戎院士为本书编写提供的重要帮助和指导并为本书作序。

由于编者水平有限，编写时间仓促，差错在所难免，恳请同行专家和读者不吝指正。

李学军　雷光华

2020 年 4 月

序　言

　　生物医药产业是 21 世纪创新最为活跃、增长最为迅速、对人类生产和生活影响最为深远的领域。发展人工智能、个性化医疗、大规模定制、智慧康复等前沿交叉课题，促进生物技术与信息技术的融合是广大生物医药从业人员的一项重要任务。3D 打印技术从诞生起就与医疗结下了不解之缘，从打印助听器、支具等外部构件到打印复杂的医疗模型为制定手术方案服务，从打印牙冠、心脏支架等永久性植入体到打印活体细胞、干细胞的生物打印技术，3D 打印技术从研究前沿进入临床应用的周期不断缩短。可以说 3D 打印在生物医药的应用体现了巨大的优势，在发展精准化、个体化医疗中的应用潜力无限。

　　近年来国家高度重视 3D 打印的发展，国内医疗领域在 3D 打印的研发投入不断加大，新技术、新设备、新材料不断涌现，如何把握创新的方向、加大临床转化的效率是目前的重要议题。专利是研发主体的技术产出，是行业的风向标。在世界范围内 3D 打印行业的专利申请量逐年增加的大背景下，我们也为能够越来越多地看到中国的身影而深受鼓舞，本书对生物医药领域的专利情况进行了梳理，多维度介绍了中国区域 3D 打印生物医药领域的专利申请及技术分析，并与美国、欧洲、日本的现状进行了对比，对存在问题和改进办法进行了分析。通过对国内外相关专利申请的全面剖析，发现目前医疗领域 3D 打印核心专利主要掌握在美国和日本的几家公司手上，中国起步较晚，研发主力主要限于高校，企业参与度不够。只有依靠创新驱动，发现问题，才能解决问题，后续发展除了加大资金投入，还要激励高校与企业的合作，打通 3D 打印应用的上、中、下游。在扩大产业规模的同时，促进技术转化，推动行业健康发展。

　　中南大学湘雅医院较早在国内开展了 3D 打印临床应用的相关工作，并且承担了"十三五"科技部国家重点研发计划"个性化硬组织重建植入器械的 3D 打印技术集成与应用研究"的相关课题。国家卫生和计划生育委员会医管中心 3D 打印医学应用专家委员会于 2016 年 5 月成立，本书的主编李学军教授担任专委会秘书长，雷光华教授担任副主任委员，本书的出版，也反映了中南大学湘雅医院团队在 3D 打印生物医药领域的悉心探索和思考。

  3D 打印是新时代的一次技术革命，应当坚持走到底。我相信，在不久的未来，对人体组织和复杂器官的打印会逐渐从梦想走进现实。

2020 年 5 月

目　　录

第1章 3D打印生物医药领域研究概况

1.1 研究背景

1.1.1 技术发展现状与趋势

3D打印诞生于20世纪80年代，用于将虚拟世界中任意复杂的3D数字化模型变成真实存在的3D实体，3D打印无须机械加工和任何模具就可以制造出任何复杂的中空形状。最早研究3D打印技术的是美国发明家查尔斯·赫尔，在1983年，赫尔用3D打印制作了一个小杯子，正是这个杯子正式开启了增材制造（3D打印）技术。赫尔这项技术的成功也促使1986年3D Systems的建立。在他的领导下，3D Systems拥有7种不同的3D打印技术，发明了100多种材料，并拥有1700多项技术专利。

近年来，3D打印在航空航天、生物医药（见图1-1）、工业制造、汽车零件等多个领域都有技术的突破，例如在中国商飞公司研发组装的大型客机C919中，运用了3D打印技术以及钛合金金属材料来制造客机的登机舱门的零部件。

随着3D打印热潮的持续高涨，3D打印技术在生物医药领域的应用被认为是最具有发展潜力的市场，在最近两三年里，生物医药3D打印技术呈现一种迅猛发展的态势，主要体现在手术模型的构建、手术导板、植入物、康复模型、口腔医药等方面。

可以预见，在不远的未来，人工肝脏、人工心脏等器官的打印植入也将实现，在满足监管条件的前提下可以大大推动医学事业的发展。

1.1.2 常见3D打印技术及原理

3D打印是快速成形技术的一种，通过扫描或建模等方式得到目标物的分层数据信息，并以这些数据信息为基础，通过3D打印设备将粉末或液体状金属或塑料等可黏合材料逐层堆积，最终形成立体打印物。常见的3D打印技术包括：选择性激光熔化成形（SLM）、立体光固化成形（SLA）、选择性激光烧结（SLS）、熔融沉积成形（FDM）。

手术模型的构建	手术导板	骨植入物
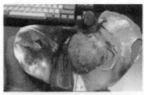	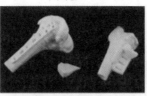	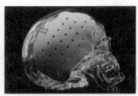
波兰克拉科夫医学团队通过3D打印技术，将肝脏内部肿瘤、内循环系统打印出来，用于手术模型的构建	Materialise 公司制造的儿科3D打印手术导板，根据对患者骨骼的扫描数据生成。可以让医生获得最真实的信息，从而更好地规划手术	牛津高性能材料公司(OPM)将高性能添加制造工艺应用于3D打印定制植入物，以执行骨替换操作

3D打印义齿	生物墨水	生物打印笔
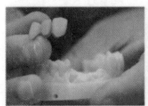	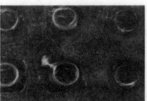	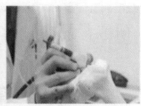
德国的Envision TEC公司研发了一种3D材料，可以直接拿来用打印临时牙冠	哈佛团队用人类干细胞、细胞外基质和内衬血管内皮细胞的循环通道3D打印出厚实的血管化组织构造	澳大利亚伍伦贡大学的团队开发出一种3D生物打印笔，医生可以在手术过程中直接拿着这种笔将细胞"画"在患者受损的骨头或软骨组织上

图 1-1　3D 打印技术在生物医药领域的应用❶

选择性激光熔化成形（SLM）是以原型制造技术为基本原理发展起来的一种先进的激光增材制造技术。

如图 1-2 所示，零件的三维数模完成切片分层处理并导入成形设备后，水平刮板首先把薄薄的一层金属粉末均匀地铺在基板上，高能量激光束按照三维数模当前层的数据信息选择性地熔化基板上的粉末，成形出零件当前层的形状，然后水平刮板在已加工好的层面上再铺一层金属粉末，高能束激光按照数模的下一层数据信息进行选择熔化，如此往复循环直至整个零件完成制造。

立体光固化成形（SLA），是最早发展起来的快速成形技术。它以光敏树脂为原料，通过计算机控制紫外激光使其凝固成形。这种方法能简捷、全自动地制造出表面质量和尺寸精度较高、几何形状较复杂的原型。

❶ Techcrunch［EB/OL］. https：//techcrunch. com/2017/03/07/these－jolly－candy－colored－3d－printed－liv-ers－help－doctors－treat－tumors/.

Materialise［EB/OL］. https：//www. materialise. com/en/medical/patient－specific－guides/patient－specific－osteotomy－guides.

OPM［EB/OL］. http：//oxfordpm. com/cmf－orthopedics/osteofab－implants.

DFP［EB/OL］. https：//www. freep. com/story/money/business/columnists/2016/08/13/envisiontec－detroit－3d－printing－economy/88621100/.

Wyss Institite［EB/OL］. https：//wyss. harvard. edu/technology/3d－bioprinting/.

UOW［EB/OL］. https：//media. uow. edu. au/news/UOW162803. html.

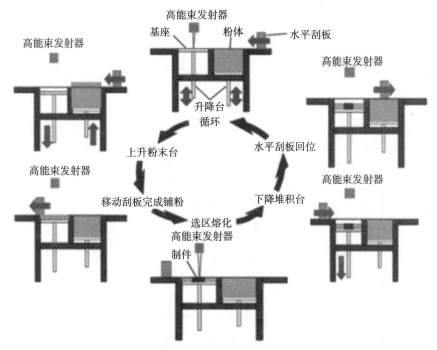

图 1 - 2　选择性激光熔化成形基本原理示意❶

　　图 1 - 3 示出了立体光固化成形的技术原理，液槽中盛满液态光敏树脂，氦—镉激光器或氩离子激光器发出的紫外激光束在控制系统的控制下按零件的各分层截面信息在光敏树脂表面进行逐点扫描，使被扫描区域的树脂薄层产生光聚合反应而固化，形成零件的一个薄层。一层固化完毕后，工作台下移一个层厚的距离，以使在原先固化好的树脂表面再敷上一层新的液态树脂，刮板将黏度较大的树脂液面刮平，然后进行下一层的扫描加工，新固化的一层牢固地黏结在前一层上，如此重复直至整个零件制造完毕，得到一个三维实体原型。

　　选择性激光烧结（SLS）（见图 1 - 4）技术，利用粉末材料为造形材料，使用的能源为红外线激光发射器。加工时，先用铺粉滚轴铺一层粉末材料，通过打印设备里的恒温设施将其加热至恰好低于该粉末烧结点的某一温度，接着激光束在粉层上照射，使被照射的粉末温度升至熔化点之上，进行烧结并与下面已制作成形的部分实现黏结。当一个层面完成烧结之后，打印平台下降一个层厚的高度，铺粉系统为打印平台铺上新的粉末材料，然后控制激光束再次照射进行烧结，如此循环往复，层层叠加，直至完成整个三维物体的打印工作，全部烧结完后去掉多余的粉末就可以得到烧结好的零件。目前为止，利用塑料粉和蜡粉进行烧结的工艺已较为成熟，而利用陶瓷

　　❶ 赵志国，柏林，李黎，黄建云. 激光选区熔化成形技术的发展现状及研究进展［J］. 航空制造技术，2014，463（19）：46 - 49.

粉末或金属粉末作为烧结材料的技术还在研发。

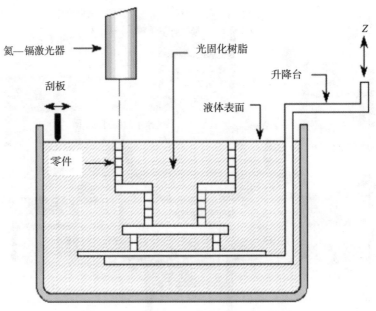

图 1-3 立体光固化成形基本原理示意❶

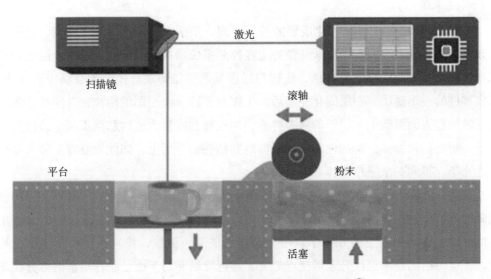

图 1-4 选择性激光烧结技术基本原理示意❷

---

❶ 快速凝固技术. 百度百科［EB/OL］. https：//baike. baidu. com/item/% E5% BF% AB% E9% 90% 9F% E5%87%9D%E5%9B%BA%E6%8A%80%E6%9C%AF/22217085？noadapt＝1.

❷ amtech3d［EB/OL］. https：//amtech3d. com/3d - printing - techniques/.

1.1.3　市场概况

伴随着 3D 打印技术的快速成长和 3D 打印技术在各行业领域的渗透，其市场规模逐年增加，根据对工业级和个人级 3D 打印领域领先制造商和新兴制造商等多种数据的汇总，2017 年 3D 打印的市场规模估计为 78 亿美元，预计在 2023 年可以达到 350 亿美元。

3D 打印机目前可分为个人级 3D 打印机与工业级 3D 打印机，个人级打印机主要用于打印模型，更注重消费型和娱乐型产品，对产品的精度和质量要求不高；但工业级打印机应用于航空航天、生物医药等市场，要求较高的质量和精度，特别是在生物医药领域，对于医用物体的质量和精度有着极高要求。

IDC 日本株式会社在 2017 年对日本 3D 打印市场进行了统计，并预测在之后的 5 年将有快速增长。2015 年，日本国内 3D 打印市场的总销售额为 344 亿日元（约 3.10 亿美元），同比增长 104.4%。预计 2007—2021 年，日本 3D 打印市场的年均增长率为 11.7%。IDC 报告还明确分析了日本 3D 打印行业的不同领域，并提出了到 2020 年各领域的预计增长额度。报告涵盖的领域有：服务市场，预计到 2020 年将增长到 202 亿日元；材料市场，预计到 2020 年将增长到 299.7 亿日元；专业级 3D 打印机市场，预计到 2020 年将增长到 232 亿日元。医疗保健和汽车行业是应用最为广泛的两个领域，外科医生和医疗专家致力于植入物的 3D 打印，汽车制造商制造各种 3D 打印零件。

图 1－5 为 2009—2017 年全球 3D 打印市场规模趋势图❶，由图可见，全球 3D 打印市场规模在 2009 年为 10.69 亿美元。从 2009 年开始，全球 3D 打印市场规模逐年扩大，每年以超过 20% 的增长率快速增长，到 2013 年，同比增长率达 34.95%。在 2016 年增长率出现较大回落，到 2017 年，市场规模攀升至 78 亿美元，同比增长率达 28.65%。市场规模的增长提速与巨头的加入不无关系，2017 年惠普公司的熔融喷射 3D 打印设备在 3D 打印领域掀起了新的浪潮，这也证明不断增强的处理能力及材料的研发也促成了市场的增大。更好的材料和更强的处理能力也将促进行业的增长。

图 1－6 为 2018—2023 年全球 3D 打印市场规模预测图，在 3D 打印产业有良好预期的基础上，加之下游应用领域的不断拓宽和迅猛发展，预计到 2020 年全球 3D 打印市场规模将达到 212 亿美元，到 2023 年，全球 3D 打印市场规模将达到 350 亿美元，复合年利率增长达 28%。

---

❶　http：//www.chyxx.com/industry/201508/336065.html.

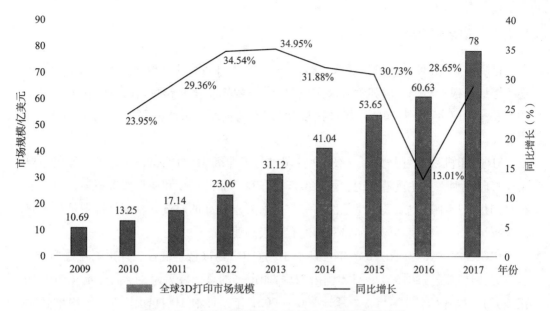

图 1-5　2009—2017 年全球 3D 打印市场规模趋势

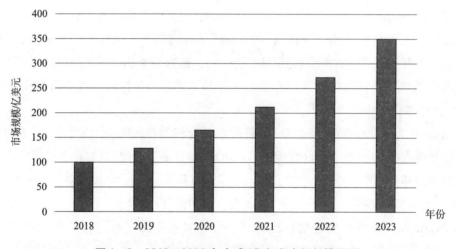

图 1-6　2018—2023 年全球 3D 打印市场规模预测

据 Allied Market Research 的数据显示，3D 打印市场份额的 2/3 被医疗和外科中心所占据，而且，在未来很长一段时间里，医学领域的应用将牢牢占据首要位置。3D 打印除了辅助医疗、制造部分人体器官以外，在提供定制、个性化的医疗设备方面也有巨大潜力。统计数据显示，2015 年全球 3D 打印医疗保健市场的销售额为 5.79 亿美元，预计 2020 年将达到 23.638 亿美元。此外，2015—2020 年，预估全球 3D 打印医疗保健市场的年均增长率将达到 26.6%。❶

---

　❶　https：//www.alliedmarketresearch.com/3d－printing－market.

1.1.4　中国 3D 打印相关政策法规

在 2013 年《国家高技术研究发展计划（863 计划）、国家科技支撑计划制造领域 2014 年度备选项目征集指南》中，3D 打印产业首次入选国家高技术研究发展计划和国家科技支撑计划，国家和各地区对 3D 打印产业的支持力度持续发酵，研发热度不减，具体政策见表 1 - 1。

表 1 - 1　3D 打印相关政策

时间	政策名称	3D 打印相关内容
2013 年	《国家高技术研究发展计划（863 计划）、国家科技支撑计划制造领域 2014 年度备选项目征集指南》（科技部）	3D 打印产业首次入选国家高技术研究发展计划和国家科技支撑计划
2015 年	《国家增材制造产业发展推进计划（2015—2016 年）》（工业和信息化部、发展改革委、财政部）	到 2016 年，初步建立较为完善的增材制造产业体系，整体技术水平保持与国际同步，在航空航天等直接制造领域达到国际先进水平，在国际市场上占有较大的市场份额❶
2015 年	《工业和信息化部关于发布 2015 年工业转型升级重点项目指南的通知》（工信部）	2015 年工业转型升级资金增材制造领域的重点任务方向包括：选择性激光熔化（SLM）金属 3D 打印设备、生物增材制造的软组织修复产品的产业化、增材制造用高性能聚酰胺（PA）复合材料
2016 年	《国务院关于印发"十三五"国家战略性新兴产业发展规划的通知》（国务院）	重塑制造业国际分工格局，打造增材制造产业链，开发智能材料、仿生材料等，加快组织器官修复和替代材料及介植入医疗器械产品创新和产业化，建设增材制造等领域设计大数据平台与知识库，促进数据共享和供需对接❷

---

❶ 《国家增材制造产业发展推进计划（2015—2016 年）》。
❷ 《国务院关于印发"十三五"国家战略性新兴产业发展规划的通知》（国务院）。

时间	政策名称	3D 打印相关内容
2016 年	《"十三五"生物产业发展规划》（发改委）	要推动 3D 打印技术在植入新产品中的应用，我国生物 3D 打印呈现良好发展态势，已在医疗模型、个性化医疗植入物、仿生组织修复、手术器械、药物试验等医疗领域获得初步应用，未来或可用来制造活体组织和器官
2017 年	《"十三五"先进制造技术领域科技创新专项规划》（科技部）	重点解决增材制造领域微观成形机理、工艺过程控制、缺陷特征分析等科学问题，突破一批重点成形工艺及装备产品，在航空航天、汽车能源、家电、生物医疗等领域开展应用，引领增材制造产业发展。形成创新设计、材料及制备、工艺及装备、核心零部件、计量、软件、标准等相对完善的技术创新与研发体系，结合重大需求开展应用示范，具备开展大规模产业化应用的技术基础
	《"增材制造与激光制造"重点专项 2018 年度项目申报指南》（科技部）	对于增材制造和激光制造，一共安排了 7 亿元的经费。其中，3D 打印项目 21 项，包括基于增材制造的智能仿生结构设计技术、多细胞精准 3D 打印技术与装备、高性能聚合物材料医疗植入物增材制造技术、口腔修复体 3D 打印应用示范、个性化医学假肢与肢具的增材制造应用示范和个性化医疗功能模型 3D 打印技术应用等
	《高端智能再制造行动计划（2018—2020 年)》（工信部）	提出了 8 项任务，包括加强高端智能再制造关键技术创新与产业化应用，推动智能化再制造装备研发与产业化应用，实施高端智能再制造示范工程，完善高端智能再制造产业协同体系，加快高端智能再制造标准研制，探索高端智能再制造产品推广应用新机制，建设高端智能再制造产业网络信息平台，构建高端智能再制造金融服务新模式等❶

---

❶ 《高端智能再制造行动计划（2018—2020 年)》。

时间	政策名称	3D 打印相关内容
2017 年	《增材制造（3D 打印）产业发展行动计划（2017—2020 年）》（工信部、发改委等十二个部门）	提出到 2020 年，增材制造产业年销售收入超过 200 亿元，年均增速在 30% 以上；开展 100 个以上应用范围较广、实施效果显著的试点示范项目，培育一批创新能力突出、特色鲜明的示范企业和园区，推动增材制造在航空、航天、船舶、汽车、医疗、文化、教育等领域实现规模化应用❶

工信部、发改委等十二个部门在《增材制造（3D 打印）产业发展行动计划（2017—2020 年）》中提出❷：到 2020 年增材制造产业年销售收入超过 200 亿元，年均增速在 30% 以上；开展 100 个以上应用范围较广、实施效果显著的试点示范项目，培育一批创新能力突出、特色鲜明的示范企业和园区，推动增材制造在航空、航天、船舶、汽车、医疗、文化、教育等领域实现规模化应用。

本书关注的重点应用领域为生物医药领域，在该领域中，国家发改委在《"十三五"生物产业发展规划》中提出要推动 3D 打印技术在植入新产品中的应用。我国生物 3D 打印呈现良好发展态势，已在医疗模型、个性化医疗植入物、仿生组织修复、手术器械、药物试验等医疗领域获得初步应用，未来或可用来制造活体组织和器官。科技部在《"增材制造与激光制造"重点专项 2018 年度项目申报指南》中表示：对于增材制造和激光制造，一共安排了 7 亿元的经费。其中，3D 打印项目 21 项，包括基于增材制造的智能仿生结构设计技术、多细胞精准 3D 打印技术与装备、高性能聚合物材料医疗植入物增材制造技术、口腔修复体 3D 打印应用示范、个性化医学假肢与肢具的增材制造应用示范和个性化医疗功能模型 3D 打印技术应用等。

1.2　研究方法和研究对象

1.2.1　研究目的

本书研究目的在于为政府、企业、高校、科研院所和大众提供 3D 打印生物医药领域的专利导航，通过对中国、美国、欧洲和日本地区专利的申请趋势、布局情况和重点市场主体等进行分析，提炼政府、企业、高校、科研院所和大众等各方所需的信息，为 3D 打印生物医药产业的发展提供可行性对策和针对性建议。

---

❶❷ 《增材制造（3D 打印）产业发展行动计划（2017—2020 年）》。

（1）为政策制定提供参考

3D打印生物医药产业是国家政策扶持的重点产业，政策指导对于重点发展产业的重要性不言而喻，为在适应产业市场性需求的同时保障其发展的合规合法性，本书的分析结论可为政策的制定提供参考。

（2）满足科研和学术需求

3D打印目前在国内仍处于技术的发展期，相对于国外成熟的技术而言，我国3D打印技术还需要不断突破和完善，尤其是在生物医药领域，通过逐层堆积的方式制造精细程度高、生物相容性好的植入物等，具有非常重要的现实意义。通过对中美日欧四地3D打印生物医药领域相关技术的分析，能为科研和学术提供思路和导航作用，找到技术研发的重点和热点。

（3）充分结合和发挥高校和企业的优势

通过对中国、美国、欧洲和日本地区3D打印生物医药领域专利的分析，可以了解整体的分布和发展趋势。通过对3D Systems、EOS和Seiko Epson等国外行业龙头企业的分析，为国内3D打印领域企业提供参考。为结合和发挥企业与高校或研究院所的优势，发展3D打印生物医药领域技术，突破技术难点，从国内重点市场主体的角度出发，分析其专利布局和重点专利，可以为国内校企提供参考和导航信息。

1.2.2　研究内容

本书以3D打印生物医药领域的专利文献为主，结合其他公开的出版物，开展以下研究工作。

1）3D打印生物医药领域专利分布分析：对3D打印生物医药领域专利的分析视角集中在产业链上，首先对该领域产业链进行拆分，分析上中下游各产业专利申请趋势、专利权人、专利地域布局等，随后着重对其下游产业，即国内外生物医药领域3D打印具体应用进行专利分析，包括申请趋势、主要申请人情况及申请地域布局等，分析其技术发展路线和重点专利。

2）3D打印生物医药领域重点市场主体分析：以国内外3D打印生物医药领域重点市场主体为分析对象，在对该主体的技术研发背景和最新动态进行了解和分析的基础上，针对其专利布局、重点技术和重点产品、研发团队和技术合作等进行专利分析，并对出现的诉讼信息进行收集和分析。

3）结合分析提出专利导航及发展建议：结合3D打印生物医药领域国内外专利的整体分布、重点应用科室的专利情况、重点市场主体的专利状况，提出针对生物医药领域发展的建议和对策，包括自主创新的策略、专利布局的建议等。

1.2.3 技术边界和技术分解

本书将 3D 打印定义为一种通过堆叠可黏合材料最终形成立体实物的过程,以数字文件为蓝本的快速成形技术。其中,数字文件的形成依赖于计算机软件三维建模,得到分层数字数据后,利用激光束、电子束等将可黏合材料包括金属、非金属、丝材、玻璃等逐层打印黏合。

3D 打印的产业链可分为上、中、下游三段,其中上游主要由 3D 打印材料构成,包括丝材、金属、非金属、液体、玻璃和医用专用材料;3D 打印中游产业主要是工艺、设备和软件模型与方法,常见的工艺包括熔融沉积成形技术(FDM)、选择性激光熔化(SLM)、选择性激光烧结(SLS)、立体光固化成形(SLA)等;3D 打印下游产业主要是应用领域,包括航空航天、生物医药、建筑家居、汽车零件、工业制造、教育等多个领域。❶

本书关注的应用领域为生物医药,上游产业主要由医用材料构成,包括医用金属材料、医用无机非金属材料、医用高分子材料、生物墨水、医用复合材料和药物材料等,中游产业主要是生物医药领域常用的工艺和模型方法,包括熔融沉积成形技术(FDM)、选择性激光熔化(SLM)、选择性激光烧结(SLS)、立体光固化成形(SLA)、选择性电子束熔化(EBSM)、数字光处理技术(DLP)和液态沉积成形(LDM),下游产业根据应用科室细分为骨科、口腔科、心血管、神经、呼吸和消化等领域。表 1-2 和表 1-3 分别示出了 3D 打印生物医药领域的技术分类和技术边界定义。

表 1-2 3D 打印生物医药领域技术分类(部分)

一级	二级	三级
上游	医用金属材料	钛合金
		钴铬合金
		液态金属合金
		不锈钢
		铝合金
	医用无机非金属材料	生物陶瓷
		生物玻璃
		氧化物
		医用碳素材料

---

❶《增材制造(3D 打印)产业发展行动计划(2017—2020 年)》。

一级	二级	三级
上游	医用高分子材料	聚丙烯富马酸 PPF
		聚碳酸酯 PC
		丙烯腈 – 丁二烯 – 苯乙烯 ABS
		可降解脂肪族聚酯
		可降解脂肪族聚酯 – 聚乳酸 PLA
		可降解脂肪族聚酯 – 聚己内酯 PCL
		蛋白质
		多糖
	医用复合材料	
	生物墨水	
	药物材料	
	其他医用材料	
中游	工艺与设备	立体光固化成形（SLA）
		熔融沉积成形（FDM）
		选择性激光烧结（SLS）
		三维喷印（3DP）
		选择性激光熔化（SLM）
		选择性电子束熔化（EBSM）
		数字光处理技术（DLP）
		液态沉积成形（LDM）
		其他
	软件	数学模型
		控制软件
下游	骨科	骨
		脊柱/脊椎
		关节
		康复辅具
		骨科模型
	口腔科	牙齿
		康复辅具
		下颌
		牙科模型

一级	二级	三级
下游	心血管	瓣膜
		心血管外科模型
		血管
		动脉
		静脉
		心
		康复辅具
	神经	颅骨
		脑膜
		颅底
		神经
		脊髓
		肿瘤
		神经外科模型
		康复辅具
	药品	缓释药片
		药片缓释支架
	其他	

表 1-3　3D 打印生物医药领域技术边界定义

技术分类	技术定义
医用金属材料	具有生物相容性和生物安全性的金属材料
医用无机非金属材料	具有生物相容性和生物安全性的无机非金属材料
医用高分子材料	具有生物相容性和生物安全性的高分子材料
医用复合材料	由医用金属材料、医用无机非金属材料和医用高分子材料中至少两种形成的复合材料
生物墨水	含有活体细胞或组织的材料
药物材料	用于制备药物的原料
立体光固化成形（SLA）	用特定波长与强度的激光聚焦到光固化材料表面，使之由点到线、由线到面顺序凝固，完成一个层面的绘图作业，然后升降台在垂直方向移动一个层片的高度，再固化另一个层面，这样层层叠加构成一个三维实体

技术分类		技术定义
选择性激光烧结（SLS）		将粉末预热到稍低于其熔点的温度，然后在刮平棍子的作用下将粉末铺平；激光束在计算机控制下根据分层截面信息有选择地进行烧结，一层完成后再进行下一层烧结，全部烧结完后去掉多余的粉末，就可以得到一个烧结好的零件
三维喷印（3DP）		是一种以数字模型文件为基础，运用粉末状金属或塑料等可黏合材料，通过逐层打印的方式来构造物体的技术
熔融沉积成形（FDM）		通过将丝状材料如热塑性塑料、蜡或金属的熔丝从加热的喷嘴挤出，按照零件每一层的预定轨迹，以固定的速率进行熔体沉积
选择性激光熔化（SLM）		使用激光照射预先铺设好的金属粉末层进行选择性熔化并与基体冶金结合，然后不断逐层铺粉并扫描，最终完成三维金属零部件的制造过程
选择性电子束熔化（EBSM）		利用电子束扫描、熔化金属粉末逐层制造三维实体零件的增材制造技术
数字光处理技术（DLP）		在主控系统上切片处理运算零件的三维模型，将三维模型分割为一系列二维平面图像，之后控制DLP投影系统实现图像的投影，与此同时，控制机械运动完成逐层打印
液态沉积成形（LDM）		LDM的原理与FDM的原理相似，除了需要低温冷却平台以外，材料挤出机使用的是注射器或螺杆，而不是传统的挤出机
其他技术	激光近净成形（LENS）	计算机将零件的三维CAD模型分层切片，得到零件的二维平面轮廓数据，这些数据又转化为数控工作台的运动轨迹；金属粉末以一定的供粉速度送入激光聚焦区域内快速熔化凝固，通过点、线、面的层层叠加，最后得到近净形的零件实体，成形件不需要或者只需少量加工即可使用
	电子束熔丝沉积（EBDM）	利用电子束作为热源，熔化送进的金属丝材，按照预定路径逐层堆积，并与前一层面形成冶金结合，直至形成致密的金属零件

1.2.4 FISHBONE 示意图

根据3D打印生物医药领域产业链信息绘制FISHBONE示意图（见图1-7），其中，上游产业包括医用金属材料、医用无机非金属材料、医用高分子材料、生物墨水、医用复合材料和药物材料等，中游产业包括工艺设备和模型方法，下游产业包括骨科、口腔科、心血管外科、神经外科和药品等。

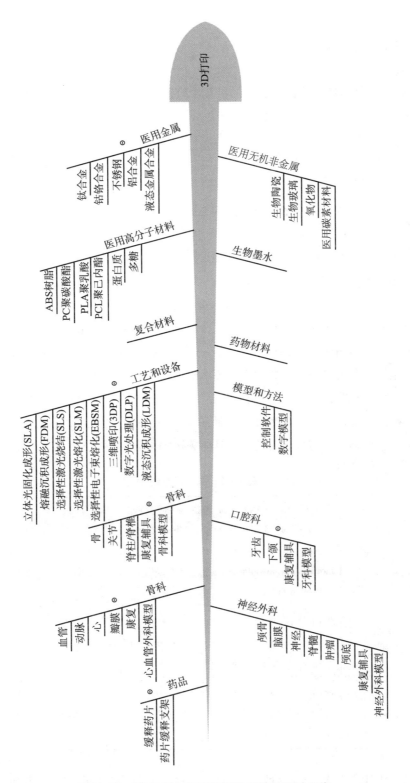

图 1-7　3D 打印生物医药领域 FISHBONE 示意

1.3 数据采集和检索策略

本书针对3D打印生物医药领域的科技文献进行了大量的检索，了解了行业背景、技术发展情况和应用现状；收集、分类并分析了3D打印生物医药领域相关的专利文献。

1.3.1 检索策略

本书统计的专利数据范围为向中国、美国、日本、欧洲专利局/知识产权局和WIPO申请并公开的专利数据，通过商业数据检索系统检索得出。

本研究采用的专利数据库包括国家知识产权局专利检索与服务系统、智慧芽商业数据库和中国知识产权大数据与智慧服务系统 DI Inspiro。

检索截止时间为2018年1月26日。单独的专利以件计。

本书的专利分析工作以综合运用定量分析和定性分析方法展开。采用总分式检索策略，全方位、多角度地对3D打印生物医药领域专利进行了检索。且关键词的检索匹配范围包括专利的名称、摘要和权利要求书的内容。

首先，对3D打印的近义词进行收集，并将三维打印、3D打印、增材和逐层打印作为基础检索关键词。由于本次报告的研究领域为生物医药，因此，总检索关键词包含基础检索关键词与生物医药关键词，具体关键词见表1-4。

表1-4 总检索策略

3D打印检索词	三维打印 or 3D打印 or 增材 or 逐层打印 or 分层打印 (("3D" or "3 dimension" or "three dimension" or "3 dimensional" or "three dimensional" or stereo or rapid) and (print* or prototype* or lithograph* or fabricat* or manufacture*)) or (additive and (fabricat* or manufacture*)) or die-cast*
医学/生物 检索词	生物 or 医 or 药 Tissue* or engineer* or pharma* or bioprint* or healthcare or medic* or biology or biotechnology or bioengineering
IPC分类	A61F or A61L or A61K or A61C or A61B or A61H or A61J or A61M or B29C or B33Y or B28B or B23K or B22F or B41J or B01L or B22C or B22F or C12N or C12M or C09D or C06K or C08L or G01N or G06F

其次，针对产业链的不同阶段分为上游材料、中游软件与模型和下游应用，并分别对产业链的每个阶段进行了关键词的检索，其中，以下游应用为重点进行了检索。

根据下游的骨科、口腔科、神经外科、心血管外科以及药品和其他应用等分类的实际内容确定了关键词，并与基础检索关键词用"and（与）"的逻辑关系进行了第一轮的检索。例如，骨科中的关键词为骨、脊椎、脊柱、关节、颈椎、胸椎、腰椎、尾椎、软骨等，将骨科中的这些关键词与基础检索关键词三维打印、3D 打印、增材和逐层打印一同进行检索。

值得一提的是，正如上文所述，本书分析的重点为下游应用，因此为了保证对 3D 打印生物医药领域相关专利的全面检索，还通过 IPC 分类号进行补充检索，具体操作为在专利的名称、摘要和说明书中将基础检索关键词三维打印、3D 打印、增材和逐层打印与医学相关 IPC 分类号用"and（与）"的逻辑关系进行检索。

其中，IPC 分类释义参见表 1-5。

表 1-5　IPC 分类释义

A61B：诊断；外科；鉴定	
A61C：牙科；口腔或牙齿卫生的装置或方法	
A61F：可植入血管内的滤器；假体；为人体管状结构提供开口或防止其塌陷的装置，例如支架（stents）；整形外科、护理或避孕装置；热敷；眼或耳的治疗或保护；绷带、敷料或吸收垫；急救箱	
A61G：专门适用于病人或残疾人的运输工具、专用运输工具或起居设施；手术台或手术椅子；牙科椅子；丧葬用具	
A61H：理疗装置，例如用于寻找或刺激体内反射点的装置；人工呼吸；按摩；用于特殊治疗或保健目的或人体特殊部位的洗浴装置	
A61J：专用于医学或医药目的的容器；专用于把药品制成特殊的物理或服用形式的装置或方法；喂饲食物或口服药物的器具；婴儿橡皮奶头；收集唾液的器具	
A61K：医用、牙科用或梳妆用的配制品	
A61L：材料或消毒的一般方法或装置；空气的灭菌、消毒或除臭；绷带、敷料、吸收垫或外科用品的化学方面；绷带、敷料、吸收垫或外科用品的材料（以所用药剂为特征的机体保存与灭菌入 A01N；食物或食品的保存，如灭菌入 A23；医药、牙科或梳妆用的配制品入 A61K）〔4〕	A61L15/00：绷带、敷料或吸收垫的化学方面；或者绷带、敷料或吸收垫的材料应用
	A61L17/00：外科缝合或血管结扎用的材料〔3，4〕
	A61L27/00：假体材料或假体被覆材料
	A61L29/00：导管或被覆导管的材料
	A61L31/00：其他外科用品的材料〔4〕
	A61L33/00：外科用品，例如缝合线、导管、假体或血液处理或调制用品的抗凝血处理；用于这些处理的材料〔4，7〕
A61M：将介质输入人体内或输到人体上的器械；为转移人体介质或从人体内取出介质的器械	

随后，针对上游的材料和中游的软件与建模工艺技术和模型方法分别确定关键词进行检索。

综上所述，本书采用的总分式检索策略，通过前期对3D打印生物医药领域进行技术调研，以选取关键词与IPC分类号相结合的方式，精确且全面地对3D打印生物医药的专利进行筛选与检索，然后对检索到的3D打印生物医药领域相关专利进行人工逐条筛选去噪去重并标引分类。

1.3.2　数据分析思路

本书通过上述检索策略进行检索之后，按照3D打印生物医药产业链的上中下游分类标准将专利汇总并进行分类，为后续专利的定性及定量分析打下基础。

定性分析主要包括技术分类分析、重点专利分析。

技术分类是以检索出相关专利为基础，结合市场行业动态、国家标准、产业发展趋势等综合因素进行全面分析与分类。

重点专利分析则是从产业链下游具体应用，例如骨科和口腔科等科室中选取典型专利进行详细分析。

定量分析中主要分析的指标有申请时间趋势、区域分布、重点专利权人等。

申请时间趋势是指专利申请量随时间逐年变化的情况，分析3D打印生物医药领域和具体产业链的上中下游的专利发展趋势。

区域分布能够宏观反映出中国与外国、中国各地区的技术水平和专利部署情况，通常包括专利类型分布、专利申请数量排名等。

重点专利权人是从3D打印生物医药领域整体和产业链的上中下游分别分析重要市场主体及企业高校等的研发实力分布情况。

1.3.3　相关事项和约定

由于发明专利申请自申请日（有优先权日的自优先权日）起18个月（申请人要求提前公开的除外）才能被公布，实用新型专利和外观设计专利在授权后才能获得公布（即公布日的滞后程度取决于审查周期的长短），因此，在实际数据中2017年的数据出现较为明显的下降，但这并不能说明2017年的真实趋势。

第2章 中国3D打印
生物医药领域专利分析

2.1 中国3D打印生物医药领域专利总览

2018 年 1 月，国家知识产权局起草了《知识产权重点支持产业目录（2018 年本）》，确定了 3D 打印（增材制造）方面的内容有智能制造产业中增材制造、增材制造控形控性技术、激光增材制造熔覆喷头等核心部件、金属、非金属及生物打印典型工艺装备；3D 打印材料和 3D 生物打印作为国家重点发展和亟须知识产权支持的重点产业，有利于各部门、地区找准知识产权支撑产业发展中的发力点、高效配置知识产权资源、协同推进产业转型升级和技术创新。

国内生物医药行业对 3D 打印技术的应用始于 20 世纪 80 年代后期，最初主要用于快速制造 3D 生物医药模型，在当时，3D 打印技术主要用来帮助医生与患者沟通、准确判断病情以及进行手术规划。可以说，我国在生物医药行业对于 3D 打印技术应用的探索起源已久。

近年来，随着 3D 打印技术的发展和精准化、个性化医疗需求的增长，3D 打印技术在生物医药行业应用的广度方面和深度方面都有着显著进步。在应用的广度方面，从最初的生物医药模型快速制造，逐渐发展到 3D 打印直接制造助听器外壳、植入物、复杂手术器械和 3D 打印药品；在应用的深度方面，由 3D 打印没有生命的医疗器械向 3D 打印具有生物活性的人工组织、器官的方向发展。

2.1.1 生物医药领域产业链分析

3D 打印起源于 20 世纪 80 年代，被誉为"第三次工业革命的重要标志之一"，生物组织器官 3D 打印是 3D 打印的一个重要分支。生物组织器官 3D 打印是基于"增材制造"的原理，以特制生物"打印机"为手段，以加工活性材料包括细胞、生长因子、生物材料等为主要内容，以重建人体组织和器官为目标的跨学科跨领域的新型再生医学工程技术。它代表了目前 3D 打印技术的最高水平之一。

首先，我们将 3D 打印生物医药领域的产业链分为上游"材料"、中游"工艺与软件控制"以及下游"应用"三个部分，检索并通过人工筛选得到 1376 件相关专利。其中，重点分析为下游应用部分，因此检索出的 1376 件专利在下游应用的分类中都能一一对应；此外，1376 件专利中共 595 件属于上游"材料"分类；337 件属于中游"工艺与软件控制"分类。

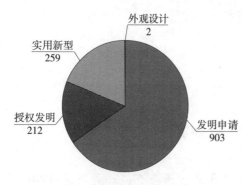

图 2-1　中国 3D 打印生物医药
领域专利类型分布

3D 打印生物医药领域产业链总体专利类型分布如图 2-1 所示，在筛选得到的总共 1376 件专利中，发明专利为 1115 件，占总数的 81%，其中 903 件为发明申请，占总数的 66%，212 件为授权发明，占总数的 15%；实用新型专利为 259 件，占总数的 19%；外观设计专利仅有 2 件，占总数的比例不足 1%。该结果显示发明专利数量占总数的 50% 以上，这说明生物医药产业 3D 打印领域的专利质量相对较高，创新水平也相对较高；而发明专利数量占总数的 81%，如此高的发明占比，更说明了在生物医药产业 3D 打印领域的专利质量和创新水平与其他领域相比，具有明显的突出性；同时，发明专利占比多还体现了专利权人在该领域的专利布局力度较强。

2.1.1.1　专利申请趋势分析

在生物医药领域，3D 打印技术的发展如图 2-2 所示，即 2013 年之前的专利申请量都处于较低的水平，从 2013 年开始专利的申请量呈现激增趋势，尤其是在 2016 年达到了高峰，这说明 2013 年至今我国将 3D 打印广泛应用于生物医药产业，目前正在掀起新一轮的研究热潮；此外，出于专利公开的原因，2017 年的申请量数据会有滞后性，因此并不能说明 2017 年的趋势。

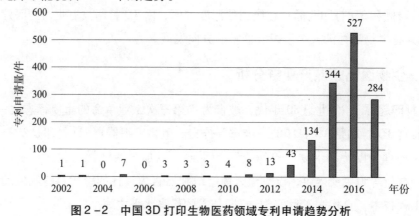

图 2-2　中国 3D 打印生物医药领域专利申请趋势分析

2.1.1.2　产业生命周期分析

3D 打印生物医药领域在中国的专利申请趋势可以分为以下两个阶段：

（1）缓慢发展阶段（2002—2012 年），此期间每年的申请量均为个位数，虽然 3D 打印技术早已在国际上引起广泛关注，但在我国生物医药领域，3D 打印技术的发展仍处于初期的缓慢发展期。

（2）快速增长阶段（2013 年至今），此阶段专利申请数量迅速增长。其中，2017 年申请量的减少是由于专利审查周期等原因影响其公布，这并不能说明 2017 年的真实趋势。

这期间中国 3D 打印技术生物医药领域快速发展的原因在于政府引导和相关扶持政策的出台。例如，3D 打印产业联盟成立于 2012 年 10 月；在 2013 年 3 月，第一个 3D 打印研究所在南京成立。与此同时，增材制造业也逐步被提升到国家战略层面。近几年，国家各部委相继出台了诸多政策来鼓励和支持增材制造的发展。作为革命性的技术，3D 打印的发展与医疗健康领域息息相关。2015 年 2 月，我国工信部、财政部等印发《国家增材制造产业发展推进计划（2015—2016 年）》，首次明确将"3D 打印"列入国家战略层面，对"3D 打印"产业的发展做出了整体计划，提出到 2016 年，初步建立较为完善的增材制造产业体系。[1] 2015 年 5 月，国务院又印发了《中国制造 2025》，在第一部分"发展形势与环境"中就提到"全球制造业格局面临重大调整。各国都在加大科技创新力度，推动三维（3D）打印、移动互联网、云计算、大数据、生物工程、新能源、新材料等领域取得新突破"。[2] 紧接着，在第三部分"战略任务和重点"中，强调"大力推动重点领域突破发展如生物医药及高性能医疗器械，实现生物 3D 打印、诱导多能干细胞等新技术的突破和应用。"2017 年年底，工信部、发改委、国家卫计委以及财政部等十二部门联合印发了《增材制造产业发展行动计划（2017—2020 年）》，强调了我国高度重视增材制造产业，将其作为《中国制造 2025》的发展重点，在有效衔接 2015 年发布的《国家增材制造产业发展推进计划（2015—2016 年）》基础上，结合新的发展阶段面临的新形势、新机遇、新需求，提出了"五大发展目标""五大重点任务"以及"六项保障措施"。

此外，中国 3D 打印技术生物医药领域从 2013 年至今快速发展的另一个原因在于近年来生物医药 3D 打印的各类材料的发展突飞猛进，例如医用高分子材料异军突起，成为发展最快的生物医药材料，生物医用高分子材料的发展从最开始仅仅利用现有的高聚物到利用合成反应在分子水平上设计合成具有特殊功能的高聚物。而目前研究又

---

[1]　《国家增材制造产业发展推进计划（2015—2016 年）》。

[2]　《中国制造 2025》。

进入了一个新的阶段，即寻找具有主动诱导、刺激人体损伤组织再生修复功能的一类生物活性材料。

2.1.1.3　专利区域分析

我们从申请人国别、申请人省份分布两个维度对 3D 打印生物医药领域在中国申请专利的区域进行分析。从不同的角度全方位了解整个 3D 打印生物医药产业链在中国申请专利的情况。

1. 专利申请人国别分布

由图 2-3 可以看出，中国申请人专利申请数量占比为 93.75%，外国申请人在中国申请数量较少，仅占总数的 6.25%，说明虽然我国拥有巨大的 3D 打印生物医药领域市场，但外国企业在中国 3D 打印生物医药产业中布局未完成，这对于国内申请人来说是有利的，因为专利保护具有地域性，所以我国企业可以在生物医药 3D 打印领域进行布局，以抢占先机。

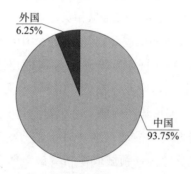

图 2-3　中国 3D 打印生物医药领域专利申请人国别分析

2. 我国专利申请人地区分布

根据 3D 打印生物医药产业全国各地区的专利申请情况可知，广东省在 3D 打印医学生物领域的专利申请数量排名第一，上海市和北京市紧随其后分别位列第二、第三名。由此可见，广东省 3D 打印生物医药产业在整体上处于国内领先水平，这与广东省推出的各种政策密不可分。如 2014 年，广东省委、省政府率先出台《关于全面深化科技体制改革加快创新驱动发展的决定》，将 3D 打印作为广东省九大重大科技专项之一纳入支持范围。同时，广东省还提出联合高校、医院、企业协同建立生物医疗硬组织增材制造修复体示范中心等相关政策，为着力打造国内领先、世界知名的 3D 打印产业基地、推动广东省先进制造业竞争力提升和传统优势转型升级打下坚实基础。虽然广东、上海、北京、江苏与浙江等地区发展较好，但全国各地区的差距仍然明显，如江西、宁夏、青海和海南等地区需加大研发投入，进一步发展 3D 打印技术。

图 2 - 4 是对专利申请排名前三的广东、上海和北京近 10 年的专利申请趋势进行分析。三省市的整体趋势与产业链的总趋势基本一致，即 2013 年之前的申请量较少，2013 年起各省市的专利申请量均明显增多，到 2016 年广东、上海、北京三省市的申请量达到了高峰值。由于专利公开的原因，2017 年的申请量数据会有滞后性，因此并不能说明 2017 年的趋势。

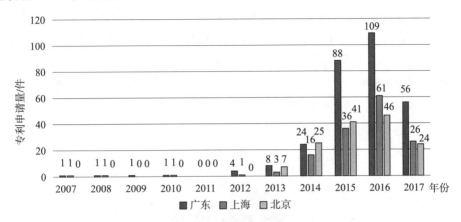

图 2 - 4　中国 3D 打印生物医药领域排名前三省市专利申请趋势

图 2 - 5 是从专利申请类型对各省市专利申请排名前 10 名的专利进行分析，这 10 个省市总体上的趋势都为发明专利申请占比大，专利的发明水平和技术的稳定性相对较高；实用新型专利申请数量较少，相比于发明，实用新型的发明水平相对要求较低，同时技术稳定性也较低；外观设计几乎没有。例如江苏省的发明专利申请为 84 件，实用新型专利申请为 27 件，外观设计专利申请为 0 件，发明专利申请是实用新型专利申请的 3 倍以上。这说明 3D 打印生物医药领域在中国的专利申请质量较高，这也是由本技术领域的特点所决定的，主要材料、软件与建模和应用均为推陈出新、技术密集的领域。

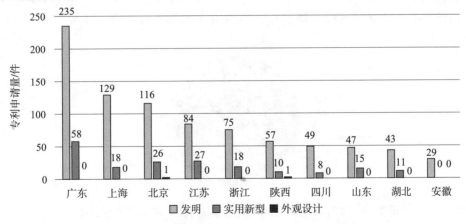

图 2 - 5　中国 3D 打印生物医药领域排名前 10 省市专利类型

2.1.1.4 重点专利权人构成分析

图2-6给出了3D打印生物医药领域在中国专利申请数量排名前10的重点专利权人。其中华南理工大学、深圳市义和平有限公司和南方医科大学的专利申请位居前三。华南理工大学是国内继清华大学、华中科技大学、西安交通大学之后，第四家从事3D打印装备、工艺与应用技术研发的大学。而全国首家心血管医学3D打印医研企联合实验室就落户华南理工大学附属广东省人民医院；华南理工大学携手捷诺飞、铭众，共同打造国家人体组织功能重建工程技术研究中心产学研创新基地，推动生物3D打印、生物材料和器械产业链的科技创新和发展，企业与高校的合作使得华南理工大学成为发展3D打印生物医药领域技术的佼佼者。值得注意的是，这三所企业与高校均在广东省，这也进一步凸显出广东在3D打印生物医药领域的国内领先地位。

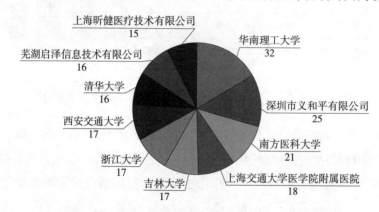

图2-6 中国3D打印生物医药领域重点专利权人构成

如图2-7所示，在3D打印生物医药产业链排名前10的重点专利权人中高校占比为70%，企业占比为30%。这说明目前3D打印生物医药产业正处于产学研的学研阶段，也就是发展较为初期的理论研究阶段。因此，灵活运用高校的专利资源并且让企业配合实现产学研一体化，共同努力进入产业化阶段，才能发展3D打印生物医药产业。

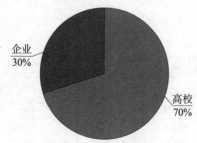

图2-7 中国3D打印生物医药领域专利权人前10名构成分布

图 2-8 为产业链总体重点专利权人专利类型分布的数据，其中国内 3D 打印生物医药领域的专利权人主要是高校，例如华南理工大学、南方医科大学、西安交通大学等，这些高校专利类型主要为发明专利，实用新型专利占比少，由此可见高校的专利不仅数量多，而且专利质量也较高。

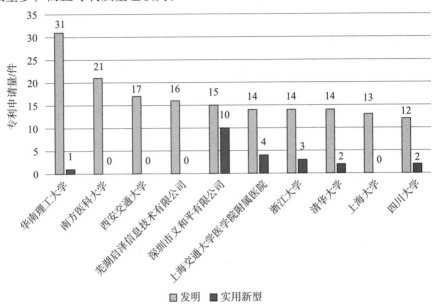

图 2-8　中国 3D 打印生物医药领域重点专利权人专利类型

2.1.2　生物医药领域上游产业专利分析

材料是 3D 打印的物质基础，是制约 3D 打印发展的瓶颈，同时也是 3D 打印突破创新的关键点和难点所在，只有进行了更多新材料的开发才能拓展 3D 打印技术的应用领域。特别是医疗及生物领域对 3D 打印材料的要求非常高，因为打印出来的产品有些需要植入人体或进行无菌化生物实验。目前，3D 打印生物医药领域中所用到的材料主要包括医用金属材料、医用无机非金属材料、医用高分子材料、复合材料、生物墨水等。

本书检索出的数据中，上游"材料"分类的专利总数为 595 件，具体分布如图 2-9 所示：医用金属材料为 132 件相关专利；医用无机非金属材料为 54 件相关专利；医用高分子材料为 104 件相关专利；复合材料为 178 件相关专利；生物墨水为 97 件相关专利；药物原

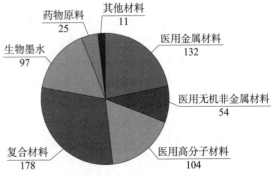

图 2-9　中国 3D 打印生物医药领域上游专利分类

料为 25 件相关专利；其他材料为 11 件相关专利。

2.1.2.1　上游专利申请趋势分析

图 2-10 为 3D 打印技术生物医药产业上游专利在中国的申请趋势。从 2002 年到 2017 年，3D 打印生物医药材料的专利整体上保持稳定增长的态势。2013 年和 2014 年 3D 打印生物医药材料相关专利申请量明显增加，到 2015 年出现了爆发式增长，由之前的每年个位数的申请量飙升至每年上百件的申请量，并在 2016 年达到申请高峰，在 2017 年，因为专利申请公开延迟的原因，数据趋势图出现申请量下滑的趋势。但总体来说，医疗 3D 打印是 3D 打印产业的主攻方向，因此 3D 打印材料在生物医药方面的发展是大势所趋，生物医药领域也是大规模推广的产业领域。

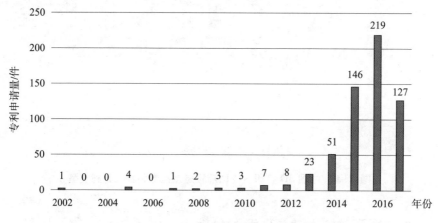

图 2-10　中国 3D 打印生物医药领域上游专利申请趋势分析

2.1.2.2　上游专利区域分析

中国 3D 打印生物医药领域的专利申请在各地区的情况有所不同，广东省、上海市和北京市优势较为明显，且各地区分布差异较为明显。

3D 打印技术生物医药产业上游的专利申请量为 595 件，从图 2-11 中可以看出，全国各地区之间的差距较大，其中，广东省、上海市和北京市位列申请量排名的前三名，广东省申请量为 152 件专利，占据了全国总申请量 25.5% 左右的份额，排名第一，是排名第二的上海市申请量的两倍多，说明广东省在生物医药材料领域具有明显优势。

此外，筛选专利申请量排名前三的广东省、上海市、北京市，并分析从 2008 年至 2017 年近 10 年的专利申请趋势可以发现：总体上各地区的专利申请趋势与全国申请趋势基本保持一致，均为 2014 年开始出现明显增长，2015 年与 2016 年达到申请高峰。尤其是广东省，在 2015 年与 2016 年 3D 打印生物医药材料方面的专利申请量呈

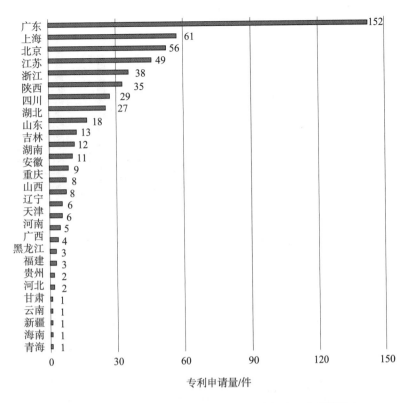

图 2-11　中国 3D 打印生物医药领域上游各地区专利数排名

井喷式爆发，这是因为广东省制定了从 2013 年至 2015 年加快和加强 3D 打印技术产业发展的相关政策，同时积极施行建设产业发展平台、培育重大项目、加大财政金融支持和扶持创新人才等措施。其他各地区可以学习广东省的先进经验，将 3D 打印产业作为重点培育和发展的战略性新兴产业，面向现代产业发展和传统产业转型升级的需求，以产品示范应用为核心，以重大项目培训为抓手，逐步提升 3D 打印技术创新能力和产品应用水平。

图 2-12 统计了近 10 年上游材料广东、上海、北京的专利申请情况，申请趋势类似整体 3D 技术生物医药产业的专利申请情况，即 2013 年之前申请处于缓慢发展期，年申请量较为低迷；2013 年至今，上游医用材料方面的专利数量迅速增加。由于专利公开的原因，2017 年的申请量数据会有滞后性，因此并不能说明 2017 年的趋势。

图 2-13 为专利申请量排名前 10 位的各地区专利申请类型图，可以看出，整体上以发明专利占比较高，实用新型数量较少，无外观设计申请，这一情况说明 3D 打印生物医药领域仍处于技术发展阶段，各地区的研发重点是该领域的核心技术，而非外围技术。

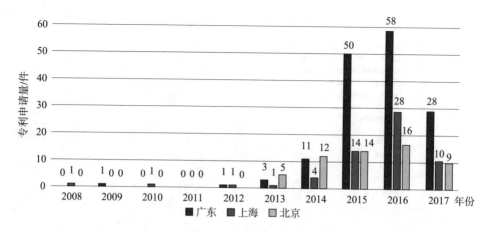

图 2-12　中国 3D 打印生物医药领域上游各地区专利申请趋势

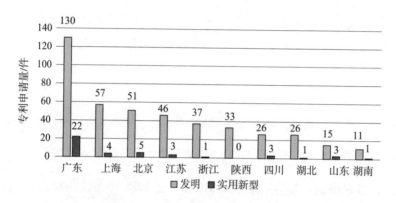

图 2-13　中国 3D 打印生物医药领域上游各地区专利类型

2.1.2.3　上游重点专利权人构成分析

如图 2-14 所示，上游产业链排名前 10 的重点专利权人中，只有两家企业入围，即位列第一名的深圳市义和平有限公司和第六名的四川蓝光英诺生物科技股份有限公司。其中，四川蓝光英诺生物科技股份有限公司运用自主研发的干细胞生物墨水技术，结合 3D 生物打印机的智造，利用独创的云计算平台，致力于实现人工制造个性化功能器官。相比于企业，高校在上游专利权人的占比高达 80%，以华南理工大学、清华大学等为首的 3D 打印技术领域高校的翘楚也同样对材料方面进行了大量研究并申请了较多专利。

如图 2-15 所示，华南理工大学在上游重点专利权人专利类型中排名第一。上游重点专利权人专利类型的排名与上游重点专利权人总数的排名不太一致的原因在于，重点专利权人专利类型排名是按照发明专利的申请数量进行排名，也就是说虽然深圳市义和平有限公司在专利总数上超过华南理工大学，但是由于华南理工大学的发明专利申请为

15 件，高于深圳市义和平有限公司的发明专利申请 13 件。其余高校与企业如西安交通大学、四川蓝光英诺生物科技股份有限公司等的专利申请集中在发明专利。

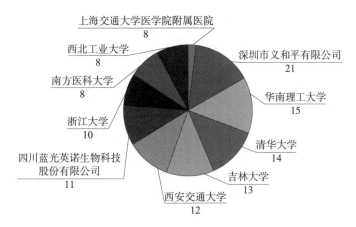

图 2-14　中国 3D 打印生物医药领域上游重点专利权人构成

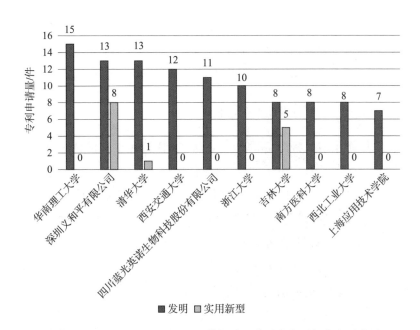

图 2-15　中国 3D 打印生物医药领域上游重点专利权人专利类型

2.1.3　生物医药领域中游产业专利分析

本书检索出的数据中，中游分类的专利总数为 337 件，软件与模型为 197 件相关专利；熔融沉积成形（FDM）为 27 件相关专利；三维喷印（3DP）为 25 件相关专利；选择性激光熔化（SLM）为 18 件相关专利；选择性激光烧结（SLS）为 14 件相关专利；立体光固化成形（SLA）为 9 件相关专利；选择性电子束熔化（EBSM）为 4

件相关专利；数字光处理技术（DLP）为 18 件相关专利；其他技术为 25 件相关专利（见图 2 - 16）。

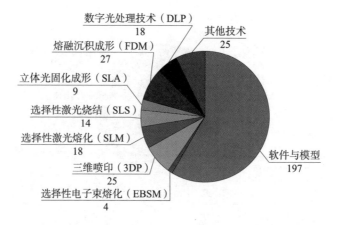

图 2 - 16 中国 3D 打印生物医药领域中游专利分类

软件与模型专利申请数量占比高达一半以上，是由于在 3D 生物医药产业的专利中对于三维仿真建模以及成像等技术要求较高，而且各个不同的材料和应用所对应的软件控制与三维建模方式都略有不同，因此软件与模型的申请成为热点。

2.1.3.1　中游专利申请趋势分析

图 2 - 17 为中游申请趋势图，2005 年之前在 3D 打印生物医药领域几乎没有涉及中游的工艺与软件控制的专利申请；在 2005 年出现了 6 件专利申请；之后的 2006 年至 2012 年为缓慢发展期；2013 年至今发展较为迅猛。由于专利公开的原因，2017 年的申请量数据会有滞后性，因此并不能说明 2017 年的趋势。除了发展较早且较为成熟的技术如 3D 打印、选择性激光烧结、选择性激光熔化、电子束选区熔化、立体光固化成形等技术之外，还逐步发展出利用数字光处理技术实现的新型光固化技术，以上这些成形技术在 3D 打印生物医药领域都得到广泛应用。

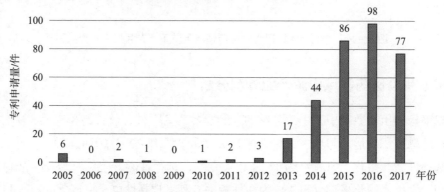

图 2 - 17　中国 3D 打印生物医药领域中游专利申请趋势分析

2.1.3.2 中游专利区域分析

中游包含各类成形技术以及软件与模型等分类在全国各地区的专利申请分布情况差距较大。

在全国各地区 3D 打印生物医药产业中游的排名（见图 2 - 18）中，广东、北京和上海仍位列前三，广东省申请量为 81 件，排名第一，但与广东省上游材料的专利申请量 152 件差距较大，这说明广东省的发展更偏向于材料的研究。值得注意的是，在上游材料申请中，上海市排名第二，北京市排名第三，而在软件与工艺中游分类中，北京超过上海的专利申请量，3D 生物医药产业软件与工艺中游中列第二名。这主要是因为北京拥有较多科研院所，如北京大学、清华大学和中国科学院等，这些高校和科研院所对于应用于生物医药打印的成形方法的研究较为集中。

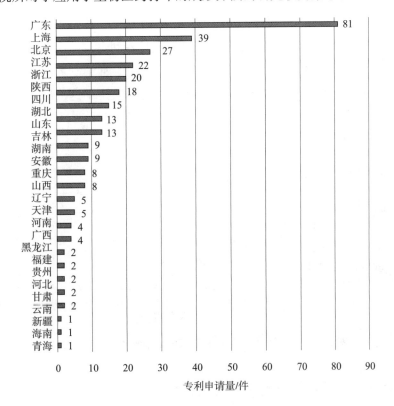

图 2 - 18　中国 3D 打印生物医药领域中游各地区专利数排名

图 2 - 19 为中游专利申请趋势图，选取了广东、北京、上海三地区进行分析，3D 打印生物医药领域中软件与工艺类的专利是从 2010 年开始申请的，也经历了缓慢发展期，直到 2013 年开始快速发展，虽然与产业链总体的发展趋势接近，但其峰值年份为 2015 年和 2016 年。由于专利公开的原因，2017 年的申请量数据会有滞后性，因此并不能说明 2017 年的趋势。中游总的申请量为 337 件专利，因此，这三个地区专利

申请趋势的数据数值均不高，最高值为 2015 年广东省的 31 件专利申请。

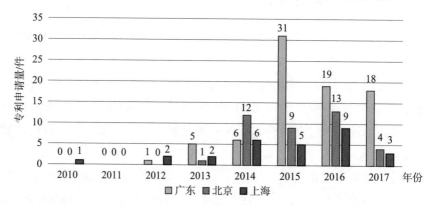

图 2-19 中国 3D 打印生物医药领域中游各地区专利申请趋势

图 2-20 为专利申请量排名前 10 位的各地区的专利申请类型情况，基本趋势仍然是发明专利占多数，实用新型专利较少，外观设计专利没有申请。专利申请量排名的第一名广东省和第二名北京市均有相关实用新型专利，而第三名的上海市则只有发明专利。归根结底，中游的工艺与软件控制的技术特性决定了这些研究更适合申请发明专利。

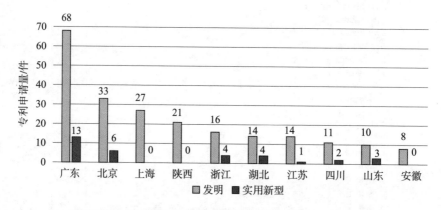

图 2-20 中国 3D 打印生物医药领域中游各地区专利类型

2.1.3.3 中游重点专利权人构成分析

中国 3D 打印生物医药领域中游重点专利权人构成如图 2-21 所示。近年来，华南理工大学、中国科学院以及珠海天威飞马打印耗材有限公司等单位陆续开展对选择性激光熔化成形等技术的研究不断向广度及深度推进，也取得了明显的进步。例如，珠海天威飞马打印耗材有限公司是国内天威控股有限公司旗下的附属企业，开发及制造适用于打印机市场的通用耗材产品的营运企业。天威多年来一直加大研发投入并获得知识产权权利的保护及掌握技术秘密和创新的能力，利用高质量的知识产权资产来增大产品差异化。同时，天威也通过制定打印耗材产品的国家标准，对打印机通用耗材行业的技术发展做出了实质性贡献。

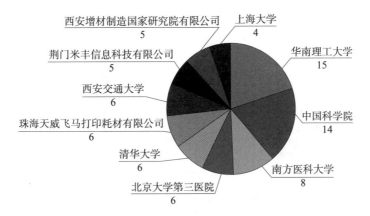

图 2-21　中国 3D 打印生物医药领域中游重点专利权人构成

如图 2-22 所示，排名前 10 的中游重点专利权人专利类型中，申请的专利类型几乎全部为发明专利，仅有北京大学第三医院和清华大学共申请了 3 件实用新型专利，这是由于软件与模型以及各类成形方法均为通用型技术，均属于方法类，因此适合于申请发明专利。虽然美、欧等发达国家和地区在成形设备、软件与工艺等领域处于领先地位，但我国的各大科研高校与企业也正处于快速发展的追赶阶段，只有中游的技术能稳步跟进，才能形成完整的产业链条。

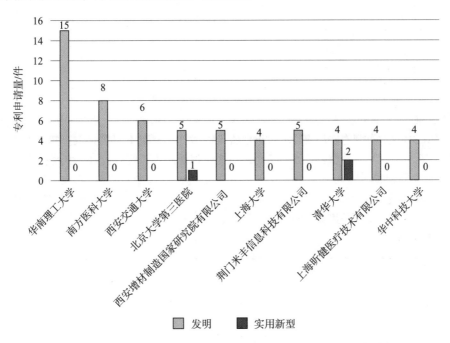

图 2-22　中国 3D 打印生物医药领域中游重点专利权人专利类型

2.1.3.4 中游重点专利分析

中国3D打印生物医药领域中游重点专利的筛选条件结合了被引次数和学术研究前景，重点专利见表2-1。

表2-1 中国3D打印生物医药领域中游重点专利❶

专利名称：基于三维打印技术的医用多孔纯钛植入体成形的制备方法	
公开号：CN101927346A	申请日：2010-09-09
被引用次数：7	三级技术分类：选择性激光烧结（SLS）；医用金属材料
专利权人：上海交通大学医学院附属第九人民医院	
摘要：本发明涉及一种基于三维打印技术的医用多孔纯钛植入体成形的制备方法，包括：（1）将纯钛粉末与水溶性的黏结材料混合、研磨；（2）将粉末输送到平台上；将设计好的钛植入体CAD文件输入三维打印设备配套软件，指导设备工作；打印头在钛粉末上喷射黏结剂形成二维平面，加工完一层后，工作台下降，进行下一层的加工，逐层堆积成形，直到所加工物品喷涂成形完成；成形后，放置，扫除未黏结的粉末得到初成形的物品，然后烧结，即得。本发明的方法简单，成本低，适合于工业化生产；所得的多孔纯钛植入体与自然骨的匹配度高，形成的多孔结构有利于其与骨组织更好地结合。	
专利名称：一种可实现内外结构的实体化心脏3D模型制作方法	
公开号：CN104462650A	申请日：2014-11-10
被引用次数：7	三级技术分类：软件与建模；模型
专利权人：张建卿	
摘要：本发明涉及可实现心脏内外结构的实体化心脏3D模型制作方法，能克服现有技术之缺陷，1. 对病人进行心脏部位扫描，获得医学影像数据，形成DICOM文件；2. 用Mimics软件识别步骤1中的DICOM文件并保存，形成计算机识别的.mcs文件；3. 在软件内提取不同的数据模板；4. 对步骤3中的存在空腔结构或图像不全或边界不清楚的模板进行处理，使模板清晰完整；5. 通过各模板之间添加、删除、分离或合并形成需要的模板；6. 对步骤5中形成的3D图像进行处理，使3D图像外部光滑和内部图像模板完整，形成STL文件；7. 将步骤6中处理好的数据导入3D激光打印机中，打印出心脏模型，本发明能获得结构清晰完整的心脏模型，能大大提高心脏手术的成功率。	

---

❶ 本书中，重点专利列表中的内容为专利文献原文，若不是明显的语法错误，不进行修改。

续表

专利名称：一种损伤齿轮齿面激光 3D 打印修复方法	
公开号：CN105127421A	申请日：2015 – 09 – 01
被引用次数：5	三级技术分类：选择性激光熔化（SLM）；口腔
专利权人：广东工业大学	

摘要：本发明公开了一种损伤齿轮齿面激光 3D 打印修复方法，首先采用大光斑激光束对清洗后的齿轮进行扫描预熔，消除齿轮上的疲劳裂纹；然后选定基准位置，采用图像识别方式检测齿轮轮廓形状，并在计算机上建立三维模型，与原设计图纸比对，确定各点的修复尺寸；然后采用 3D 激光打印机逐点打印，进行融覆修复，并对融覆后的齿廓进行图像识别检测，以确定下一轮融覆量，直至所有齿廓形状达到原设计尺寸。本发明的修复方法适用于齿轮疲劳裂纹、点蚀、断齿、齿面磨损等失效形式，通过激光预熔消除疲劳裂纹，通过逐点打印修复齿廓形状，不浪费融覆材料，且不需要后续的机械加工，能提高修复效率且降低齿轮修复成本。

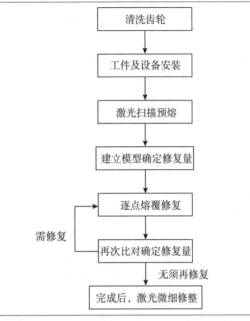

专利名称：一种数字化个性化基台制作系统	
公开号：CN204260854U	申请日：2014 – 11 – 25
被引用次数：4	三级技术分类：软件与设备
专利权人：深圳市康泰健牙科器材有限公司	

摘要：本实用新型公开了一种数字化个性化基台制作系统，包括：口内扫描仪，用于获取患者口内三维数字图像；口腔 CBCT 设备，用十获取患者口内软硬组织三维口腔影像；个性化基台设计装置，用于导入口内扫描仪获取的患者口内三维数字图像数据和口腔 CBCT 设备获取的患者口内软硬组织三维口腔影像数据进行数据重叠，以建立口内三维模型，并根据口内三维模型设计完成个性化基台三维模型；切削设备或 3D 打印机，用于根据个性化基台三维模型数据制作个性化基台；牙科诊所或医院仅需将患者的 CBCT 数据以及口内扫描数据提供给技工所，技工所通过个性化基台设计装置及切削设备或 3D 打印机制作出个性化基台。

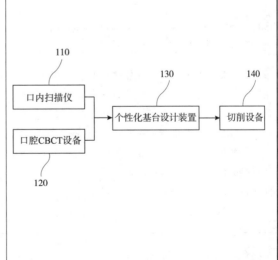

续表

专利名称：一种基于激光选区熔化技术制备骨修补植入物的方法	
公开号：CN105455925A	申请日：2016-01-11
被引用次数：4	三级技术分类：软件与建模；选择性激光熔化（SLM）
专利权人：佛山市安齿生物科技有限公司	

摘要：本发明提供了一种基于激光选区熔化技术制备骨修补植入物的方法，包括基于患者骨骼的标准医学图像扫描原始数据，通过图像分割、编辑、三维计算处理，完成患者原生骨的数字化三维模型的提取；根据患者个体情况，直接对原生骨的数字化三维模型进行截骨操作，获得骨修补植入物的三维模型；对骨修补植入物的三维模型内部进行可防止应力遮挡的多孔结构设计；对骨修补植入物的三维模型表面进行可加强与原生骨固定连接的镶嵌结构设计；以修整设计后的骨修补植入物的三维模型为基础导入快速成形辅助软件中进行处理，包括摆放定位、添加支撑、参数设置和切片分层，骨修补植入物的多层切片二维数据模型，再利用激光选区熔化技术进行金属3D打印，获得骨修补植入物。

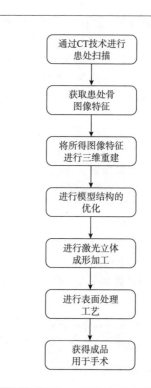

（流程图）
通过CT技术进行患处扫描
↓
获取患处骨图像特征
↓
将所得图像特征进行三维重建
↓
进行模型结构的优化
↓
进行激光立体成形加工
↓
进行表面处理工艺
↓
获得成品用于手术

专利名称：个性化微创型椎弓根螺钉进钉导航模板及其制作方法	
公开号：CN104644258A	申请日：2014-12-15
被引用次数：2	三级技术分类：软件与建模
专利权人：苏州昕健医疗技术有限公司	

摘要：本发明涉及一种个性化微创型椎弓根螺钉进钉导航模板及其制作方法，所述导航模板制作方法为：基于医学图像，重构目标椎骨的三维模型；在三维模型上进行进钉孔道虚拟分析设计，确定进钉孔道；在三维模型上取特征点，设计椎弓根螺钉进钉导航模板原型，通过布尔运算，得到与椎体完全贴合的导航模板；并利用3D打印或其他加工方法制造出来。所述导航模板与乳突、椎弓板紧密贴合，稳定性高，保证椎弓根螺钉的准确植入；同时省去了与棘突的直接接触，减少肌肉韧带的剥离，实现微创性；适用于椎骨畸变、滑脱、椎弓根断裂等多种情况；设有按指板，防止进钉过程中的滑脱和变形；操作简便，对医生要求较低，降低手术风险，提高手术效率，进而减少手术成本。

专利名称：一种义齿制作方法	
公开号：CN105030356A	申请日：2014 - 12 - 15
被引用次数：2	三级技术分类：软件与建模
专利权人：山东迈尔口腔材料有限公司	

<table>
<tr><td>

摘要：本发明提出了一种义齿制作方法，包括以下步骤：拍摄 CT 扫描影像；将整个口腔内情况的数据导入 mimics 软件；通过 thresholds 工具确定人体骨组织和牙龈组织边缘，通过 mask 工具确定整个 3D 模型的准确性和完整性；通过 validity 工具检查模型的有效性，判断是否适合 3D 打印；通过 mimics 软件选择 STL 格式为输出文件格式；通过义齿设计软件 3Shape Dental System 进行个性化设计或者使用成品基台进行研磨制作；在做好的基台上面进行义齿制作。本发明的义齿制作方法将 CT 影像和 3D 打印技术应用于口腔种植系统，可以节约大量时间，工艺流程简单，能够节约大量成本。

</td><td>

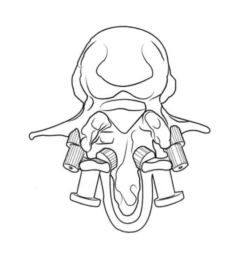

</td></tr>
</table>

专利名称：生物医用多孔纯钛植入材料及其制备方法	
公开号：CN104646669A	申请日：2013 - 11 - 25
被引用次数：3	三级技术分类：选择性激光熔化（SLM）；医用金属材料
专利权人：广州中国科学院先进技术研究所	

摘要：本发明公开了一种生物医用多孔纯钛植入材料的制备方法，包括：S1，采用绘图软件构建植入材料的三维模型，通过分层软件将其进行切片处理，将得到的二维截面信息输送到 SLM 成形机的计算机控制系统，提供激光扫描路径；S2，采用铺粉装置在 SLM 成形机的工作台上铺放一层厚度为 30 ~ 70μm 的钛粉末；S3，激光束以 90 ~ 100W 功率、0.10 ~ 0.20mm 扫描间距和 275 ~ 540mm/s 的扫描速度对钛粉末进行选择性激光熔化得到植入材料的一层截面，同时工作台下降一层粉末的高度；S4，重复步骤 S2 和步骤 S3，直至植入材料的三维模型成形；S5，SLM 成形机自动停止工作，三维模型冷却至室温后做喷砂处理，得到多孔纯钛植入体材料；三维模型是以十四面体单元为点阵的多孔结构模型，三维模型由十四面体单元重复堆积而成。

专利名称：一种低熔点金属 3D 打印装置	
公开号：CN203992400U	申请日：2014 – 08 – 05
被引用次数：3	三级技术分类：熔融沉积成形（FDM）
专利权人：北京依米康科技发展有限公司	

摘要：本实用新型涉及一种低熔点金属 3D 打印装置，其为通过喷射低熔点金属熔液到沉积基台上，低熔点金属熔液迅速固化，在所述沉积基台上逐层沉积以构建三维实体；储液容器、驱动泵和喷头通过管道顺序相连通，以形成低熔点金属熔液输送路径；计算机设两条控制线路，第一控制线路控制驱动泵流量，第二控制线路通过伺服机构控制喷头三维运动。本实用新型利用低熔点金属熔点较低的特性，熔融金属时所需的温度较低，成本能耗显著降低，安全系数高，结构简单，同时可微型化；可用于假体模型、工业设计、机械制造、三维场景展示、娱乐和艺术等领域。

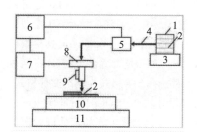

专利名称：平台组件和数字光处理三维打印机	
公开号：CN204955433U	申请日：2015 – 08 – 19
被引用次数：2	三级技术分类：数字光处理技术（DLP）
专利权人：珠海天威飞马打印耗材有限公司	

摘要：本实用新型提供一种平台组件和数字光处理三维打印机。平台组件包括沿竖直方向上下运动的支撑板单元和用于承载打印物体的打印平台；打印平台与支撑板单元可动连接，以使打印平台在脱膜时倾斜、脱膜后复位至水平位置。可相对转动连接的平台组件，脱模时，在较小力的作用下，便可顺利实现打印平台与光敏树脂槽底面的分离，有效保证了打印物体的平整，防止出现偏斜情况，保证打印精度。数字光处理三维打印机使用可动连接的打印平台组件，结构简单，保证物体成形效果的同时有效降低了成本。

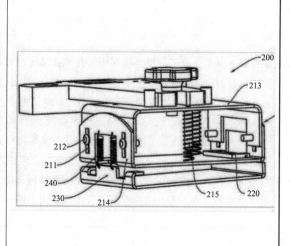

专利名称：基于3D打印的纳米氧化锆强韧化钛合金骨科植入物的方法	
公开号：CN105903967A	申请日：2016 – 05 – 23
被引用次数：2	三级技术分类：选择性激光熔化（SLM）；电子束选区熔化（EBSM）；医用金属材料；骨科
专利权人：苏州云植医学技术有限公司	

摘要：一种纳米氧化锆颗粒强韧化生物钛合金多孔人工植入物的制备方法，其特征是它包括以下步骤：（1）纳米/微米混合粉末的制备：称取质量分数为 0.5% ~ 8% 的纳米氧化锆粉末加入有余量的微米级钛合金粉末中，利用机械混合的方法使两种粉末混合均匀；其中，钛合金粉末的颗粒尺寸为 1 ~ 50μm，纯度不小于99%；氧化锆粉末尺寸为 10 ~ 100nm，氧化锆中含有氧化锆粉末质量 1% ~ 5% 的氧化钇稳定剂；（2）利用三维设计软件根据不同个体需求设计相匹配的多孔人工植入物模型，将设计好的三维数据模型导入计算机进行分层切片处理，得到每一层的轮廓信息；利用铺粉装置将机械混合后的粉末铺在成形缸上，用激光或者电子束进行有区域选择性熔化成形即可。本发明具有韧性好、生物兼容性强的特点。

专利名称：一种用于3D光固化成形打印的陶瓷材料及其制备方法	
公开号：CN105566860A	申请日：2015 – 12 – 11
被引用次数：2	三级技术分类：立体光固化成形（SLA）
专利权人：上海联泰科技股份有限公司	

摘要：本发明提供一种用于3D光固化成形打印的陶瓷材料，按重量百分比计，包括以下组分：光固化树脂 25wt% ~ 85wt%；改性无机粉料 15wt% ~ 75wt%。本发明还进一步提供了一种用于3D光固化成形打印的陶瓷材料制备及使用方法。本发明提供的一种用于3D光固化成形打印的陶瓷材料，适用于光固化激光快速成形、基于数字光处理投影固化成形等3D光固化成形技术制备陶瓷产品，突破目前光固化成形技术没有用来生产陶瓷制品的现状，得到陶瓷产品尺寸精度高，实现3D打印成形各种形状复杂的陶瓷件，能够应用于航空航天事业、医疗领域和工业领域。

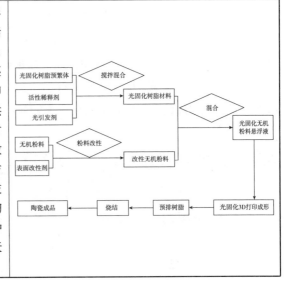

2.1.4　生物医药领域下游产业专利分析

由于下游为本书重点分析部分，因此本书检索出的数据中，3D打印生物医药领域整体产业链的分析与下游产业链的分析都是以 1376 件人工筛选出的专利为数据基础，即下游分类覆盖了人工筛选之后的全部 1376 件专利申请。

在下游的分类（见图 2-23）中，骨科为 468 件相关专利；口腔科领域为 238 件相关专利；心血管外科领域为 88 件相关专利；神经外科领域为 60 件相关专利；药品为 57 件相关专利；其他应用为 259 件相关专利；未指定明确用途为 25 件相关专利。其他应用指应用于其他科室，而未指定明确用途是指专利中并未说明具体应用领域，仅仅介绍专利中的内容可以应用到 3D 打印生物医药领域，所以分类到未指定明确用途类别。

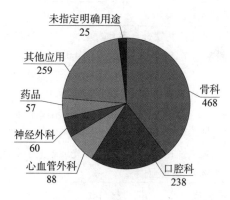

图 2-23　中国 3D 打印生物医药领域下游专利分类

在下游的各科室中，骨科的专利申请数量占总专利申请数的 34% 之多，口腔科的专利申请数量占总专利申请数的 18%。这两大科室的专利申请数量占总数的 50% 以上，足以说明在 3D 打印生物医药领域无论是上游材料还是中游的工艺与软件控制均较多应用于骨科和口腔科，其中口腔科 3D 打印技术主要运用在隐形矫正器、义齿、种植牙和导板等。另外，其他应用方面专利也有 259 件，约占总专利申请数的 19%，其他应用包括皮肤、耳朵、眼睛、肝脏等组织器官，这说明 3D 打印生物医药领域并不局限在上述重点关注的骨科、口腔科、心血管外科和神经外科，其他科室也有广泛应用。

2.2　中国 3D 打印生物医药领域重点应用专利分析

2.2.1　骨科应用专利分析

2.2.1.1　背景介绍

骨科是各大医院常见的科室之一，主要的诊治范围包括骨折、骨损伤、骨和关节的化脓性感染、骨和关节结合、非化脓性关节炎、骨质增生和骨肿瘤等，3D 打印技术在骨科中多应用于骨科手术器具、骨折或骨损伤后的修复与植入。人体骨骼形状不规则性较高，例如距骨，存在于踝部和小腿骨相间的骨，负担人体的重量并保证脚能朝着不同方向前进，是人体踝关节的关键部分。由于人体骨骼形态非常不规则且存在个体差异，传统的制造工艺无法满足定制化的需求，而 3D 打印根据扫描或建模得到的数字文件进行逐层堆叠的工作原理，可以实现高度不规则骨替代物的制造。在骨科植入物或修复物中应用较多的材料是钛合金、钽合金以及生物陶瓷。

此外，3D 打印还可以实现定制化的手术辅助工具的制造，例如截骨工具，在膝关节置换手术中需要设计例如股骨外翻角度、旋转角度等多种角度，这些设置决定了假体的安装是否合理、预后是否良好。通过 3D 打印可以根据病人的原本解剖结构去设计，节约手术时间，提高手术的精准性和预后。

2.2.1.2　骨科专利申请趋势分析

我国 3D 打印在骨科的相关专利申请开始于 2007 年，在 2013 年之前，专利的申请一直维持在个位数上；从 2013 年开始，专利申请开始逐年增加；2015 年呈爆发式增长并且突破百件；2016 年达到 176 件；由于专利公开时间的滞后性，2017 年的申请数据不全，导致数据量减少，如图 2-24 所示。

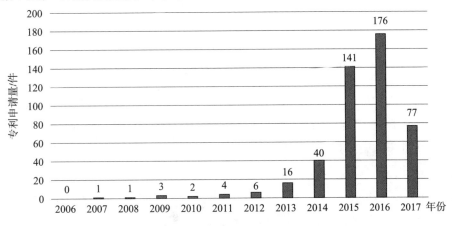

图 2-24　中国 3D 打印骨科领域专利申请趋势分析

2015 年专利申请突破百件的原因可能是国家在 2015 年 5 月 19 日正式发布了《中国制造 2025》，提出以智能制造为主攻方向，重点发展生物医药及高性能医疗器械等10 大领域，在国家政策的指导下，我国 3D 打印在 2015 年的专利申请量大幅增加，骨科的专利亦是如此；1997—2012 年处于平稳发展期，专利申请量低于 10 件，起伏波动较小；2013 年开始至今，专利申请量逐年递增（2017 年数据不全），处于快速发展期，专利申请数量增长率最大达到 252%。

与其他科室相比，骨科专利申请量最多，其原因可能在于骨科的应用范围较广，且实现难度相对较小，对打印材料的要求适中，多使用医用金属材料（如钛合金）、医用复合材料和医用无机非金属材料（如生物陶瓷）等常规材料，相对而言，生物墨水等新材料的使用较少。

2.2.1.3 骨科重点专利权人分析

3D打印骨科专利的重点专利权人信息如图2-25所示，专利数量最多的企业是深圳市义和平有限公司，共23件；其次是专利数量为15件的华南理工大学，上海昕健医疗技术有限公司和吉林大学专利数量相同，为12件。在这些专利权人中，企业和医院共5家，高校3家，还有2位个人申请人。

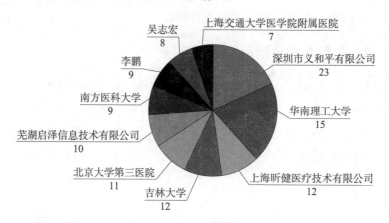

图2-25 中国3D打印骨科领域重点专利权人构成

由专利权人的类型分布（见图2-26）可见：企事业单位以及医院专利的数量占比较大，说明企业与医院已有较多专利进入应用阶段；高校专利数量次之，说明部分类型应用仍处于基础研究阶段。在该领域中3D打印还有很大的提升和发展空间。

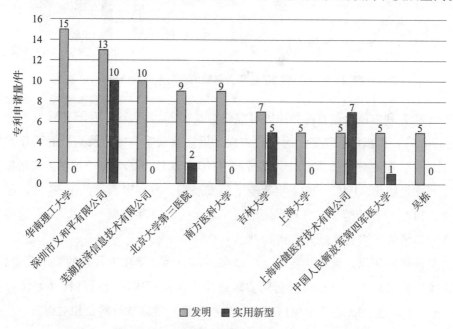

图2-26 中国3D打印骨科领域重点专利权人专利类型分布

从重点专利权人专利类型上看，拥有发明专利最多的是华南理工大学，15 件专利均为发明专利；其次是深圳市义和平有限公司，发明专利 13 件，实用新型专利 10 件；芜湖启泽信息技术有限公司以 10 件发明专利排名第三。

华南理工大学的专利集中于膝关节植入假体的个性逆向设计、该植入假体的结构及制造方法，还包括骨修复多孔复合支架等多种支架、接骨板以及相关材料的制备方法等。虽然高校专利距实现产业化还有一定的距离，但华南理工大学专利价值较高，且研究领域较为全面，值得关注。

深圳市义和平有限公司专利数量最多，其中 13 件为发明专利，10 件为实用新型专利，其专利集中于带多孔薄层的人工关节及其制造方法，涉及的关节包括髋关节和膝关节本体及骨柄，可见，深圳市义和平有限公司的研发非常集中，专利类型的布局也很全面。

2.2.1.4　骨科专利布局区域分析

3D 打印骨科专利的地域分布如图 2 - 27 所示，广东省专利数量为 102 件，比排名其后的上海市多出接近一倍的数量；上海市专利数量为 57 件；北京市专利数量为 52 件，与上海市差异不大。排名前十的地区平均专利数量为 36.4 件，广东省专利数量约为平均数的 3 倍，可见其研发实力遥遥领先，重点专利权人中的深圳市义和平有限公司、华南理工大学和南方医科大学均位于广东省也可佐证这一点。

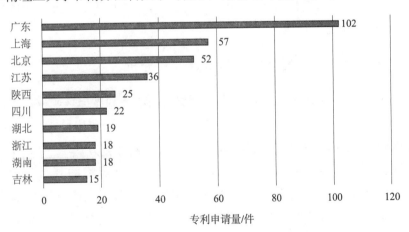

图 2 - 27　中国 3D 打印骨科领域专利布局区域分布

上海市和北京市的专利数量相差不大，均在平均数以上，上海昕健医疗技术有限公司、上海交通大学医学院附属医院和北京大学第三医院分布在这两个地区，作为中国经济发展的重点区域，其科技的发展也同样受到重视，且北京是政治文化中心，在政策性导向明显的产业受到政策的鼓励资助较为突出。

其余地区虽然专利数量相较前三个地区较少，但仍然是研发的重点区域，相对于其他科室而言，骨科的专利数量处于领先地位，可见，我国各地区骨科3D打印技术研发热度较高，主要集中于北上广区域。

各地区3D打印骨科相关专利申请的趋势与整体趋势一致，本书选取排名前三的地区作为分析对象，在2013年前处于平稳发展期，专利数量很少；2013年开始，专利申请逐年增加；2016年达到数量峰值，广东省、上海市、北京市的申请总量为81件；由于专利申请公开数据滞后性，2017年数据不全，不计入分析范围，如图2-28所示。

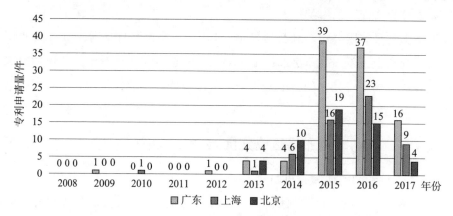

图2-28　中国3D打印骨科领域各地区专利申请趋势

从个体来看，广东省的申请量峰值为2015年的39件，2016年为37件，略有下滑；上海市2015年申请量为16件，2016年为23件，有所上升；北京市的申请量从2015年的19件减少到2016年的15件。

2.2.1.5　骨科技术发展路线与重点专利分析

选择我国3D打印骨科专利年度被引用频次较高的专利做出该领域技术发展路线图如图2-29所示，可见2009年时被引用次数最多的专利是华中科技大学同济医学院附属协和医院申请的"一种控释型多层载药人工骨及其制备方法"，分布在不同层的药物由外到内逐层释放，可以实现多药联合作用、调控药物的释放次序及时间；2010年上海交通大学医学院附属第九人民医院提出"基于三维打印技术的医用多孔纯钛植入体成形的制备方法"，利用钛金属的特性，与自然骨的匹配度高，形成的多孔结构有利于其与骨组织更好地结合；2014年北京大学第三医院联合华南理工大学申请了"全膝关节置换假体的个性化设计和制造系统及方法"专利，生产出与患者膝关节最佳匹配的个性化膝关节假体，实现最佳匹配；发展到2016年，佛山市安齿生物科技有限公司申请了"一种基于激光选区熔化技术制备骨修补植入物的方法"。

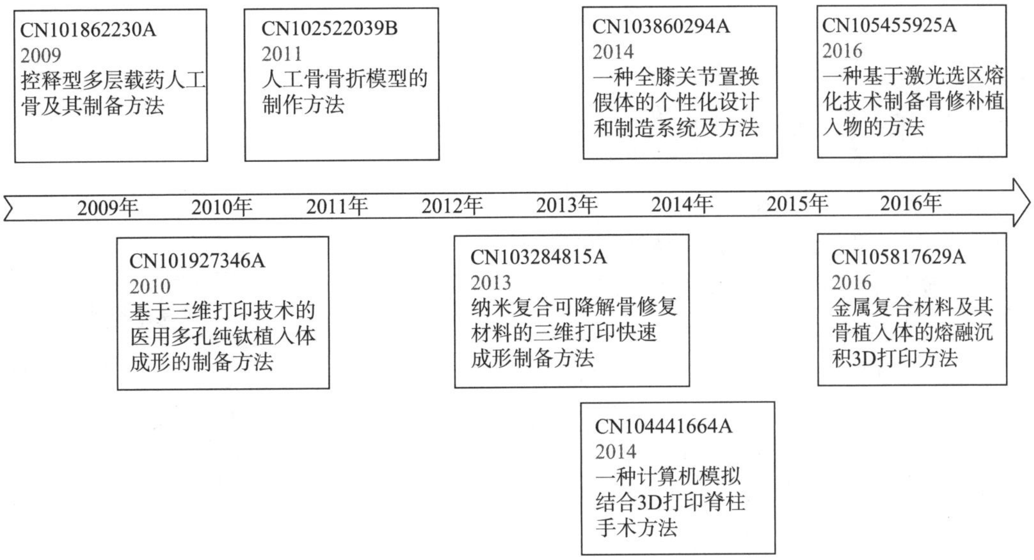

| CN101862230A
2009
控释型多层载药人工骨及其制备方法 | CN102522039B
2011
人工骨骨折模型的制作方法 | | CN103860294A
2014
一种全膝关节置换假体的个性化设计和制造系统及方法 | CN105455925A
2016
一种基于激光选区熔化技术制备骨修补植入物的方法 |

| 2009年 | 2010年 | 2011年 | 2012年 | 2013年 | 2014年 | 2015年 | 2016年 |

| CN101927346A
2010
基于三维打印技术的医用多孔纯钛植入体成形的制备方法 | | CN103284815A
2013
纳米复合可降解骨修复材料的三维打印快速成形制备方法 | | CN105817629A
2016
金属复合材料及其骨植入体的熔融沉积3D打印方法 |

CN104441664A
2014
一种计算机模拟结合3D打印脊柱手术方法

图 2-29　中国 3D 打印骨科领域专利技术发展路线

3D 打印骨科的技术发展路线中重点专利见表 2-2。

表 2-2　中国 3D 打印骨科领域重点专利

专利名称：基于三维打印技术的医用多孔纯钛植入体成形的制备方法	
公开号：CN101927346A	申请日：2010-09-09
被引用次数：7	三级技术分类：骨科
专利权人：上海交通大学医学院附属第九人民医院	

摘要：本发明涉及一种基于三维打印技术的医用多孔纯钛植入体成形的制备方法，包括：（1）将纯钛粉末与水溶性的黏结材料混合、研磨；（2）将粉末输送到平台上；将设计好的钛植入体 CAD 文件输入三维打印设备配套软件，指导设备工作；打印头在钛粉末上喷射黏结剂形成二维平面，加工完一层后，工作台下降，进行下一层的加工，逐层堆积成形，直到所加工物品喷涂成形完成；成形后，放置，扫除未黏结的粉末得到初成形的物品，然后烧结，即得。本发明的方法简单，成本低，适合于工业化生产；所得的多孔纯钛植入体与自然骨的匹配度高，形成的多孔结构有利于其与骨组织更好地结合。

专利名称：控释型多层载药人工骨及其制备方法	
公开号：CN101862230A	申请日：2009-04-17
被引用次数：6	三级技术分类：骨科

摘要：本发明公开了一种控释型多层载药人工骨及其制备方法，该控释型多层载药人工骨由加载有药物的人工骨载体材料构成的逐层包裹的多层结构物，或者由加载有药物的人工骨载体材料与未加载药物的人工骨载体材料相间构成逐层包裹的多层结构物，其外形可以为圆柱体形、长方体形、正方体形或者不规则形，处于不同层的加载有药物的人工骨载体材料所含药物相同或不相同。该控释型多层载药人工骨采用三维立体打印快速成形技术制备，分布在不同层的药物由外到内逐层释放，可以实现多药联合作用、调控药物的释放次序及时间，选择承载合适药物可达到个体化治疗目的，本发明可应用于骨科各种感染、结核及肿瘤等病灶清除术后局部药物治疗及填充修复骨缺损。	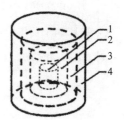

专利名称：一种全膝关节置换假体的个性化设计和制造系统及方法	
公开号：CN103860294A	申请日：2014 – 03 – 07
被引用次数：4	三级技术分类：骨科

摘要：本发明涉及一种全膝关节置换假体的个性化设计和制造系统及方法，其通过异地设置的三个工作站，将医生、设计人员和工程人员联系在一起，并融合图像处理技术、虚拟手术规划、信息交流、个性化交互设计、产品性能快速分析和3D打印制造技术，通过该系统医生能随时了解膝关节假体设计、制造情况，设计人员能根据患者的膝关节形态设计出其个人适用的假体，并能随时根据医生的方案，对假体设计进行修改，最后工程人员使用3D打印技术制造出设计的假体，生产出与患者膝关节最佳匹配的个性化膝关节假体，从而在最少切骨量的基础上保证假体与膝关节的最佳匹配，达到效果最优化。本发明不仅能够摆脱现有假体产品不能良好匹配膝关节结构的困扰，而且使对患者个性化、定制化置换手术方案成为可能，在医学领域中具有重大意义。

2.2.2 口腔科应用专利分析

2.2.2.1 背景介绍

口腔科原本属于五官科，后分离成为单独的科室，诊治的疾病包括口腔外科、口腔内科和口腔修复几类，其中，3D打印应用最为广泛的当属口腔外科，包括口腔的植入物和口腔手术的辅具等。

牙齿是口腔科诊治的主要对象，由于每个人的牙齿差异明显，不能大规模批量生产，3D打印可以实现个性化义齿的打印，通过扫描患者口腔数据，形成数字文件，再经由3D打印机利用例如钴铬合金和钛合金等医用金属材料打印出来，可以直接使用在患者口腔中。

除此之外，在口腔外科手术辅助中，3D打印也发挥了不小的作用，最常见的是用口腔种植导板和患者模型来指导和辅助手术。

2.2.2.2 口腔科专利申请趋势分析

我国口腔科3D打印的专利申请最早在2008年，随后3年并无专利申请；2012年开始申请量逐年增加，但2012年和2013年的申请量依然很少；2014年专利申请开始大幅度增加，该年申请量达25件；2016年专利申请量达到峰值83件；由于专利公开时间的滞后性，2017年数据不全，导致数据偏小，如图2-30所示。

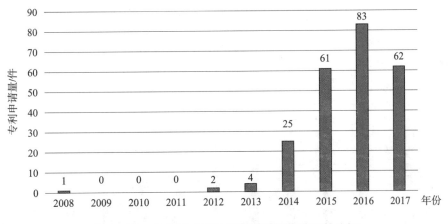

图2-30 中国3D打印口腔领域专利申请趋势分析

如上文分析所述，我国3D打印的快速发展期始于2013年左右，但口腔科的发展热潮开始于2014年，略微晚于整体趋势，且整体数据量较骨科小，口腔科专利申请总数为238件。从应用市场的角度来看，市场需求推动技术发展，骨科涵盖的范围较口腔科更大，因此申请的专利数量可能会相对较多一些。

2.2.2.3 口腔科重点专利权人分析

我国3D打印口腔科重点专利权人分布如图2-31所示，可以从饼状图中看出，各专利权人申请的专利数量相差不大，差异最大为3件，申请量最多的北京大学口腔医学院和深圳市倍康美医疗电子商务有限公司的专利数量为9件，华南理工大学、深圳市家鸿口腔医疗股份有限公司和中国科学院申请量均为7件，其余几个专利权人的专利申请数量均为6件。可见，我国3D打印在口腔领域的专利权人分布较为均衡，没有特别突出的个体，且在排名前 10 的专利权人中，高校和科研院所有 4 家，企业和医院 4 家，其余为个人专利权人，说明在该领域中已有较多应用并产业化。

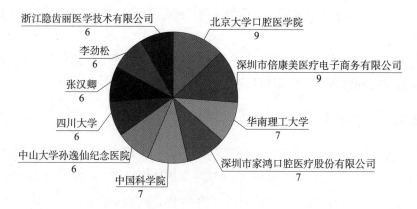

图2-31 中国3D打印口腔领域重点专利权人分布

如图 2-32 所示，从专利权人专利类型分布来看，排名前 10 的权利人申请的专利中，发明专利共 51 件，实用新型专利 10 件，可见，在该领域专利的布局侧重于发明专利。

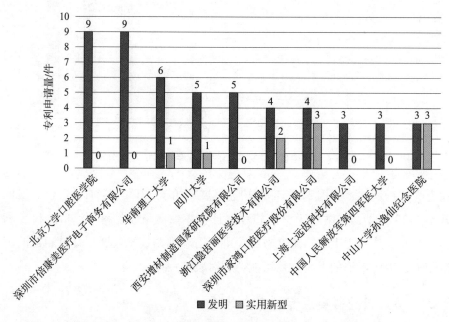

图2-32 中国3D打印口腔领域重点专利权人专利类型分布

北京大学口腔医学院的 9 件专利均为发明专利，主要集中在牙种植修复个别托盘、牙科植骨导板及具体的 3D 打印方法上，研发的内容覆盖了 3D 打印的中游和下游，研究较为全面。

深圳市倍康美医疗电子商务有限公司的 9 件专利同样均为发明专利，发明内容主要集中在 3D 打印的控制软件与模型方法上，包括加固型数字化矫治器、基于云计算的义齿模型、数字化正畸联合种植修复、自体牙移植辅助部件等多种数字化成形实现方法，主要覆盖产业链的中游。

2.2.2.4　口腔科专利布局区域分析

我国各地区在 3D 打印口腔科的专利申请布局如图 2 - 33 所示，广东省依然是申请量最多的省，共 71 件，其次是浙江省 22 件，北京市 17 件，口腔科领域前 10 地区专利申请量的平均数为 18.8 件，仅广东省和浙江省申请数量在平均数以上。

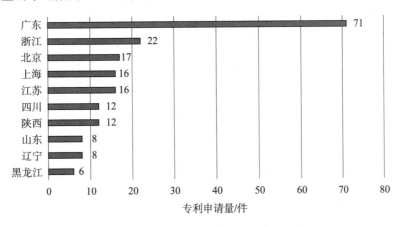

图 2 - 33　中国 3D 打印口腔领域专利布局区域分布

广东省在口腔科的专利申请同样一枝独秀，其申请量占口腔科总体申请量的 30%，远远大于排名其后的各地区，且在排名前 10 的专利权人中，深圳市倍康美医疗电子商务有限公司、华南理工大学、深圳市家鸿口腔医疗股份有限公司和中山大学孙逸仙纪念医院均位于广东省，可见广东省在 3D 打印口腔科领域的研发和申请实力与其他各地区的差距较大，领先优势明显。

其余 9 个地区的申请量共 117 件，占口腔科总体申请量的 49%，且发展较为平均，总体来看与其地区的经济发展实力或著名的地方口腔医院/医学院有一定的关系，例如北京大学口腔医学院和四川大学的华西口腔医院。

3D 打印口腔科专利各地区申请趋势分布如图 2 - 34 所示，从整体来看，口腔科排名前三的地区与整体申请趋势一致，自 2014 年开始逐年递增；在 2016 年申请数量最多，共 34 件；由于 2017 年数据不全，故不计入分析。

从个体来看，广东省自 2012 年开始申请专利，随后每年增加，2015 年申请峰值 25 件；浙江省申请从 2014 年开始，2015 年申请量最多为 11 件，2015 年回落至 5 件；北京市的申请数量在 2014—2016 年几乎没有变化。

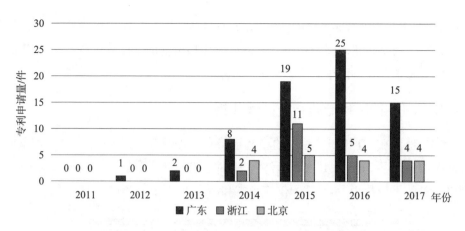

图 2-34　中国 3D 打印口腔领域专利各地区申请趋势

2.2.2.5　口腔科技术发展路线与重点专利分析

我国 3D 打印口腔专利技术发展路线图如图 2-35 所示，最早的专利申请是华南理工大学在 2008 年提出的"定制化舌侧正畸托槽的选区激光熔化直接制造方法"，一次直接成形托槽；2014 年浙江隐齿丽医学技术有限公司申请了"一种牙颌模型及其设计加工方法"，深圳市康泰健牙科器材有限公司申请了"一种数字化个性化基台制作系统"，可根据患者口内的三维数字信息完成个性化制作；广东工业大学在 2015 年提出了"一种损伤齿轮齿面激光 3D 打印修复方法"，采用 3D 激光打印机逐点打印融覆修复，直至所有齿廓形状达到原设计尺寸。

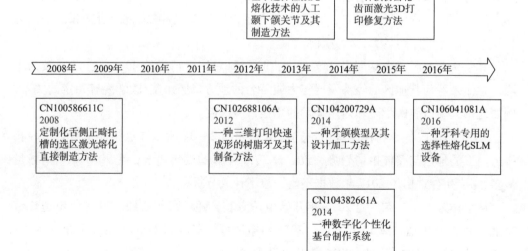

图 2-35　中国 3D 打印口腔领域专利技术发展路线

3D 打印口腔科的技术发展路线中重点专利见表 2 – 3。

表 2 – 3　中国 3D 打印口腔领域重点专利

专利名称：一种损伤齿轮齿面激光 3D 打印修复方法	
公开号：CN105127421A	申请日：2015 – 09 – 01
被引用次数：5	三级技术分类：口腔科
专利权人：广东工业大学	

摘要：本发明公开了一种损伤齿轮齿面激光 3D 打印修复方法，首先采用大光斑激光束对清洗后的齿轮进行扫描预熔，消除齿轮上的疲劳裂纹；然后选定基准位置，采用图像识别方式检测齿轮轮廓形状，并在计算机上建立三维模型，与原设计图纸比对，确定各点的修复尺寸；然后采用 3D 激光打印机逐点打印，进行融覆修复，并对融覆后的齿廓进行图像识别检测，以确定下一轮融覆量，直至所有齿廓形状达到原设计尺寸。本发明的修复方法适用于齿轮疲劳裂纹、点蚀、断齿、齿面磨损等失效形式，通过激光预熔消除疲劳裂纹，通过逐点打印修复齿廓形状，不浪费融覆材料，且不需要后续的机械加工，提高了修复效率且降低了齿轮修复成本。

清洗齿轮 → 工件及设备安装 → 激光扫描预熔 → 建立模型确定修复量 → 逐点熔覆修复 ← 需修复 → 再次比对确定修复量 → 无须再修复 → 完成后，激光微细修整

专利名称：一种牙颌模型及其设计加工方法	
公开号：CN104200729A	申请日：2014 – 08 – 29
被引用次数：4	三级技术分类：口腔科
专利权人：浙江隐齿丽医学技术有限公司	

摘要：本发明公开了一种牙颌模型，包括牙冠和牙龈基座，所述牙冠内部在空间结构上为一种三维厚壁空腔结构，所述牙龈基座在空间结构上为一种三维厚壁空腔结构，所述牙龈基座近颌侧开口。本发明还公开了一种牙颌模型的设计加工方法，依次包括如下步骤：1）导入数字化模型；2）衰减模型曲面；3）修复模型坏边；4）镂空模型；5）3D 打印成形。本发明可以减少树脂原材料的消耗量，降低了牙颌模型的重量，提高打印成形的加工效率，节省生产成本和输送成本。

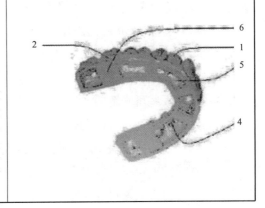

专利名称：一种数字化个性化基台制作系统	
公开号：CN204260854U	申请日：2014－11－25
被引用次数：4	三级技术分类：口腔科
专利权人：深圳市康泰健牙科器材有限公司	

| 摘要：本实用新型公开了一种数字化个性化基台制作系统，包括：口内扫描仪，用于获取患者口内三维数字图像；口腔CBCT设备，用于获取患者口内软硬组织三维口腔影像；个性化基台设计装置，用于导入口内扫描仪获取的患者口内三维数字图像数据和口腔CBCT设备获取的患者口内软硬组织三维口腔影像数据进行数据重叠，以建立口内三维模型，并根据口内三维模型设计完成个性化基台三维模型；切削设备或3D打印机，用于根据个性化基台三维模型数据制作个性化基台；牙科诊所或医院仅需将患者的CBCT数据以及口内扫描数据提供给技工所，技工所通过个性化基台设计装置及切削设备或3D打印机制作出个性化基台。 | |

2.2.3 心血管应用专利分析

2.2.3.1 背景介绍

心外科诊治的是心脏大血管及心脏疾病，包括心脏外科和普通胸外科，血管外科诊治的对象是除了心、脑血管以外的外周血管疾病，包括动脉疾病和静脉疾病等，本书中心血管外科包括了心外科和血管外科中3D打印的应用，主要应用领域为手术模型或教学模型、血管支架和血管打印等。

3D打印在心血管外科的应用大致可以分为临床使用阶段和试验阶段，使用的材料以生物墨水或生物墨水复合医用金属/无机非金属材料为主。在临床使用阶段的应用主要是血管支架和手术模型的使用，通过3D打印血管支架植入人体，目前也有科研人员研究出一些可降解的血管支架，但这些可降解的血管支架还处于试验阶段。手术模型是通过扫描患者CT或核磁共振数据进行三维建模，再通过3D打印机将患者模型打印出来，包括心脏模型、心血管模型等，便于医生在术前直观且充分了解患者病理结构，针对性地定制手术方案，降低手术的风险。与此同时，科研人员成功利用生物墨水打印出血管或跨尺度血管，已经在动物试验上取得了成功。

2.2.3.2　心血管专利申请趋势分析

我国 3D 打印心血管外科的专利申请起步较晚，开始于 2012 年，该年及随后的一年专利申请均只有 1 件，从 2014 年起申请量逐年增加，在 2016 年达到申请的峰值 40 件，由于专利公开时间滞后性，2017 年数据不全，故数量较少，如图 2 - 36 所示。截至检索日，该领域专利申请共 88 件，与骨科或口腔科相比数量较少。

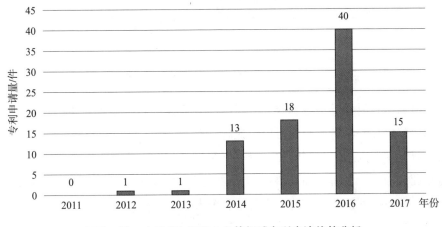

图 2 - 36　中国 3D 打印心血管领域专利申请趋势分析

心血管外科专利申请量较少的原因可能在于其技术难度较高，骨科和口腔科打印的物品为骨头和牙齿等，属于 3D 打印的初级阶段，而血管或软骨这样的单一活体组织属于进阶阶段。我国 3D 打印的研究进入快速发展期是在 2013 年，距今短短数年，骨科和口腔科等初级阶段的发展较为领先也在情理之中，而心血管外科中的血管甚至心脏等活体组织的打印技术的发展还需要一段时间，从专利的整体申请趋势来看，2016 年专利申请的增长率达到 122%，结合目前市场的研究动态和热度来看，可以预测该领域的专利申请数量会持续增多。

2.2.3.3　心血管重点专利权人分析

我国 3D 打印心血管外科专利重点专利权人分布如图 2 - 37 所示，由于整体申请数量不大，各专利权人的申请数据也较小，申请量最多的专利权人是上海大学，共 6 件，其次是个人专利权人周惠兴和杭州捷诺飞生物科技有限公司，申请量均为 4 件，清华大学和青岛华诺医学科技有限公司的申请量均为 3 件，其余五个专利权人的申请量均为 2 件。

排名前 10 的专利权人中，高校有 5 家，企业有 3 家，还有 2 位是个人。高校专利共 15 件，企业专利共 9 件，个人专利共 6 件，可见，在心血管外科领域中研究还处于比较基础的阶段，距离市场化或产业化还有距离，这可能与心血管外科植入物的审批严格程度相关。

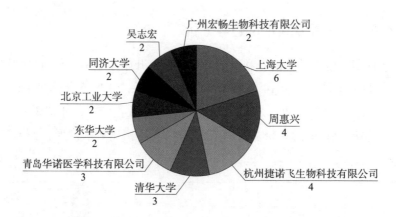

图2-37 中国3D打印心血管领域重点专利权人构成

在骨科和口腔科的重点专利权人中还有部分重叠,但在心血管外科重点专利权人与骨科和口腔科几乎没有重合,可以佐证心血管外科的发展与骨科和口腔科的差异。

从重点专利权人申请专利的类型分布(见图2-38)来看,心血管外科领域专利以发明专利为主,排名前10的权利人申请的专利中,发明专利共25件,实用新型专利仅4件,发明专利排名靠前的均为高校和个人。

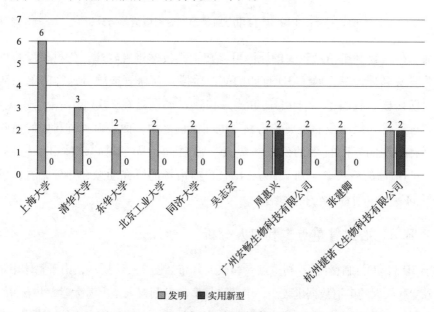

■ 发明   ■ 实用新型

图2-38 中国3D打印心血管领域重点专利权人专利类型分布

上海大学的6件专利均为发明专利,发明内容为血管支架和血管网络的制造方法,其中,血管支架包括三维多尺度血管化支架、主动脉夹层血管支架和三维分层血管支架,使用的材料为医用高分子材料。

清华大学的3件专利均为发明专利,发明内容为覆膜支架的制备和心肌组织芯片和心肌组织传感器的制备方法，使用的材料均为生物墨水或包括生物墨水的复合材料。

2.2.3.4　心血管专利布局区域分析

我国 3D 打印心血管外科领域专利申请各地区分布如图 2 – 39 所示，申请量最多的为北京市，共 19 件，其次为 14 件的上海市，广东省申请量为 11 件，该领域专利申请前 10 地区的平均申请量为 7.6 件，前 4 位的地区申请量达到平均申请量以上。

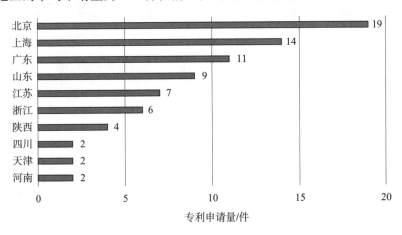

图 2 – 39　中国 3D 打印心血管领域专利布局区域分布

在心血管外科领域北京市的申请量最多，重点专利权人中清华大学和北京工业大学位于北京，改变了骨科和口腔科中广东省遥遥领先的状态，而广东省虽然申请量位居第三，但在 2017 年时广东省人民医院、广东省心血管病研究所和珠海赛纳打印科技成立国内首个心血管医学 3D 打印医研企联合实验室，近期目标是借助 3D 打印解剖模型，中期目标是个体化定制打印人体内可植入的生物或非生物移植物，远期目标是通过结合细胞培育技术制造可供移植的"人造心脏"。

从各地区专利申请的趋势（见图 2 – 40）来看，最早开始申请的是广东省，在 2012 年提出第一件也是该年唯一的一件专利申请，上海市在 2013 年提出了一件也是该年唯一的一件专利申请，随后，北京市和上海市自 2014 年开始每年都会有专利申请，北京市和上海市申请量最高的是 2016 年的 7 件和 5 件，可见北京市的专利申请量一直保持着增长，而上海市申请量略有起伏，由于 2017 年专利申请数据不全，故不计入分析。

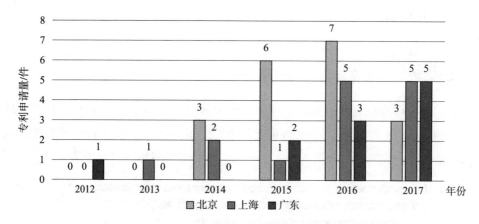

图2-40　中国3D打印心血管领域专利各地区申请趋势

2.2.3.5　心血管技术发展路线与重点专利分析

我国3D打印心血管外科专利技术发展路线图如图2-41所示，2012年第一件专利申请是由比亚迪股份有限公司申请的"一种血管支架的制备方法及其制备的血管支架"，采用了选择性激光烧结成形技术；2014年张建卿申请了"一种可实现内外结构

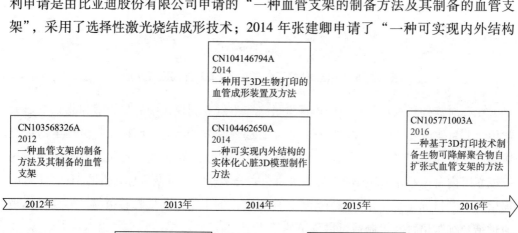

图2-41　中国3D打印心血管领域技术发展路线

的实体化心脏 3D 模型制作方法"的专利，公开了采用 Mimics❶ 软件识别扫描文件，并最终形成可打印用的数字文件；周惠兴在 2014 年申请了"一种用于 3D 生物打印的血管成形装置及方法"，将生物墨汁打印到表层覆有温敏性水凝胶的旋转杆上，通过进一步生物培养即可形成所需要的生物血管，并在 2015 年申请了"一种用于 3D 血管打印的制造平台系统"。

3D 打印心血管外科的技术发展路线中重点专利见表 2 − 4。

表 2 − 4　中国 3D 打印心血管领域重点专利

专利名称：一种可实现内外结构的实体化心脏 3D 模型制作方法	
公开号：CN104462650A	申请日：2014 − 11 − 10
被引用次数：7	三级技术分类：心血管外科
专利权人：张建卿	
摘要：本发明涉及可实现心脏内外结构的实体化心脏 3D 模型制作方法，能克服现有技术之缺陷，1. 对病人进行心脏部位扫描，获得医学影像数据，形成 DICOM 文件；2. 用 Mimics 软件识别步骤 1 中的 DICOM 文件并保存，形成计算机识别的 .mcs 文件；3. 在软件内提取不同的数据模板；4. 对步骤 3 中的存在空腔结构或图像不全或边界不清楚的模板进行处理，使模板清晰完整；5. 通过各模板之间添加、删除、分离或合并形成需要的模板；6. 对步骤 5 中形成的 3D 图像进行处理，使 3D 图像外部光滑和内部图像模板完整性，形成 STL 文件；7. 将步骤 6 中处理好的数据导入 3D 激光打印机中，打印出心脏模型，本发明能获得结构清晰完整的心脏模型，能大大提高心脏手术的成功率。	
专利名称：一种用于 3D 生物打印的血管成形装置及方法	
公开号：CN104146794A	申请日：2014 − 08 − 24
被引用次数：3	三级技术分类：心血管外科
专利权人：周惠兴	
摘要：本发明公布了一种用于 3D 生物打印的血管成形装置及方法，用于生物工程技术，旨在解决目前通过 3D 生物打印技术打印血管时存在的血管成形质量差、成形长度短等问题。该方法通过 3D 生物打印技术，将生物墨汁打印到表层覆有温敏性水凝胶的旋转杆上，并通过进行进一步的生物培养即可形成所需要的生物血管。该方法可通过制备出不同直径和长度的旋转杆来打印不同尺寸的生物血管，可快速打印出厚度均匀、具有精确打印尺寸的血管组织，且可采用的 3D 打印技术多样，实用性广泛。	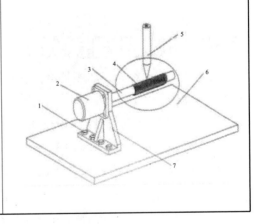

❶ Materialise 公司发明的一种医学影像控制系统，Mimics 是 Materialise's interactive medical image control system 的缩写。

专利名称：一种用于3D血管打印的制造平台系统	
公开号：CN204734579U	申请日：2015-04-24
被引用次数：3	三级技术分类：心血管外科
专利权人：周惠兴	

摘要：本实用新型专利公布了一种用于3D生物血管打印的制造平台系统，旨在解决目前3D血管打印缺乏相应的打印系统平台的问题。该平台以直线电机和旋转电机作为其动力系统，构建五轴运动系统。在X轴上加入双动子，驱动两个Z轴运动，并在Z轴上安装打印喷头，通过Z轴带动打印喷头在空间上下运动。在Y轴上添加一个旋转轴C轴，作为血管打印承载平台。在实际打印中，双Z轴带动两个打印喷头在空间上相对旋转轴C轴运动，配合旋转轴进行多喷头打印，提高了打印的精度，满足了血管的3D打印需求。

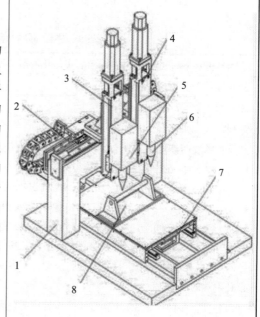

2.2.4 神经外科应用专利分析

2.2.4.1 背景介绍

神经外科诊治的对象主要是人体的神经系统，例如脑、脊髓和周围神经系统，以及与之相关的附属结构，如颅骨等，主要的诊治疾病是外伤导致的脑部、脊髓等神经损伤、肿瘤等。

我国3D打印在神经外科中的应用仍处于发展的初期，最主要的优势在于个性化的治疗方案和指导治疗，应用主要集中于手术模型或教学模型，在临床手术前，特别是诊治颅内肿瘤时，通过CT或核磁共振扫描患者信息后打印相应的模型，使得肿瘤的位置和具体情况完全暴露，便于定制恰当且有针对性的手术计划，包括夹闭手术、置换手术、颅骨修补或畸形整复术等，可作为术前演练和术中指导工具，这些模型也可以作为医患沟通中最直接的参考依据。

近年来，科研人员在不断突破技术壁垒，美国明尼苏达大学的教授扫描记录实验鼠坐骨神经的神经缺损部分的几何信息，将这些信息传输到 3D 打印机中并设计打印出结构复杂的人工支架，在人工支架上精确植入比例适量的生物化学信号来促进神经末梢的再生，使实验鼠受损坐骨神经成功再生，科研人员还在不断研发可降解性支架用于植入人体，但暂时处于动物试验阶段，距离人体试验还需要一定的时间。

2.2.4.2　神经外科专利申请趋势分析

我国 3D 打印神经外科专利的申请最早开始于 2005 年，该年申请了 1 件专利，随后的 6 年中没有专利申请；2012 年和 2013 年分别申请了 2 件和 1 件专利；2014 年开始专利申请大幅增加；2016 年达到申请峰值 25 件；由于专利公开数据时间的滞后性，2017 年数据不全，故申请量下降。

从图 2 - 42 来看，我国 3D 打印神经外科的应用起步早但未能持续发展，直到2012 年重新出现了相关的专利申请，在国家政策推动和世界研究热潮中逐渐升温。就总体数量而言，60 件专利申请相对骨科、口腔科或心血管外科而言最少，一个可能的原因在于神经系统对人体的重要性和其结构的复杂性，特别是颅内复杂的结构，使得神经外科的应用要求更高、实现难度更大，因此其技术的研发周期相对较长。另一个可能原因同心血管外科的应用一样，由于打印神经细胞或神经系统相关结构属于进阶阶段的技术应用，目前我国 3D 打印技术刚进入快速发展期不久，暂时还无法实现这种单一活体结构的临床应用。

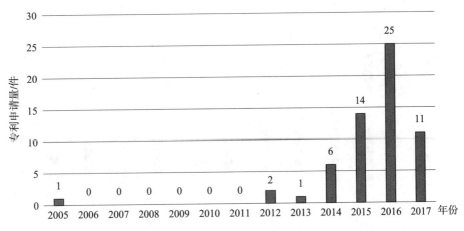

图 2-42　中国 3D 打印神经外科领域专利申请趋势分析

2.2.4.3　神经外科重点专利权人分析

我国 3D 打印神经外科的重点专利权人分布如图 2 - 43 所示，总体申请量较小，因此各专利权人的专利数量也不多，且较为分散，专利数量最多的南方医科大学南方医院和广州聚普科技有限公司分别有 3 件专利，剩下 8 位专利权人的专利数量均为 2 件。

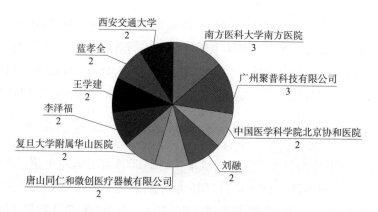

图2-43　中国3D打印神经外科领域重点专利权人分布

　　在排名前10的重点专利权人中，个人专利权人有4位，专利共8件；医院有3家，专利共7件；企业有2家，专利共5件；高校有1家，专利共2件。其中个人专利权人的研究主要是3D打印的颅骨补钛网、脑外科学微创手术用引导支架、脑侧室引流导引器等；企业的研发只要集中在穿刺用3D打印模板的固定装置、个性化动脉瘤夹和基于DTI的颅内神经纤维束三维重建方法等，这些研究偏向于应用型。医院的研究集中在3D打印周围神经导管、脑垂体限流手术补片、教学用颅内血肿模型、可连接液体循环动力系统的颅脑模型和基于3D打印与呼吸循环重建的全模拟神经外科手术平台等，这些研究偏向于教学或手术应用。

　　从重点专利权人申请专利的类型（见图2-44）来看，专利仍以发明专利为主，

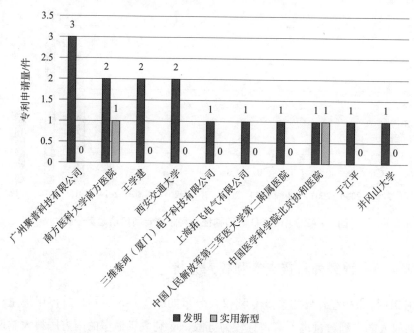

图2-44　中国3D打印神经外科领域重点专利权人专利类型分布

排名前 10 的重点专利权人申请的专利中发明专利共 15 件，实用新型专利 2 件，没有外观设计专利。其中，广州聚普科技有限公司的 3 件专利均为发明专利，南方医科大学南方医院有 2 件发明专利和 1 件实用新型专利。此外，中国医学科学院北京协和医院拥有 1 件实用新型专利，其余均为发明专利。

广州聚普科技有限公司的专利包括个性化动脉瘤夹的制备方法及动脉瘤夹、3D打印的人工颅骨修补片及其制备方法和基于 DTI 的颅内神经纤维束的三维重建方法，倾向于应用研究，且覆盖了 3D 打印产业量的中游和下游，涉及软件模型与方法类专利。

南方医科大学南方医院的专利主要是可连接液体循环动力系统的颅脑模型、基于3D 打印与呼吸循环重建的全模拟神经外科手术平台和教学用颅内血肿模型及其制作方法，侧重于教学模型和手术模型及模拟平台，以基础研究为主。

2.2.4.4　神经外科专利布局区域分析

3D 打印神经外科专利各地区申请分布如图 2-45 所示，申请量最多的是广东省，共 11 件，其次为山东省 8 件，湖北省申请量为 6 件，排名前 10 的地区申请专利的平均数为 4.6 件。

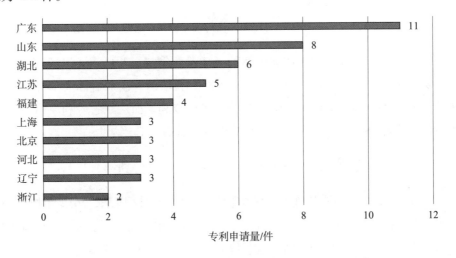

图 2-45　中国 3D 打印神经外科领域专利布局区域分布

整体来看，3D 打印神经外科专利各地区申请分布较均匀，差异不太明显；个体来看，重点专利权人中申请量较多的南方医科大学南方医院和广州聚普科技有限公司位于广东省，而李泽福、蓝孝全来自山东省。2017 年，钟世镇院士带领广东省医学3D 打印应用转化工程技术研究中心落户南方医科大学深圳医院，成立临床基地，基地将搭建六个平台，包括三维数字可视化术前设计与规划平台；3D 模型、导板及术中实时定位导航应用平台；3D 打印植入物在临床应用平台；可控 3D 打印材料改良

（4D 打印）与临床应用研究平台；外科数字化教学与培训大数据平台，建立 3D 打印大数据库，可以为临床提供快速的解决方案；生物活性组织器官 3D 打印平台。可见，广东省在 3D 打印领域的研发热度持续不减，并不断尝试和突破。

3D 打印神经外科专利各地区申请趋势如图 2 - 46 所示，最早的申请是广东省在 2012 年申请的 1 件专利，随后两年湖北和广东分别申请了 1 件专利。2015 年开始，广东省、山东省和湖北省每年都有专利申请，由于 2017 年专利数据公开不全，故不计入分析。

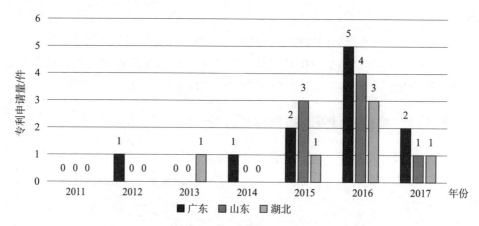

图 2 - 46　中国 3D 打印神经外科领域专利各地区申请趋势

各地区在 2015 年开始加入或加大专利申请量，例如，2015 年是山东省提出专利申请的第一年，共 3 件专利，2016 年提出 4 件专利申请。湖北省除 2014 年外，2013 年和 2015 年分别申请了 1 件，2016 年申请了 3 件专利。而广东省专利申请自 2012 年开始，除 2013 年外，每年均有不等数量的专利，且有上升趋势。

2.2.4.5　神经外科技术发展路线与重点专利分析

我国 3D 打印神经外科专利技术发展路线图如图 2 - 47 所示，2012 年被引用次数最多的专利是南通大学申请的"生物打印技术制备的组织工程神经移植物及其制备方法"，用喷墨打印机将聚合物材料溶液三维打印成特定的神经移植物，用于周围神经缺损和脊髓损伤的治疗；2014 年由刘宇清等多人申请的"一种基于 3D 打印技术的颅内肿瘤手术规划模拟方法"，获取患者肿瘤直径、体积、数目及与周围重要血管和组织的毗邻关系等信息，便于手术规划；李泽福在 2015 年申请的"基于 3D 打印的脑出血微创手术用引导支架及其制备方法"，在 3D 打印的患者模型上设计空心非闭环穿刺引导通道支架模型。

3D 打印神经外科的技术发展路线中重点专利见表 2 - 5。

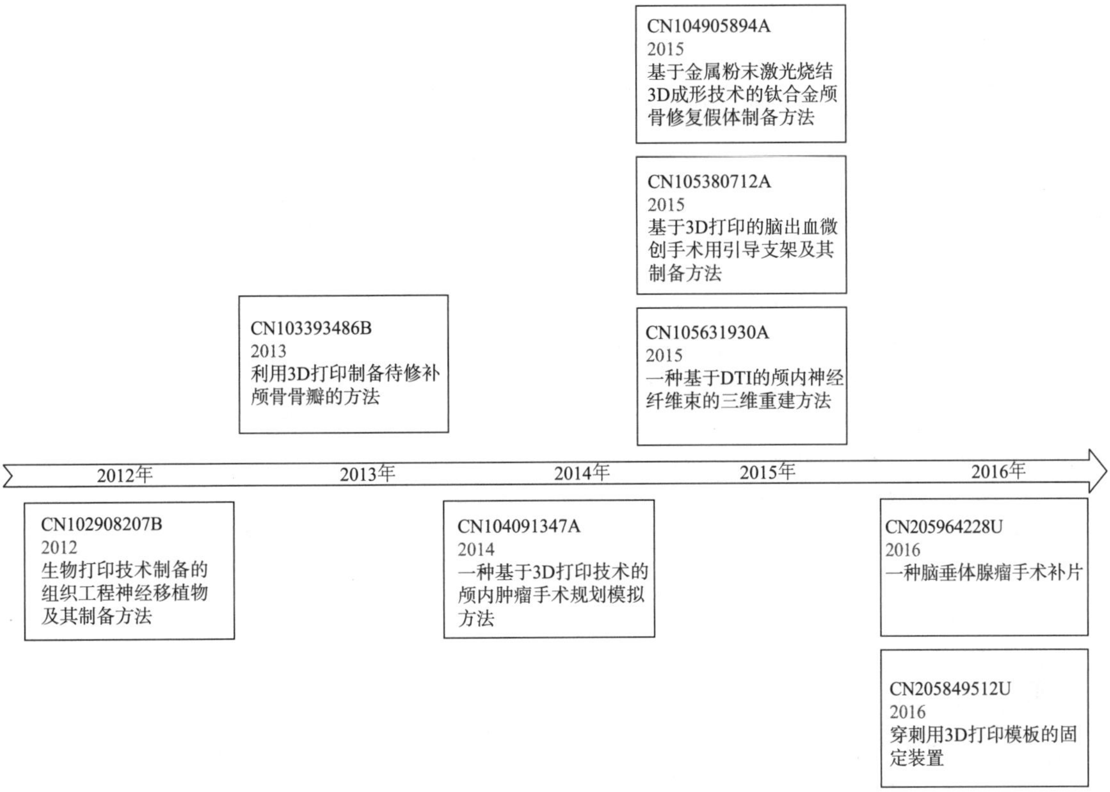
CN104905894A
2015
基于金属粉末激光烧结3D成形技术的钛合金颅骨修复假体制备方法
CN105380712A
2015
基于3D打印的脑出血微创手术用引导支架及其制备方法
CN103393486B
2013
利用3D打印制备待修补颅骨骨瓣的方法
CN105631930A
2015
一种基于DTI的颅内神经纤维束的三维重建方法
2012年
2013年
2014年
2015年
2016年
CN102908207B
2012
生物打印技术制备的组织工程神经移植物及其制备方法
CN104091347A
2014
一种基于3D打印技术的颅内肿瘤手术规划模拟方法
CN205964228U
2016
一种脑垂体腺瘤手术补片
CN205849512U
2016
穿刺用3D打印模板的固定装置

图2-47　中国3D打印神经外科领域技术发展路线

表2-5　中国3D打印神经外科领域重点专利

<table>
<tr><td colspan="2">专利名称：一种基于3D打印技术的颅内肿瘤手术规划模拟方法</td></tr>
<tr><td>公开号：CN104091347A</td><td>申请日：2014-07-26</td></tr>
<tr><td>被引用次数：3</td><td>三级技术分类：神经外科</td></tr>
<tr><td>摘要：本发明涉及一种基于3D打印技术的颅内肿瘤综合手术规划模拟方法。该方法首先利用患者螺旋CT颅脑增强扫描所得的DICOM数据，针对颅骨、血管和肿瘤自身特点采用不同的分割方法进行数据信息提取和重建，并在同一坐标系下实现三者的配准和融合；优化处理后的虚拟三维几何模型经快速成形技术获得患者的颅脑实体模型；通过对肿瘤直径、体积、数目及与周围重要血管和组织的毗邻关系等信息的获取，基于患者的颅脑实体模型进行术前综合风险分析、手术方案设计、手术方案模拟及手术风险应对分析，为患者提供个性化的手术方案，以期提高颅内肿瘤摘除手术的精确性和成功率，探索一条可行的基于3D打印技术的颅内肿瘤手术规划模拟方法。</td><td>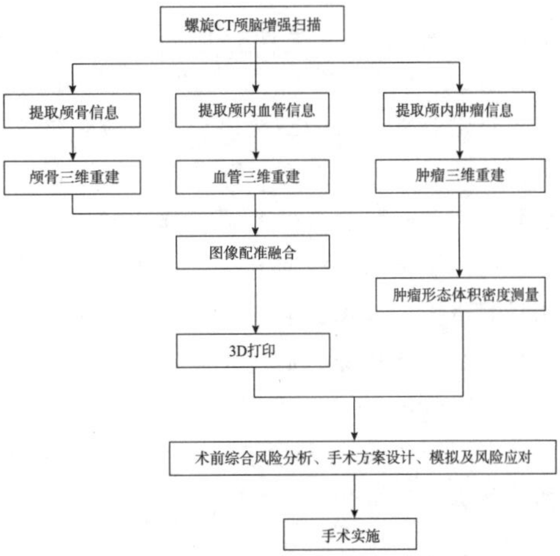
螺旋CT颅脑增强扫描
提取颅骨信息
提取颅内血管信息
提取颅内肿瘤信息
颅骨三维重建
血管三维重建
肿瘤三维重建
图像配准融合
肿瘤形态体积密度测量
3D打印
术前综合风险分析、手术方案设计、模拟及风险应对
手术实施</td></tr>
</table>

续表

专利名称：基于金属粉末激光烧结 3D 成形技术的钛合金颅骨修复假体制备方法	
公开号：CN104905894A	申请日：2015－07－06
被引用次数：1	三级技术分类：神经外科

摘要：本发明公开了一种基于金属粉末激光烧结 3D 成形技术的钛合金颅骨修复假体制备方法，其特征在于：利用影像学技术对颅骨修复患者进行扫描，通过逆向反求技术重构颅骨缺失部分的模型；对颅骨缺失部分进行三维建模；对颅骨修复假体模型进行预处理；将处理后颅骨修复假体模型导入 3D 成形设备中，层层扫描，直至成形完成；使用线切割将加工完成的颅骨修复假体连同支撑从加工平台上取下；利用线切割将黏合在假体上的支撑切下，用喷砂机打磨假体凸面及其边缘，最后手工打磨，直至假体表面达到技术要求。本发明采用自下而上型增材加工方法，可实现颅骨修复假体的快速成形，且不易受颅骨修复假体形状、薄厚程度等的限制，为临床手术节省了宝贵的时间。

专利名称：基于 3D 打印的脑出血微创手术用引导支架及其制备方法	
公开号：CN105380712A	申请日：2015－10－27
被引用次数：1	三级技术分类：神经外科

摘要：本发明公开了一种采用 3D 打印技术得到的脑出血微创手术用引导支架及其制备方法，首先对出血患者头颅扫描以获取头颅影像文件数据，随后分选颅面部轮廓及需要清除的目标血肿，建立密切贴合患者颅面部相对不动区域轮廓的三维模型，模型上设计空心非闭环穿刺引导通道支架模型，调整该穿刺通道方向、底座大小及非闭环穿刺通道长度后输出文件，经 3D 打印得到此患者脑出血微创手术用精准引导支架，本发明具有个性定制化、定位精确化、避免感染、创伤小、工艺简单、成本低的优点。

2.2.4.6　神经外科专利技术功效分析

对 3D 打印神经外科 60 件专利的功效与技术进行匹配，绘制如图 2 – 48 所示的技术功效矩阵，该领域中专利主要布局在医用材料、手术用具、软件与模型、生物墨水和缓释药物，功效上集中在提高手术安全性、机械性能好、模拟精准度高、生物相容性好和降低成本上。

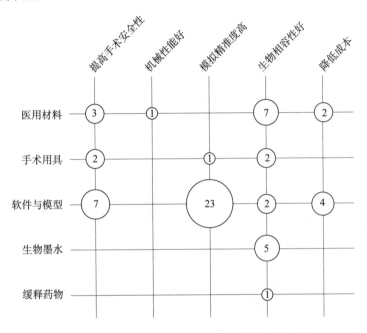

图 2 – 48　中国 3D 打印神经外科领域技术功效矩阵

由图 2 – 48 可知，该领域应用最为广泛的软件与模型共有 36 件专利，其中 23 件具有模拟精准度高的功效，剩余 7 件可提高手术安全性，4 件可以降低成本，2 件生物相容性好。医用材料的应用也较多，医用材料中包括医用金属材料、医用无机非金属材料、医用高分子材料和医用复合材料。生物墨水具有特殊性，故单独分类。这些专利中有 7 件具有生物相容性较好的功效，3 件可以提高手术安全性，2 件可以降低成本。生物墨水的功效主要是提高生物相容性。

用于提高模拟精准度的软件与模型专利数量最多，其次为通过软件和模型来提高手术安全性和采用恰当的医用材料包括生物墨水来提高生物相容性，可见这三个功效是该领域专利最为关注的，今后专利布局集中在这些功效上的可能性很高。

2.3　中国 3D 打印生物医药领域重点市场主体分析

本书选择了三个 3D 打印生物医药领域的重点市场主体，从背景介绍、专利申请趋势分析、重点技术分布、研发团队、专利技术合作分析、重点专利分析和专利诉讼情况等方面进行了全面的阐述与分析。这三个重要市场主体包括高校（华南理工大学）、高校附属医院（上海交通大学医学院附属医院）和企业（上海昕健医疗技术有限公司），从这三个不同维度分析，使得对于重点市场主体分析更具全面性和多样性。

2.3.1 华南理工大学

2.3.1.1 背景介绍

华南理工大学的 3D 打印团队由杨永强教授带队，杨教授在激光快速成形制造、激光材料加工、焊接工艺与装备等方面做了大量卓有成效的研究工作。历年来承担和参加国内外合作、省市级科研项目 40 余项，其中 23 项为项目负责人，发表有关学术论文 180 余篇。

华南理工大学在 3D 打印生物医药领域研究面较广，涉及骨科、口腔科、心血管外科等多个领域，2017 年，国内首个心血管医学 3D 打印医研企联合实验室落户华南理工大学附属广东省人民医院，有望大力推动 3D 打印在心血管病诊治中的应用。

2.3.1.2 专利申请趋势分析

如图 2-49 所示，华南理工大学在 3D 打印生物医药领域相关专利的申请自 2008 年开始，但随后的三年没有申请专利；2012 年开始，专利申请逐年递增；2016 年申请达到峰值 12 件；由于专利公开时间的滞后性，2017 年出现了数据下滑。华南理工大学的申请趋势与整体行业的发展趋势相比稍有滞后，2012—2015 年发展较为平缓，在 2016 年申请出现了大幅度的增长，增长率达 140%，在 2017 年保持增长的可能性很高。

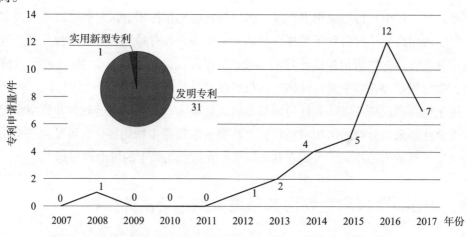

图 2-49 华南理工大学 3D 打印生物医药领域专利申请趋势及专利类型

华南理工大学在 3D 打印生物医药领域共申请 32 件专利，其中 31 件为发明专利，专利创新性程度较高。

2.3.1.3　重点技术分布

华南理工大学的 32 件专利中，属于上游产业材料相关的专利有 15 件，涵盖了医用金属材料、医用无机非金属材料、医用高分子材料、医用复合材料和生物墨水；属于中游产业制造工艺相关的专利有 15 件，包括软件与模型选择性激光熔化技术和三维打印技术；属于下游骨科相关的专利有 15 件，口腔科 7 件，心血管外科、神经外科和药品各 1 件、其他应用 2 件，见表 2－6。

表 2－6　华南理工大学专利技术分布

一级分类	二级分类	专利数量/件
上游	医用金属材料	2
	医用无机非金属材料	1
	医用高分子材料	4
	医用复合材料	6
	生物墨水	2
中游	软件与模型	13
	选择性激光熔化技术	1
	三维打印技术	1
下游	骨科	15
	口腔科	7
	心血管外科	1
	神经外科	1
	药品	1
	其他应用	2

2.3.1.4　研发团队分析

华南理工大学 3D 打印发明人排名如图 2－50 所示，申请专利数量最多的是杨永强，共17件专利，其次是宋长辉申请了9件，余家阔申请了6件。

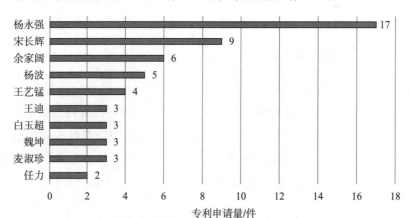

图2－50　华南理工大学研发人员专利申请数量

杨永强是华南理工大学机械与汽车工程学院的教授，在3D打印生物医药领域的研究主要集中在骨科和口腔科，研发成果包括全膝关节置换假体的个性化设计和制造系统及方法、基于3D打印的仿生假牙及其制造方法、个性化无托槽隐形矫治器光固化增材制造方法、个性化具有仿生微孔的脊椎植入假体及其制造方法和用于复杂骨盆髋臼骨折个性化接骨板的制备方法等。

2.3.1.5　专利技术合作分析

华南理工大学的32件专利技术的合作研究对象主要是北京大学第三医院和广东工业大学，其中，与北京大学第三医院有6件专利合作，与广东工业大学有1件合作。

与北京大学第三医院合作的6件专利中，华南理工大学有2件专利作为第一发明人，均涉及膝关节植入假体的设计与制造方法。与广东工业大学合作的1件专利是仿骨压电性的三维陶瓷支架材料及其制备方法与应用。

华南理工大学在专利技术的合作研发方面数量较少，可见其自身的研发实力较强，但从另一个角度来看，寻求恰当的合作对象可以节约研发时间，提高彼此的研发能力，扩展研发领域，可以作为研发的途径之一。

2.3.1.6　重点专利分析

根据专利的被引用次数筛选出华南理工大学的重点专利见表2－7。

表2-7　华南理工大学重点专利列表

专利公开号	专利名称	技术分类	技术方案	技术效果
CN103860294A	一种全膝关节置换假体的个性化设计和制造系统及方法	骨科	通过异地设置的三个工作站，将医生、设计人员和工程人员联系在一起，并融合图像处理技术、虚拟手术规划、信息交流、个性化交互设计、产品性能快速分析和3D打印制造技术，通过该系统医生能随时了解膝关节假体设计、制造情况，设计人员能根据患者的膝关节形态设计出其个人适用的假体，并能随时根据医生的方案，对假体设计进行修改，最后工程人员使用3D打印技术制造出设计的假体，生产出与患者膝关节最佳匹配的个性化膝关节假体，从而在最少切骨量的基础上保证假体与膝关节的最佳匹配，达到效果最优化	良好匹配膝关节结构，实现对患者个性化、定制化置换手术方案
CN100586611C	定制化舌侧正畸托槽的选区激光熔化直接制造方法	口腔科	测量齿系数据，通过反求工程得到牙齿的三维CAD模型；根据牙齿的特点，设计单个舌侧托槽与牙表面接触的底板，并根据各个托槽的理想放置位置确定托槽的槽沟；将设计的模型导入选区激光熔化成形机中，直接制造所需材料的牙托槽	根据个体差异实现高精度的定制化制造，托槽可很好贴合牙表面，一次直接成形托槽，节省了工序、时间和成本；适用范围广，制作材料多样化；可在一次直接成形过程中采用不同的材料，以满足托槽不同部位的性能要求

专利公开号	专利名称	技术分类	技术方案	技术效果
CN105031718A	基于 3D – Bio-plotter 打印技术的骨修复多孔复合支架及其制备方法	骨科	该支架由具有三维大孔结构的基体和载药微球复合而成,制备步骤如下:3D – Bioplotter 打印出具有规则三维大孔结构的支架基体;乳化溶剂挥发法制备复合六方介孔硅(HMS)、硅酸钙粉体(CS)和 PLGA 的载药微球;最后通过低温烧结将复合微球固定到基体材料中,制得基于 3D – Bioplotter 打印技术的骨修复多孔复合支架	支架不仅具有多级孔结构,同时还有良好的载药释药性能和成骨分化能力,能有效促进骨组织的修复和重建

在专利诉讼方面,华南理工大学中国专利 CN105852996A(专利名称:一种新型自锁式假牙体直接制造方法)的德国同族专利 DE112008003730(B4)在 2015 年 11 月 5 日被 3M Deutschland 提起了专利异议,该专利在 2017 年 5 月 3 日德国一审判决全部无效,华南理工大学不服提起上诉,目前正在进行上诉的审理。

2.3.2 上海交通大学医学院附属医院

2.3.2.1 背景介绍

上海交通大学医学院附属医院申请的专利所包含的专利权人有上海交通大学医学院附属第九人民医院和上海交通大学医学院附属上海儿童医学中心。

上海交通大学医学院附属第九人民医院是我国最早开展医学 3D 打印研究和临床转化的单位,在 3D 打印技术医学应用领域具有得天独厚的优势。早在 1987 年,上海交通大学医学院附属第九人民医院骨科通过与上海交通大学的合作开展了一系列 3D 打印用于个体化手术治疗的研究项目,积累了宝贵的经验,是国内最早将包括 3D 打印技术的计算机辅助和集成制造体系引入临床应用的单位。

目前,它已初步建成直接面向临床实践的个体化、精准外科辅助系统,可立足特定的影像资料,参考患者个体解剖结构特征进行优化设计、制作,实现个体化植入器械的快速、精准制造,相关成果获国家科学科技进步奖二等奖等多个奖项。

2013 年,上海交通大学医学院附属第九人民医院 3D 打印技术临床转化中心成立,成为国内首家 3D 打印临床转化研发中心。2014 年 4 月,个性化 3D 打印金属半骨盆假体成功应用于骨盆置换手术，在国际上引起轰动。

　　2015 年 1 月，国家发改委成立了高分子复杂结构增材制造国家工程实验室，上海交通大学医学院附属第九人民医院作为高分子复杂结构增材制造国家工程实验室的共建单位，负责建设该实验室的"3D 打印医学应用联合研究室"。

　　2015 年 8 月，国内 50 多家产学研单位发起成立生物医药 3D 打印联盟，戴尅戎院士当选第一届理事会主席。一系列成果的取得标志着上海交通大学医学院在 3D 打印技术发展方面居于国内外领先水平。

　　在未来，上海交通大学医学院 3D 打印创新研究中心要在国内外建设四个基地，分别是 3D 打印技术医工交叉研发基地，3D 打印技术医学应用示范基地，医学 3D 打印技术成果转化基地，医学 3D 打印学术交流、人才培养基地。

　　上海交通大学医学院附属上海儿童医学中心是国内率先应用 3D 打印的医院之一，建立了国际上最先进的 3D 打印心脏的研究团队，不仅能够用 3D 打印的方法来建立心脏的模型，还能用计算机流体力学的方法在术前模拟手术，由此最终确定治疗方案。同时，3D 打印在骨科和心血管外科方面的应用也引人注目。

2.3.2.2　专利申请趋势分析

　　图 2-51 示出了上海交通大学医学院附属医院专利申请趋势及专利类型情况，在 2013 年之前上海交通大学医学院附属医院几乎没有在 3D 打印生物医药领域的专利申请。2013 年之后上海交通大学医学院附属第九人民医院 3D 打印技术临床转化中心成立，因此 2014—2016 年均有专利申请量的提升。由于发明专利申请自申请日（有优先权日的自优先权日）起 18 个月（申请人要求提前公开的除外）才能被公布，实用新型专利和外观设计专利在授权后才能获得公布（即公布日的滞后程度取决于审查周期的长短），因此，在实际数据中 2017 年的数据会出现较为明显的下降，但这并不能说明 2017 年的真实趋势。

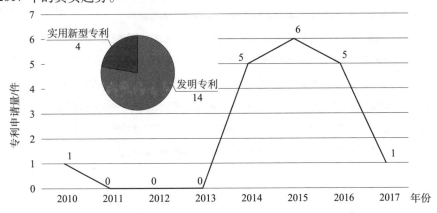

图 2-51　上海交通大学医学院附属医院专利申请趋势及专利类型

专利类型方面，上海交通大学医学院附属医院发明专利申请为14件，占总申请量的77.8%；实用新型专利申请为4件，无外观设计专利申请。

2.3.2.3 重点技术分布

从上海交通大学医学院附属医院申请的专利分类（见表2-8）来看，专利集中在上游材料的生物墨水以及下游应用的骨科中。其中，4件分类为生物墨水的专利均为与等效组织补偿物相关，即通过3D打印制成与患者皮肤表面形状相吻合的内表面。骨科的8件专利为个性化3D打印种植体以及用于骨科手术的支架。

表2-8 上海交通大学医学院附属医院专利申请分类

一级分类	二级分类	专利数量/件
上游	医用金属材料	2
	复合材料	2
	生物墨水	4
中游	选择性激光烧结	1
	软件与模型	1
下游	骨科	8
	口腔	3
	心血管外科	2
	其他应用	5

2.3.2.4 研发团队分析

图2-52示出了上海交通大学医学院附属医院在3D打印生物医药领域的发明人

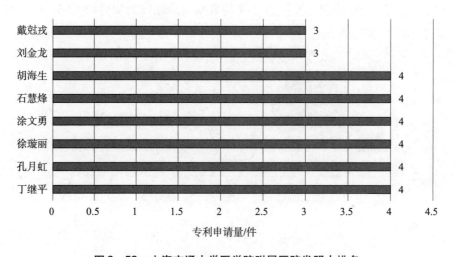

图2-52 上海交通大学医学院附属医院发明人排名

排名情况，核心发明人主要有戴尅戎、涂文勇、胡海生等人。其中戴尅戎是骨科生物力学专家，上海交通大学医学院附属第九人民医院院长，上海交通大学医学 3D 打印创新研究中心在戴尅戎院士的带领下走过 30 余年历程，已在 3D 打印个性化医学辅助模型、手术定位导板、内植入物等领域获得了大量的科研成果，引领了 3D 打印医学应用不断快速发展。涂文勇和胡海生均为口腔颌面外科放疗室的医师。

2.3.2.5　专利技术合作分析

从上海交通大学医学院附属医院申请专利的专利权人角度分析上海交通大学医学院附属医院的技术合作情况，在申请的 18 件专利中，有 16 件专利是上海交通大学医学院附属医院作为专利权人进行申请；有 1 件关于 3D 打印月骨假体的制备方法的专利是上海交通大学医学院附属医院与上海交通大学共同申请；有 1 件关于义齿蜡型三维打印成形试验机的专利是上海交通大学医学院附属医院与上海富奇凡机电科技有限公司共同申请。由此可知，上海交通大学医学院附属医院不仅与高校合作进行了 3D 打印生物医药领域的研究，也与生产快速成形机和快速模具的企业进行了合作。

2.3.2.6　重点专利分析

根据专利的被引用次数筛选出上海交通大学医学院附属医院的重点专利见表 2-9。

表 2-9　上海交通大学医学院附属医院重点专利

专利公开号	专利名称	技术分类	技术方案	技术效果
CN101927346A	基于三维打印技术的医用多孔纯钛植入体成形的制备方法	骨科	一种基于三维打印技术的医用多孔纯钛植入体成形的制备方法，包括：（1）将纯钛粉末与水溶性的黏结材料混合、研磨；（2）将粉末输送到平台上；将设计好的钛植入体 CAD 文件输入三维打印设备配套软件，指导设备工作；打印头在钛粉末上喷射黏结剂形成二维平面，加工完一层后，工作台下降，进行下一层的加工，逐层堆积成形，直到所加工物品喷涂成形完成；成形后，放置，扫除未黏结的粉末得到初成形的物品，然后烧结，即得	本发明的方法简单，成本低，适合于工业化生产；所得的多孔纯钛植入体与自然骨的匹配度高，形成的多孔结构有利于其与骨组织更好地结合

专利公开号	专利名称	技术分类	技术方案	技术效果
CN203988499U	应用三维打印技术的网兜式下颌骨内植物	口腔科	一种应用三维打印技术的网兜式下颌骨内植物，属于医疗技术领域，该应用三维打印技术的网兜式下颌骨内植物通过采用三维打印技术制作出符合个性化需求的网兜式下颌骨内植物，从而实现了针对个体化的不同而设计出不同的网兜式下颌骨内植物，个体化的设计符合不同个体原有骨骼形态；同时该内植物包括内外径牙龈方大于下颌下缘的网兜式主体，并在网兜式主体两端分别一体成形有近中健侧固定体和远中健侧固定体，同时，网兜式主体、近中健侧固定体和远中健侧固定体均为多孔状薄层	克服了现有技术中采用钛夹板固定导致下颌骨修复工作效果较差的问题，进而提高了下颌骨修复工作的效果，进一步保证了下颌骨的修复成功
CN103948457A	一种构建再生的神经血管化骨、软骨、关节或体表器官的方法	骨科	一种通过预先制作的阴模形状支架，构建人体神经血管化骨、软骨、关节或体表器官的方法。首先通过计算机辅助设计/制造技术三维打印缺损组织或器官的阴模支架；然后通过手术于机体内形成骨膜和/或软骨膜面，将阴模支架放置并固定缝合于自体骨膜和/或软骨膜生发层上，使其形成一闭合空间；待骨膜和/或软骨膜面生发层与阴模构建的空间内再生出与阴模对应的阳模形状的骨、软骨、关节或体表器官后，完整取出新生组织，去除阴模支架，将其移植到组织或器官缺损/缺失处进行重建	本发明通过自体预构所得的新生组织或器官具有丰富的新生血管和神经，且不含任何外源性物质参与组织再生，安全性高，同时形状精确，与正常组织或器官极为相似

在专利的诉讼方面，上海交通大学医学院附属医院申请的18件专利并未涉及任何诉讼。

2.3.3　上海昕健医疗技术有限公司

2.3.3.1　背景介绍

上海昕健医疗技术有限公司是中国领先的医疗 3D 解决方案供应商，长期致力于打造国际医疗 3D 打印的全生态开放式服务系统，给患者定制个性化医疗整体解决方案。其个性化医疗整体解决方案可提供：世界领先的医学图像处理软件、智能手术决策系统、虚拟力反馈仿真系统、个性化手术器械/植入物、大数据收集云平台以及专业化集成式医用 3D 打印设备等产品。

上海昕健医疗技术有限公司于 2002 年与第四军医大学西京医院共同完成第一例基于 3D 打印的个性化人工膝关节置换人体试验；2003 年与香港科技大学研制 3D 成像软件系统；2004 年协助美敦力（Medtronic）公司研发新一代的 Disc Replacement 颈椎人工椎间盘置换假体；2013 年与西安交通大学苏州研究院共同成立"医疗器械 3D 打印研究中心"；2015 年与西安交通大学苏州研究院共同成立"江苏省快速制造 3D 打印工程技术研究中心"。上海昕健医疗技术有限公司携手西安交通大学机械制造系统工程国家重点实验室、西安交通大学苏州研究院等单位进行产、学、研合作，开展医疗 3D 领域的原创性基础研究、应用集成开发研究和前瞻高新技术研究，同时取得了一批具有独创性的重大成果。

2.3.3.2　专利申请趋势分析

图 2-53 示出了上海昕健医疗技术有限公司专利申请趋势及专利类型情况，2014 年开始出现专利申请数据，2015 年和 2016 年专利申请量相比于 2014 年明显提升。主要原因可能是在 2015 年上海昕健医疗技术有限公司自主研发的软件 Arigin3D Pro V1.0 首次发布，这就加快了该企业在 3D 打印中游软件与模型方面的发展，为下游生物医药领域的应用奠定了坚实基础。

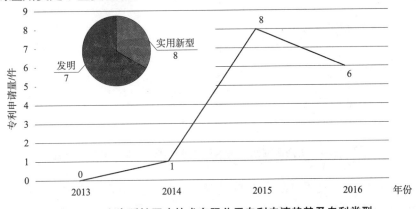

图 2-53　上海昕健医疗技术有限公司专利申请趋势及专利类型

上海昕健医疗技术有限公司拥有 7 件发明专利和 8 件实用新型专利，在此数据中出现 2017 年并无申请的情况，但这并不能说明 2017 年的真实趋势。

2.3.3.3 重点技术分布

上海昕健医疗技术有限公司申请的专利主要分布在下游的骨科和中游的软件与模型。其中有 12 件专利为下游应用骨科相关，包括个性化的骨科矫形定位板和骨修复固定装置等。其中有 4 件软件与模型分类的专利是关于医学图像三维重建和计算机辅助设计技术进行定制化 3D 打印（见表 2－10）。

表 2－10　上海昕健医疗技术有限公司专利申请分类表

一级分类	二级分类	专利数量/件
中游	软件与模型	4
下游	骨科	12
	其他应用	3

2.3.3.4 研发团队分析

上海昕健医疗技术有限公司 3D 打印发明人排名如图 2－54 所示，申请专利数量最多的是刘非，共 14 件专利，刘非是上海昕健医疗技术有限公司最重要的发明人，公司 15 件专利申请中有 14 件作为第一发明人，足见其研发实力。刘非是上海昕健医疗技术有限公司创始人，公司产品是基于 3D 打印的个体化的人工关节，包括个性化膝关节股骨端定位导板、定制化膝关节导板、基于医学图像的个性化骨科定位片等。

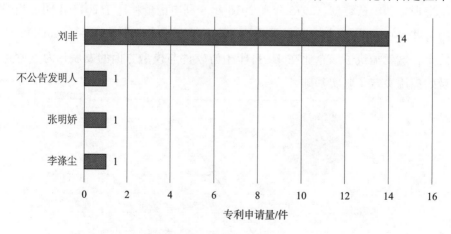

图 2－54　上海昕健医疗技术有限公司研发人员专利申请数量

可见上海昕健医疗技术有限公司是一家研发型企业，其研发集中于一人，研发内容较为集中，以骨科为主，特别是膝关节相关产品的研制，包括中游软件与模型的研发。

2.3.3.5　重点专利分析

根据专利的被引用次数筛选出上海昕健医疗技术有限公司的重点专利见表 2 - 11。

表 2 - 11　上海昕健医疗技术有限公司重点专利

专利公开号	专利名称	技术分类	技术方案	技术效果
CN104799950A	基于医学图像的个性化最小创伤膝关节定位导板	软件与模型	首先，基于二维医学图像重构患者骨骼模型；对重构的模型进行术前规划，确定下肢力线、股骨旋转轴、截骨参考点等重要参数，模拟截骨和假体置入；利用以上结果，确定和设计定位片（单一定位型和复合型）	该定位片能准确定位，最大化地减小了创伤面积，利用重构的模型进行解剖点的定位，能够准确重建下肢力线，实现精确截骨
CN105342741A	骨修复固定装置及其制备方法	软件与模型	对待扫描部位进行三维扫描获得待扫描部位的三维数据；根据获得的三维数据重构待扫描部位的三维模型；对三维模型进行表面优化处理获得修正的三维模型；对修正的三维模型进行分割获得分割后的模型；利用计算机软件根据分割后的模型生成骨修复固定装置模型；根据骨修复固定装置模型利用 3D 打印技术打印出骨修复固定装置。该骨修复固定装置包括第一固定体与第二固定体，所述第一固定体与第二固定体分别设有相互配合的卡扣与凸台	本方法操作简单，可避免在制作石膏模型时对骨损伤部位造成二次伤害。依该方法获得的骨修复固定装置结构简单、轻便、穿戴拆卸方便

续表

专利公开号	专利名称	技术分类	技术方案	技术效果
CN104622572A	基于医学图像的个性化骨科定位片	软件与模型	首先，基于医学图像重构骨骼模型；对重构模型进行术前规划，确定下肢力线、股骨旋转轴、截骨参考点等重要参数，模拟截骨和假体置入；利用以上结果，确定和设计定位片（单一定位型和复合型）；医生登录数据管理模块，查询数据	单一定位型由重构模型抽取面增厚再打孔而成，复合型是单一定位型和截骨器的组合，具有截骨定位功能。利用辅助系统设计出的定位片，能准确重建下肢力线，实现精确截骨；数据管理模块为手术提供信息化管理手段，便于数据存储和查询

对上海昕健医疗技术有限公司在3D打印生物医药领域相关专利诉讼信息进行检索，暂时未发现诉讼情况。

2.4 本章小结

2.4.1 中国3D打印生物医药领域上游格局

目前的3D打印材料在生物医药产业中的应用主要面临以下几个问题：力学强度不足；材料研发落后于市场的发展；材料废物对生态环境影响较大；生产的标准化流程管控等。这些问题直接与3D打印在医学方面的应用密切相关。

金属材料有较之塑料更佳的材料强度、打印流畅度，以及出色的导电性与延展性，主要有钛合金、钴铬合金、不锈钢和铝合金等。但是，其熔点较高，使得增材制造的生产更难。因此，金属材料的增材制造多采用选择性激光烧结（SLS）或立体光固化成形（SLA）工艺。

另一大类生物材料为无机非金属材料。其中，生物陶瓷物理性能最佳，在手术植入物制造中有着大量应用。但生物陶瓷韧性较差的缺点也制约其进一步的发展，特别是在制造过程中成形难度大，在生产复杂结构时往往要利用模具辅助，且制造模具的过程大幅增加了制造成本和生产周期，这极大影响了生物陶瓷在医学材料领域的发展。针对这一问题，科研人员利用3D打印的方式生产生物陶瓷植入物，解决难题，为无机非金属材料的发展应用注入了新的活力。近年来，在3D打印领域，应用较多的无机非金属材料有生物陶瓷、生物玻璃、氧化物及磷酸钙陶瓷和医用碳素材料等。

此外复合生物材料也是近期研究的热点，目前已有研究表明，利用3D打印支撑结构培养细胞，较之传统培养模式有着更好的生物活性，且证实了3D材料与生物活性细胞共培养的理论基础。未来可以进一步在此基础上将3D打印材料与细胞混合成"生物墨水"，甚至直接将细胞作为3D打印材料，利用3D打印技术直接生产出可移植的组织器官。但是细胞直接参与的3D打印目前还只是刚刚起步，作为一门多学科交叉的新兴技术，未来还有巨大的发展空间。

2.4.2 中国3D打印生物医药领域中游格局

目前，3D打印的主要工艺有熔融沉积成形（FDM）、三维喷印（3DP）、选择性激光熔化（SLM）、选择性激光烧结（SLS）、立体光固化成形（SLA）、电子束选区熔化（EBSM）、数字光处理技术（DLP）等。另外，生物医药领域3D打印设计软件以及利用软件建模在3D打印过程中也起着关键作用。

2.4.3 中国3D打印生物医药领域下游格局

我国3D打印生物医药领域目前在下游应用中仍处于初期发展的阶段，在骨科和口腔科中的临床应用最为广泛，主要应用于骨科植入物、置换物、控释型多层载药人工骨、种植牙和隐形矫正器等；在心血管外科和神经外科中，目前应用最多的是手术模型的制作，通过患者的真实数据来制作模型，用于术前规划和术中指导，也可以很好地与家属进行沟通，提高了手术的准确性和安全性。

但目前我国3D打印生物医药领域在下游应用中面临的几个突出问题在于我们研发的起步时间较晚，在专利申请数量、专利布局力度、合作研发和创新能力上存在不足。

研发时间短，研发处于初期阶段。我国3D打印生物医药领域专利的申请自2013年开始进入快速发展期，短短几年虽然取得了不错的成绩，但目前仍然处于初期发展的阶段，重点发展着骨科和口腔科这类初级打印产品的科室，因此在骨科和口腔科的专利申请量遥遥领先于心血管外科和神经外科，其他科室例如呼吸外科等专利数量更是少之又少。从重点专利权人分布来看，具有代表性的地区中，广东省的技术研发主要集中在华南理工大学、南方医科大学和诸如深圳市义和平有限公司这样的企业中。北京市的研发主要集中在北京大学口腔医学院和北京大学第三医院等，上海市的研发主要集中在上海大学、上海昕健医疗技术有限公司和上海交通大学医学院附属医院等，从高校与企业的占比可见其发展仍以基础性理论研究为主，属于发展的初期阶段。

专利布局力度不强，地域差异明显。北京市、上海市和广东省是我国经济最为发达的地区，在 3D 打印生物医药领域也是如此，研发力量集中在这三个地区。无论是从整体还是个体科室的发展来看，广东省的研发力量最强，远超其他地区，北京市和上海市申请量领先于其他省市，其次是江苏省、浙江省和陕西省，3D 打印生物医药领域的技术发展在诸如贵州、甘肃和宁夏等西部地区的研发较少。一方面可以证明广东省的技术发展能力，但另一方面可见我国在 3D 打印生物医药领域的发展十分不平衡。

合作研发力度不足，停留在独立创新的层面。对重点市场主体的分析中可以看出，目前我国 3D 打印生物医药领域的合作研发力度较弱，华南理工大学的合作研发占比 21%，相比同样申请量较大的上海交通大学医学院附属医院和上海昕健医疗技术有限公司而言是合作研发力度最强的市场主体，但华南理工大学也只与北京大学第三医院和广东工业大学两个主体有合作研发的关系。我国 3D 打印生物医药领域的研发多数还处于独立研发、独立创新的阶段，这样可以提升自身的技术实力，但由于该领域的发展时间较短，相比于独立创新而言，充分利用协同创新可以增强彼此的研发能力，节约研发时间，加速我国 3D 打印生物医药领域技术的发展脚步。

第 3 章 美国 3D 打印
生物医药领域专利分析

3.1 美国 3D 打印生物医药领域专利总览

3D 打印的概念起源于 19 世纪末的美国，并在 20 世纪 80 年代得到普及。1979 年，美国科学家 RF Housholder 申请了一项类似 "快速成形" 技术的专利，但并未将其商业化。1989 年，SLS 技术由得克萨斯大学奥斯汀分校的迪卡德博士开发并申请专利。到 20 世纪 80 年代末，科研人员研发出可以产生 3D 效果的打印机，并成功投放市场。

美国自 2009 年开始重视 3D 打印技术。美国时任总统奥巴马将增材制造技术列为国家 15 个制造业创新中心。2012 年，美国著名智库高德纳（Gartner）公司公布了第 17 份年度《高德纳新兴技术成熟度曲线特别报告》❶，报告共评估了 1900 多种技术，而 3D 打印是其中发展最快的 7 种技术之一。

3.1.1 专利申请趋势分析

美国在 3D 打印生物医药领域全球专利申请趋势如图 3-1 所示，主要分为以下两个阶段。

（1）1983—2007 年

1983—1995 年，3D 打印技术在生物医药领域的专利申请呈现出缓慢增长趋势，专利申请数量在 1995 年达到一个小峰值。1996—2007 年，专利申请量处于波动调整期，但整体处于增长态势。

（2）2008 年以来

2008 年的全球金融危机之后，美国推动 "再工业化" 战略，重视制造业的发展，意图实现国内经济的复苏。白宫对新型制造业中的明星 "增材制造" 有极大的期望，

---

❶ https：//www.gartner.com/smarterwithgartner/top - trends - in - the - gartner - hype - cycle - for - emerging - technologies - 2017/.

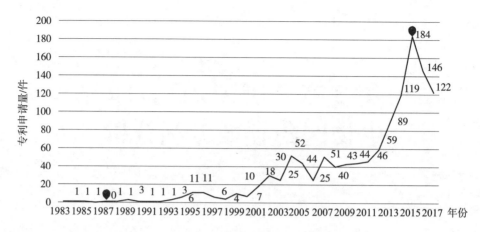

图 3-1　美国 3D 打印生物医药领域专利申请趋势

发展 3D 打印产业成为了其战略实施过程中的重要环节。2009 年后，3D 打印逐渐在复杂物品的生产中占有显著的优势，对传统工业带来了强有力的冲击。同时，在生物医药领域 3D 打印技术也开始逐渐崭露头角。2011—2015 年，3D 打印技术在医学生物领域得到快速发展，专利申请呈现激增趋势，2015 年度的申请量达 184 件。由于专利公开的滞后性，2016 年之后的数据仅供参考。

3.1.2　专利申请类型分析

从专利申请类型（见图 3-2）来看，检索到的 1207 件 3D 打印技术生物医药领域在美国的专利均为发明专利。其中，法律状态有效、在审和无效的部分占比分别为 42.3%、35.3% 和 22.4%。由于近 5 年的专利申请量大幅提升，因而目前数据显示有 426 条专利处于审查过程中。

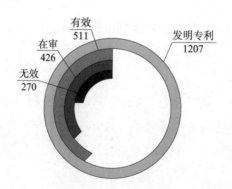

图 3-2　美国 3D 打印生物医药领域专利状态

3.1.3　重点专利权人构成分析

图 3-3 显示了美国地区专利权人的申请量排名情况。由图可以看出，Align Technology Inc. 公司以 42 件的申请量高居榜首，3M Innovative Properties 和 Massachusetts Institute of Technology 紧随其后。而排名第四的列支敦士登公国 Ivoclar Vivadent 公司始于人造陶瓷牙齿的生产，如今利用 3D 打印技术，可为牙医和牙科技术人员提供全面的创新产品和系统。排名后几位的专利权人的专利申请量均不到 20 件，相比排名靠前的企业有一些差距。

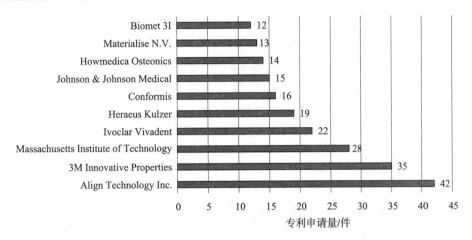

图 3-3　美国 3D 打印生物医药领域重点专利权人

3.1.4　专利来源国构成分析

专利申请国家/地区与市场保护地域有直接关联，通过分析美国 3D 打印生物医药领域的专利申请国家/地区分布情况，可以得知其市场保护区域分布。如图 3-4 所示，美国共有 582 项专利，其在生物医药领域的 3D 打印技术上处于领先地位，是技术的输出输入大国。其他主要国家/组织有德国、韩国、比利时、英国、瑞士等，有 10 件专利来自于中国，表明中国也有意进行在美国的专利布局。

3.1.5　生物医药领域产业链分析

本书对美国地区 3D 打印生物医药领域的专利进行了检索、分类与分析。首先，我们将 3D 打印生物医药领域的产业链分为上游"材料"、中游"工艺与软件控制"以及下游"应用"三个部分。检索并通过人工筛选得到 1207 件相关专利。其中，上游"材料"部分 250 件、中游"工艺与软件控制"部分 284 件以及下游"应用"部分 1031 件，因而我们将主要讨论下游"应用"部分。主要包括个性化医用设备生产、辅助术前规划、复合生物材料 3D 打印、应用于医学教育和基础科研等。

3.2 美国3D打印生物医药领域工艺与设备专利分析

3.2.1 生物医药领域工艺与设备专利分布概述

图 3 - 4 为美国 3D 打印生物医药领域技术专利的申请趋势图，整体来看呈上升趋势，大致可以分为平稳发展阶段Ⅰ、快速发展阶段Ⅰ、平稳发展阶段Ⅱ和快速发展阶段Ⅱ。由于专利的滞后性，因此 2017 年的数据并不能完全说明真实趋势。

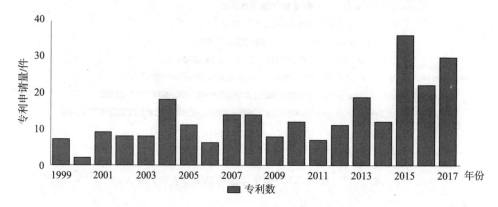

图 3 - 4　美国3D打印生物医药领域技术专利申请趋势

美国 3D 打印技术在规模和发展上均处于世界领先地位，在生物医药应用领域的 3D 专利申请情况可大致分为以下四个阶段：

1）平稳发展阶段Ⅰ（1999—2003 年），此期间 3D 打印技术在生物医药领域的研究者是高校和企业，虽然在 2000 年出现了申请量减少的情况，但整体处于较为平稳的申请趋势。

2）快速发展阶段Ⅰ（2004—2005 年），此期间出现了专利申请量较为明显的增长，是因为大型 3D 打印企业如 3M 和 Align Technology Inc. 等在具体的技术如选择性激光烧结以及口腔科上的应用进行布局，促使 3D 打印技术在生物医药领域的蓬勃发展。

3）平稳发展阶段Ⅱ（2006—2014 年），此期间关于相应的计算机辅助建模和软件方法进行专利申请与布局，为生物医药方面应用打下更好的基础。同时德国、英国的 3D 打印公司和个人作为发明人也在美国进行了大量专利的申请，说明美国是世界 3D 打印技术的重要市场。

4）快速发展阶段Ⅱ（2015—2017 年），此期间越来越多的 3D 打印相关技术进行改进之后应用到了生物医疗领域，同时，由于 3D 打印组织或器官有制作速度快、植入人体后无排斥反应且可以继续生产等优势，使得利用 3D 打印组织与器官等具有极高的医学价值，美国的研究所与医药科技企业联盟正在推动 3D 打印器官规模化生产，因此这一阶段发展非常迅猛。

美国 3D 打印技术生物医药领域技术的所有专利申请中，其法律状态如图 3 - 5 所示，专利处于有效期的占比为 46.86%，在审理中的为 25.83% 以及无效的专利数量占到总数的 27.31%。专利法律状态处于上述情况的主要原因在于许多基础性研究的专利在 1997 年以前就提交了申请，因此，无效的专利部分为超过 20 年保护期限范围的。而在审理中的专利数量超过 1/4 则说明目前美国的 3D 打印技术在生物医药领域仍然是热点，不管是企业还是高校、科研院所均申请了大量相关专利。

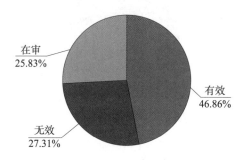

图 3 - 5　美国 3D 打印生物医药领域技术专利法律状态

图 3 - 6 为美国 3D 打印生物医药领域在各个具体技术的专利分布情况，涉及立体光固化成形、选择性激光熔化与烧结、熔融沉积成形以及软件控制类、图像信息处理等。其中软件与模型占比接近 1/4，固体自由成形制造与立体光固化成形均为重点申请的 3D 打印技术。

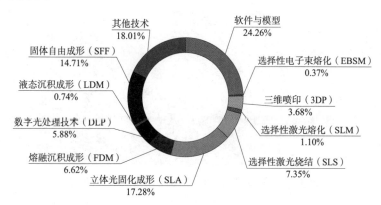

图 3 - 6　美国 3D 打印生物医药领域技术专利分布

图 3 - 7 为在美国申请专利排名前 10 位的 3D 打印生物医药领域技术重点专利权人。排名第一的为代表 3D 领域技术前沿与发展方向的美国麻省理工学院（Massachusetts Institute of Technology，MIT），占申请量的 20% 以上。早在 20 世纪 80 年代末，麻省理工学院就开发了粉液三维喷印（3DP）这一快速成形技术，并广泛应用于多个领域，例如从汽车部件到生物医药材料等。3D Systems 等典型 3D 打印巨头公司也在生

物医药领域拥有大量专利，包括其领先的立体光固化成形技术、选择性激光烧结技术、多喷头模型技术等，这说明大型企业在材料、技术与应用等多个方面均有大量布局。

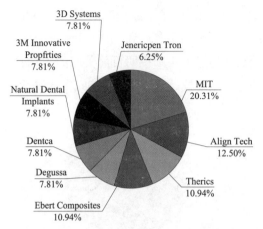

图3-7　美国3D打印生物医药领域技术重点专利权人

　　值得注意的是，排名前10位的专利权人中两家德国企业位居其中，分别是Degussa和Natural Dental Implants。这说明德国企业在美国进行大量3D打印技术的布局。Degussa（赢创德固赛）是来自德国法兰克福的公司，主要生产各类化工产品；Natural Dental Implants（NDI）是德国生产义齿的公司。

　　由图3-8可以看出，3D打印技术领域的IPC主要分布在：

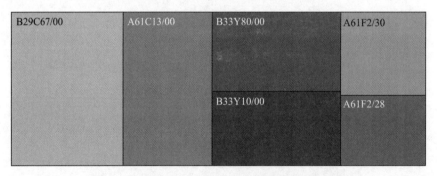

图3-8　美国3D打印生物医药领域技术专利分类

　　B29C67/00——塑料的成形或连接；塑性状态物质的一般成形；

　　A61C13/00——牙科假体；其制造覆盖牙的牙冠；植牙；

　　B33Y10/00——附加制造，即三维（3D）物品制造，通过附加沉积、附加凝聚或附加分层，如3D打印、立体照片或选择性激光烧结的附加制造的过程；

　　A61F2/28——能移植到体内的假体（骨骼）。

　　从上述IPC的占比及含义主要分布可以看出，美国3D打印技术生物医药领域的专利主要集中在制备工艺、医学中口腔科与骨科的应用上。

3.2.2　重点专利分析

　　一直以来，美国在3D打印生产方面都占据主导地位。从专利申请的角度分析，3D打印技术相关专利的被引次数反映了美国在这一领域的巨大影响力。表3-1～表3-6对在美国申请的3D打印技术中的核心专利依据专利被引证次数、同族专利数量、重点专利权人等因素进行分析。

表3-1　3D打印技术重点专利（1）

专利名称：Preparation of medical devices by solid free-form fabrication methods 固体自由成形制造的方法制备医疗仪器	
公开号：US5490962	申请日：1993-10-18
被引用次数：630	同族专利数量：54
专利权人：Massachusetts Institute of Technology	

摘要：固体自由成形制造医疗设备通过使用计算机辅助设计控制释放具有生物活性的药物和植入物及细胞生长。SFF方法的例子包括立体光刻（SLA）、选择性激光烧结（SLS）、融合沉积成形（FDM）和三维打印（3DP）。可以通过控制打印参数操纵设备的宏观结构与孔隙度。最重要的是，这些功能可以使用计算机辅助设计（CAD）为个别患者量身定做优化治疗。	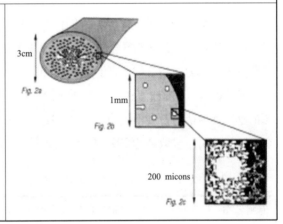

　　本专利是麻省理工学院在1993年申请的较为基础的一件关于3D打印软件与建模方面的专利，具体内容是利用三维喷印制造多孔的生物蚀刻的基质，通过控制打印的参数、聚合物的类型、颗粒大小以及溶液种类确定基质的性质，本方法突出的优点在于上述的参数均为计算机辅助设计（CAD）设定，可以针对每个病人进行优化药物治疗。因此该专利被引用次数高达630次，属于基础且经典的专利。

表3-2　3D打印技术重点专利（2）

专利名称：Mass production of dental restorations by solid free-form fabrication methods 一种基于固体自由成形制造的方法大批量生产牙科修复体	
公开号：US6322728	申请日：1999-07-09
被引用次数：391	同族专利数量：27

专利权人：Jeneric/Pentron Inc.

摘要：应用固体自由成形制造技术如熔融沉积成形和三维喷印用于创建口腔修复体。三维喷印使用喷墨黏合剂在选定部位按顺序粘接沉积层的粉末。每一层是由一薄层粉末创建的。每一层可能直接来自修复体的 CAD 图像。要打印的区域是所需的平面和修复体 CAD 模型之间的交集区域。随着薄层硬化或至少部分硬化，获得所需的最终形貌，分层过程完成。在某些应用中可能由于材质选择需要加热和选择适宜的温度，以进一步促进粉末粒子的粘接。

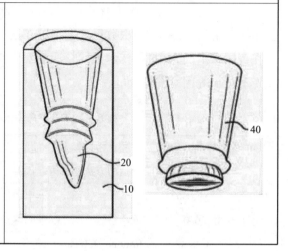

本专利为具体应用于口腔科的固体自由成形制造技术，包括熔融沉积成形和三维喷印，口腔修复体中假牙与牙冠主要使用陶瓷与树脂材料制成，因此大批量制造口腔修复体常用的技术为熔融沉积成形与三位喷印。制作过程中修复体的每一层结构都可通过计算机辅助设计（CAD）完成。该专利权人 Jeneric/Pentron 公司是一家专门提供牙科材料的企业，其申请的专利不仅有牙科材料的制备过程与修复方法，也有具体制造的设备。本专利的被引用次数高达 391 次，说明公司在 3D 打印口腔科领域有较大影响力。

表3-3　3D 打印技术重点专利（3）

专利名称：Computer – aided – design of skeletal implants 计算机辅助设计的骨骼植入物	
公开号：US7747305	申请日：2005 – 12 – 09
被引用次数：191	同族专利数量：6
专利权人：Case Western Reserve University	
摘要：本发明涉及使用计算机辅助设计生产患者手术植入物的步骤：以患者的缺损部位的 3D（3维）扫描数据，设计植入物；基于从患者处获得的数字数据来设计和验证该植入物；基于计算机上生成的设计数据制作植入物。	

本专利在 3D 打印的中游软件与建模过程中利用计算机辅助设计（CAD）将患者植入物的数据进行计算与分析，从而为制作后续的植入物提供参考。凯斯西储大学为本专利的专利权人，该学校已经研发出将石墨烯纳米管添加到 PLA 中，使其更强大，并应用于医学领域，因此在 3D 打印材料工程等方面实力较为雄厚。

表 3 - 4　3D 打印技术重点专利（4）

专利名称：Fabrication of a polymeric prosthetic implant 高分子的假体植入物的制备	
公开号：US6849223	申请日：2002 - 04 - 19
被引用次数：48	同族专利数量：6
专利权人：Case Western Reserve University	
摘要：制作定制、三维、生物可蚀刻、高分子假体植入的过程。在最佳实施例中，假体植入有多孔的网格结构。本方法采用立体光固化仪器，由光固化、生物可蚀刻的聚合物和光引发剂、三维 CAD 图像组成。在最佳实施例中，该溶液包括聚（丙烯）富马酸（PPF）和一种能控制溶液黏度的溶剂。在制作过程中，溶液被放在光固化快速成形的容器中。该容器还包含可移动的压板，用于支持聚合物的假体植入物的每个共价结合的键层，当连续不断的溶液层暴露在紫外线光下时，UV 紫外光能量传递给每一层的溶液产生交联及非交联聚合物，对应的是三维 CAD 图像的横截面图像模式的选定部分。	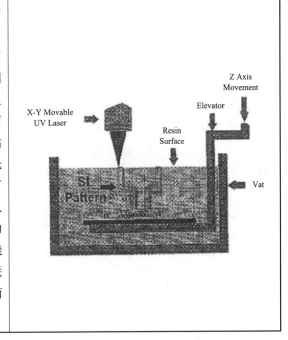

本专利主要提供一种定制版的三维打印植入物，它能有针对性地治疗特定缺陷，尤其是治疗特定尺寸的骨缺陷，以光敏聚合物为原料，并用立体光固化仪器进行制作，过程中需要计算机辅助设备（CAD）对患者的骨缺陷部位进行扫描与数据采集分析。专利中详细描述了立体光固化打印过程，具有明确的指导意义。

表 3 - 5　3D 打印技术重点专利（5）

专利名称：Creating a positive mold of a patient's dentition for use in forming an orthodontic appliance 制造患者牙齿模具用于成形矫治	
公开号：US6210162	申请日：1999 - 05 - 14
被引用次数：155	同族专利数量：124
专利权人：Align Technology Inc.	

摘要：通过获得数字牙齿模型来生产矫治模具，如一种三维的几何曲面模型或一个三维立体的图像，之后确定模型口腔矫治器的形状，改变数字牙模型并删除不影响正畸矫治器形状部分。处理电路，如可编程的计算机，用于获取并改变数字牙模型。快速成形设备，如光固化快速成形机，通常用于构建模具。	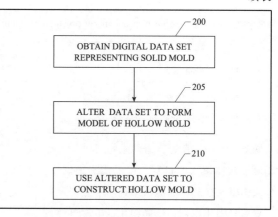

本专利是美国牙科医疗设备公司 Aling Technology 在 1999 年申请的关于计算机辅助设计软件在口腔科牙齿模型中的应用，并阐明了使用立体光固化成形这项技术进行制造模具。该企业是牙齿隐形矫治技术的开拓者和市场引领者，此专利实现了为每位病人提供定制化服务的目的。

表 3－6　3D 打印技术重点专利（6）

专利名称：Composites for tissue regeneration and methods of manufacture thereof 用于组织再生的复合材料和其制造方法的研究	
公开号：US6454811	申请日：1999－10－12
被引用次数：289	同族专利数量：11
专利权人：Massachusetts Institute of Technology；Therics Inc.	
摘要：用于组织工程的复合设备具有一个或多个以下的梯度：材料，宏架构，微架构，或机械性能，其可用于在设备植入前和/或植入后选择或推动特定细胞类型的附接。在各种不同的实施方案中，梯度形成设备中的过渡区，该区域由材料组成或者由最适合各种组织的材料组成。该设备由一个连续的过程构成，可以赋予结构完整性以及材料中的架构的独特梯度。梯度可以涉及材料，宏架构，微架构，该装置的机械性能，或若干个这些的组合。本文公开的装置一般使用固体自由成形工艺制成，特别是三维喷印工艺。该装置可以用一个单一的连续的过程来制造，一旦该设备被植入生理液中，就会使得来自组织再生支架的一种形式和组织再生支架的其他形式的过渡没有"接缝"。	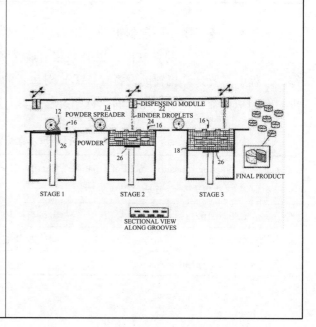

本专利是麻省理工学院和 Therics 公司作为共同申请人申请的专利,美国 Therics 公司是专门从事 3D 打印及个性化骨科修复产品研发的企业。本方法中使用 3DP 技术,并利用不同类型材料的性能共同打印出组织再生支架。这一全新方案为关节重建等应用提供了新的思路。

3.2.3　重点技术路线图分析

重点技术路线图分析如图 3 - 9 所示。

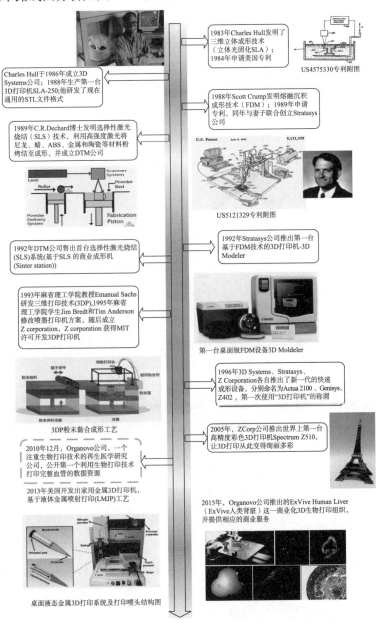

图 3 - 9　重点技术路线图分析

3.3 美国3D打印生物医药领域重点应用专利分析

3.3.1 生物医药领域应用专利总览

3.3.1.1 专利申请公开趋势分析

美国在3D打印生物医药领域最早的专利申请是在1983年，最近20年该领域专利申请和公开趋势如图3-10所示，2013年开始，美国在该领域的专利申请数量出现大幅增长，2012年及以前的时间里，美国在这个领域的专利申请均在50件以下，但从2013年开始，申请数量开始增加，该年申请量达72件，最高值是2015年时申请的149件，由于专利信息公开的滞后性，近年数据出现下滑。专利公开数据趋势与申请趋势相似，在2017年达到公开的峰值282件。

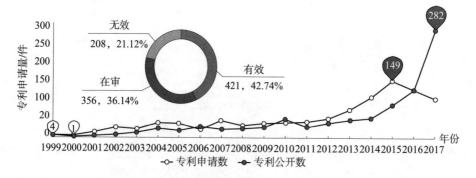

图3-10 美国3D打印生物医药领域专利申请公开趋势和法律状态

根据技术生命周期理论，美国在该领域的技术发展从1983年开始处于萌芽期，1999—2012年是技术的平稳增长期，这段时间的专利申请和公开数据波动不大，从2013年开始进入快速增长期，专利申请数量开始大幅增加，专利公开数量也紧随其后，在2014年开始大幅增加，目前该技术仍处于快速发展期，从专利的公开数量在2017年达到目前的峰值可以佐证。

美国在3D打印生物医药领域的专利申请总共有982件，目前有效的专利有421件，占总数的42.87%，208件专利已经处于无效状态，属于公知技术领域，可以无偿使用，还有356件处于审查过程中，权利尚不稳定。

从这些数据可以看出，美国在3D打印生物医药领域专利布局早，但技术的发展速度较慢，经过30年的时间技术才进入了快速发展期，目前80%的专利处于有效或审查过程中，可见在美国该技术领域的发展前景较好。

3.3.1.2　专利权人分析

美国在 3D 打印生物医药领域的 982 件专利申请中，约 3/4 的专利申请来自本土，共 495 件，来自德国的专利权人申请了 51 件专利，是申请最多的域外国家，韩国和比利时紧随其后，申请量在 20 件左右（见图 3-11）。

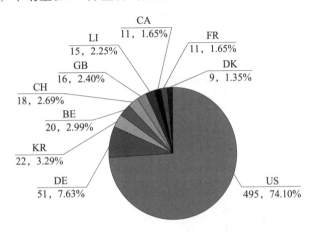

图 3-11　美国 3D 打印生物医药领域专利权人来源国组成

可见美国的专利权人重视在本土的布局，占据了很大的市场，形成了较强的竞争力，欧洲国家也比较重视美国市场，例如德国、比利时等，亚洲国家中的韩国和中国在美国也有布局。

整体而言，美国市场的主体仍然以本土企业为主，欧洲和亚洲国家也有布局，但难以形成抗衡本土的竞争力。

美国在 3D 打印生物医药领域的重点专利权人分布如图 3-12 所示，排名前 10 的专利权人平均专利申请数量为 17.8 件，Align Technology Inc. 是在该领域专利申请数量最多的企业，共 40 件；3M 公司紧随其后，申请了 33 件专利；Ivoclar Vivadent 的专利申请数为 17 件；剩下的企业中申请量最少的为 10 件。整体来看，该领域美国专利的权利人研发实力不弱，特别是 Align Technology Inc. 和 3M 在 3D 打印生物医药领域的专利研发处于行业的领先地位，其研发动态可能会影响或推动整个行业的技术发展。

Align Technology Inc. 创立于 1997 年，总部位于美国加州圣何塞市，是一家牙科医疗设备公司，专注牙科相关 CAD/CAM 系统的设计、制造和销售。同样，成立于 1923 年的 Ivoclar Vivadent 也是一家致力于生产陶瓷义齿的牙科领域企业，3M 公司创建于 1902 年，总部设在美国明尼苏达州的圣保罗市，是世界著名的产品多元化跨国企业，也是全球性的多元化科技企业。这三家企业的专利申请量接近了排名前 10 的企业专利申请总数的一半，它们的研发趋势影响着这个领域，这也是美国在 3D 打印

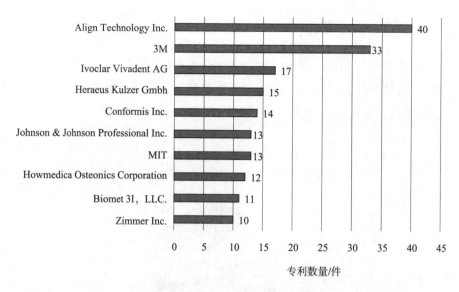

图3-12 美国3D打印生物医药领域重点专利权人分布

生物医药领域中口腔科相关技术的发展最为成熟的因素之一。

3.3.1.3 生物医药领域技术分布

图3-13显示，美国在口腔领域的3D打印技术分布最多，共485件，占比49.24%，主要是义齿的打印及其设备等，骨科的应用也较多，331件专利约占总数的1/3，专利主要涉及骨植入物打印、康复模型等，此外，生物医药领域的技术还分布在打印控制释放顺序或速率的药品应用、打印体外组织或模型等方面。

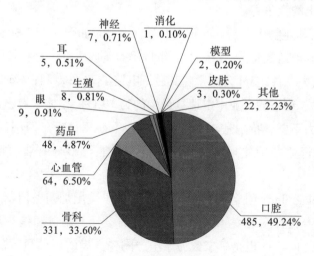

图3-13 美国3D打印生物医药领域技术分布

3.3.2　口腔科应用专利分析

3.3.2.1　口腔科专利申请公开趋势分析

美国在 3D 打印生物医药领域的专利申请主要集中在口腔领域，共 485 件，最早的专利申请在 1984 年，此后 4 年没有相关专利的申请，随后开始有个别专利申请；1999 年开始，专利申请开始渐渐增多；一直到 2004 年，专利申请的增长处于较快速度，该年申请量为 17 件；但从 2004 年开始到 2011 年，专利申请出现小幅度上下波动；2012 年开始专利增长速度再一次提升；在 2015 年达到申请的峰值 50 件；由于专利信息公开的滞后性，近年数据出现下滑，其专利公开和申请的趋势与整体趋势相似，2017 年达到公开的峰值 116 件（见图 3 – 14）。

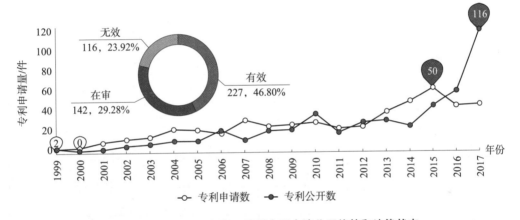

图 3 – 14　美国 3D 打印口腔科专利申请公开趋势和法律状态

口腔领域的专利经过了接近 30 年的萌芽期和平稳发展期，目前处于快速发展期，专利申请和公开的增长速度较快，数量增加明显，未来的发展前景良好，这与行业的整体发展环境密切相关。

这 485 件专利中，目前有 227 件处于有效状态，142 件在审查过程中，有 116 件专利处于无效状态，占比 23.92%，可见在美国该领域处于研究的热潮，也从侧面佐证了该领域专利目前处于快速发展期，研发前景良好。

3.3.2.2　口腔科重点专利权人分析

正如前文所述，美国在 3D 打印生物医药领域的重点专利权人集中在 Align Technology Inc.、3M 和 Ivoclar Vivadent 等几家企业，因为 Align Technology Inc. 和 Ivoclar Vivadent 主营的业务是牙科设备及产品，在口腔领域这些专利权人的申请排名靠前无可厚非。

Align Technology Inc. 的 40 件专利均为发明专利，内容涉及 *Creating a positive mold of a patient's dentition for use in forming an orthodontic appliance*（创建用于形成正畸矫治器的患者牙列的正面模型）、*Modified tooth positioning appliances and methods and systems for their manufacture*（改进的牙齿定位装置及其制造方法和系统）和 *Guide apparatus and methods for making tooth positioning appliances*（引导牙齿定位器具的设备和方法）等，Align Technology Inc. 专利不仅涉及具体牙科植入产品，还涉及 CAD/CAM 领域等中游产业，该公司的重点发明人见表 3 – 7。

表 3 – 7　Align Technology Inc. 重点发明人

发明人	专利数/件
Kopelman Avi	10
Wen Huafeng	10
Kuo Eric	8
Abolfathi Amir	6
Knopp Peter G.	6
Kimura Ryan	5
Phan Loc X.	5
Kaza Srinivas	4
Kuo Eric E.	4
Matov Vadim	4

Ivoclar Vivadent 的 16 件专利同样均为发明专利，内容涉及 *Desktop process for producing dental products by means of 3 – dimensional plotting*（三维绘图生产牙科产品的桌面过程）、*Dental implant abutment*（牙科种植体基台）和 *Light – curing slips for the stereolithographic preparation of dental ceramics*（用于立体平版印刷制备牙科陶瓷的光固化片）等，同样涉及最终应用产品和中游制备方法及工艺。该公司技术领域集中在陶瓷义齿的生产制备，包括直接修复、固定修复和活动修复三种类型，在收购了德国威兰德齿科技术有限公司后，完善了 CAD/CAM 领域的材料和设备的技术。Ivoclar Vivadent 重点发明人见表 3 – 8。

表 3 - 8　Ivoclar Vivadent 重点发明人

发明人	专利数/件
Brodkin Dmitri	5
Foser Hans Peter	3
Ganley Robert	3
Ospelt Armin	3
Rheinberger Volker	3
Smith Jeffrey	3
Specht Tobias	3
Burger Goran	2
Ebert Jorg	2
Gamarnik Moisey Y.	2

3.3.2.3　口腔科重点专利分析

美国 3D 打印口腔领域重点专利的筛选基础在于被引次数，被引超过 150 次的 9 件专利见表 3 - 9。

表 3 - 9　美国 3D 打印口腔领域重点专利

专利名称：Method and apparatus for scanning and recording of coordinates describing three dimensional objects of complex and unique geometry 用于扫描和记录描述复杂和独特几何形状的三维对象的坐标的方法和装置	
公开号：US5027281	申请日：1989 - 06 - 09
被引用次数：444	三级技术分类：口腔
专利权人：Regents of The University of Minnesota	
摘要：本发明提供一种扫描和记录描述复杂和独特几何形状的三维物体的坐标的方法和设备。计算机获取描述物体及其周围环境的数据，并根据该数据构建基于计算机的物体三维模型。本发明包括用于扫描复杂和独特几何体的三维对象并将所得坐标记录到计算机中的两个一般优选实施例。还公开了专门针对牙科应用的扫描方法。	

续表

专利名称：Minimally invasive joint implant with 3 – Dimensional geometry matching the articular surfaces 具有匹配关节表面的三维几何形状的微创关节植入物	
公开号：US20040133276A1	申请日：2003 – 10 – 07
被引用次数：374	三级技术分类：口腔；数字光处理
专利权人：Imaging Therapeutics Inc.	

摘要：本发明涉及整形外科植入物和系统。本发明还涉及植入物设计、制造、建模和植入的方法以及与其一起使用的手术工具和试剂盒。通过分析要校正的关节面并创建具有解剖学或接近解剖学配合的装置来设计植入物；或选择具有使植入物最适合于现有缺陷的特性的预先设计的植入物。

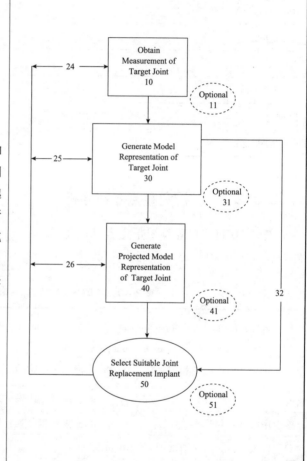

专利名称：Customized surgical fixture 定制外科夹具	
公开号：US6327491	申请日：1998 – 07 – 06
被引用次数：285	三级技术分类：口腔；数字光处理
专利权人：Neutar LLC.	

续表

摘要：通过扫描身体以形成身体的三维图像，然后在图像中识别身体中的目标点并在身体上安装结构来形成手术固定装置。根据目标点和安装结构的位置制作夹具的模型，例如计算机实体模型。该夹具根据模型形成，例如使用快速成形和加工机器。	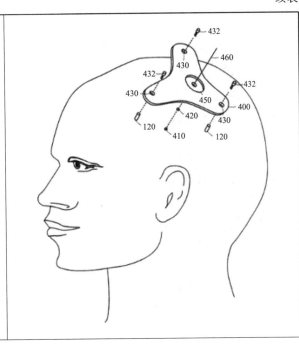

专利名称：Solid free – form fabrication methods for the production of dental restorations
　　　　　用于生产牙科背景的固体自由形式制造方法

公开号：US20050023710A1	申请日：2004 – 06 – 22
被引用次数：217	三级技术分类：口腔

专利权人：Brodkin Dmitri；Panzera Carlino；Prasad Arun；Day Grant P.；Borenstein Stefan

摘要：可以间接地使用无固体形式的制造技术来制造随后用于制造牙科制品的基材、模具、模型、近净形状、外壳和蜡制品。数字光处理是用于生产基材的最优选的间接方法。在制造基底之后，使用各种涂覆或沉积技术来制造牙科制品，例如凝胶浇铸、粉浆浇铸、浆料浇铸、压力渗透、浸渍、胶体喷雾沉积或电泳沉积。

专利名称：Computer – aided – design of skeletal implants
　　　　　植入物的计算机辅助设计

公开号：US7747305	申请日：2005 – 12 – 09
被引用次数：191	三级技术分类：口腔；SFF

专利权人：Case Western Reserve University

摘要：本发明涉及一种用于在手术之前产生用于患者的植入物的计算机辅助设计方法，包括以下步骤：利用数字表示该区域的患者缺陷部位的非侵入性3D（3维）扫描生成数；基于从患者的体积图像生成的数字数据在计算机上设计和验证植入物；并且仅基于在计算机上生成的植入物设计数据来制造植入物。

专利名称：Creating a positive mold of a patient's dentition for use in forming an orthodontic appliance 产生用于形成正畸矫治器的患者牙列的正模具	
公开号：US6210162	申请日：1999 – 05 – 14
被引用次数：155	三级技术分类：口腔；软件和建模
专利权人：Align Technology Inc.	

摘要：通过获得数字齿列模型（诸如 3D 几何表面模型或 3D 容积图像模型）来产生用于创建正牙器具的正模具，该模型定义正牙器具的形状，然后改变数字齿列模型以去除一部分不会影响正畸矫治器的形状。然后，改变后的数字齿列模型被用于构建用于正牙器具的正模。处理电路，如可编程计算机，用于获取和改变数字齿列模型。快速成形设备，例如立体平版印刷机，通常用于构建正面模具。

```
                                                    ┌─ 200
        ┌──────────────────────────────┐
        │  OBTAIN DIGITAL DATA SET     │
        │  REPRESENTING SOLID MOLD     │
        └──────────────────────────────┘
                      │
                      ▼                             ┌─ 205
        ┌──────────────────────────────┐
        │  ALTER DATA SET TO FORM      │
        │  MODEL OF HOLLOW MOLD        │
        └──────────────────────────────┘
                      │
                      ▼                             ┌─ 210
        ┌──────────────────────────────┐
        │  USE ALTERED DATA SET TO     │
        │  CONSTRUCT HOLLOW MOLD       │
        └──────────────────────────────┘
```

3.3.3 骨科应用专利分析

3.3.3.1 骨科专利申请公开趋势分析

美国 3D 打印骨科专利申请共 331 件，最近 20 年的专利申请和公开趋势如图 3 – 15 所示，最早的专利申请是 Szirtes 和 Thomas 在 1983 年申请的 *Contour radiography：a system for determining 3 – dimensional contours of an object from its 2 – dimensional images*（轮廓造影：一个对象从其二维图像获得的三维轮廓测量系统）这件专利，此后一直到 1993 年，只有 1987 年有一件专利的申请，1994 年开始专利申请开始逐渐增多，在 2008 年之前，专利申请数量波动较大且数量较少，2009 年开始，专利数量开始大幅度增加，且增长速度较快，在 2015 年达到申请的峰值 52 件，由于专利信息公开的滞后性，近年数据略有下滑。专利公开趋势与申请趋势相似，2012 年开始专利公开数量开始持续上升，在 2017 年达到峰值 102 件。

从技术生命周期理论来看，骨科领域的技术也同样处于快速发展时期，从 2009 年开始进入，近 10 年的发展趋势良好，可以预测该领域在一定时间内还将继续维持这一状态。

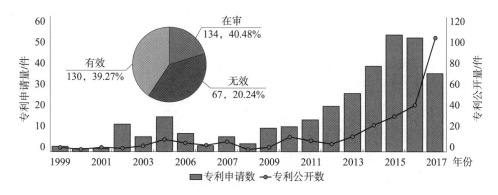

图 3-15　美国 3D 打印骨科专利申请公开趋势和法律状态

在 331 件专利中约 20% 的专利处于无效状态，其余专利为有效或审查过程中，其中有效的专利有 130 件，占比约 40%，可见该领域专利的质量较好，且研发的后续动力十足，研发前景较好。

3.3.3.2　骨科重点专利权人分析

美国 3D 打印骨科领域的专利申请量排名前 10 位的专利权人分布如图 3-16 所示，平均申请量为 7.7 件，申请量最多的专利权人是 Conformis Inc. 和 Johnson & Johnson Professional Inc.，专利申请量为 13 件，其次是申请量均为 9 件的 Biomet Manufacturing, LLC. 和 Zimmer Inc.。

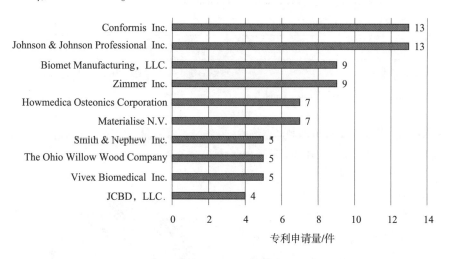

图 3-16　美国 3D 打印骨科领域重点专利权人分布

Conformis Inc. 是一家专注定制膝关节的医药科技公司，使用该公司专有的 iFit Image-to-Implant 技术平台开发、制造和销售单个尺寸和形状的关节置换植入物，该公司专利 *Integrated Production of Patient-Specific Implants and Instrumentation*（集成生产患者专用植入物和仪器）公开了自动化的设计和制造匹配特定病人骨科植入物的方法、设备和系统、*Minimally invasive joint implant with* 3 – *dimensional geometry matching the articular surfaces*（微创关节移植与 3 维几何匹配关节面）涉及方法的植入物设计、制造、建模和植入术以及外科手术工具和工具包使用事宜和用于优化的患者特异性矫形外科植入物的制造和/或生产方法的 *Implant device and method for manufacture*（植入装置及其制造方法）等内容。

Johnson & Johnson Professional Inc. 涉及骨科领域的专利有 *Self – lubricating implantable articulation member*（自润滑植入式关节元件）、*Hip joint prostheses and methods for manufacturing the same*（髋关节假体和制造方法）和 *Bone prostheses with direct cast macrotextured surface regions and method for manufacturing the same*（具有直接铸造的宏观表面区域的骨假体及其制造方法）等，主要涉及技术领域为关节等植入物产品及其制作方法。

3.3.3.3 骨科重点专利分析

美国 3D 打印骨科领域重点专利的筛选基础在于被引次数，被引超过 100 次的 8 件专利见表 3 – 10。

表 3 – 10   美国 3D 打印骨科领域重点专利

专利名称：Self – lubricating implantable articulation member 自润滑植入式关节元件	
公开号：US5641323	申请日：1996 – 01 – 16
被引用次数：258	三级技术分类：骨科；医用高分子
专利权人：Johnson & Johnson Professional Inc.	
摘要：通过铸造技术制备可植入制品，例如骨修复体，并在其中引入流体连通通道。内部流体连通通道将滑液从关节空间传送到人造关节的关节表面。在关节表面存在滑液，能提供足够的关节润滑性，并且使人造关节能够利用金属/金属、金属/陶瓷和陶瓷/陶瓷关节对，而不需要低摩擦聚合物内衬材料。因此，根据本发明形成的人造关节部件不易产生磨屑。可植入物品通过铸造过程由使用三维印刷技术制备的铸模形成。	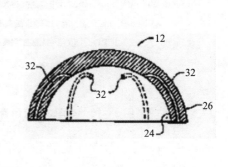

专利名称：Three – dimensional geometric bio – compatible porous engineered structure for use as a bone mass replacement or fusion augmentation device

用作骨质量替换或融合增强装置的三维几何生物相容多孔工程结构

公开号：US6206924	申请日：1999 – 10 – 20
被引用次数：219	三级技术分类：骨科；数字光处理；医用无机物

专利权人：Timm Jens Peter

摘要：本发明提供了用作骨质量置换或融合增强装置的三维几何多孔工程结构。该结构是由连接在一起以形成规则的、重复的几何形状的刚性长丝构成的空间填充的自支撑结构。该结构在康复和/或骨融合期间支撑骨骼结构以及周围组织。此外，该结构提供了许多开口空隙区域，这些区域被适当地成形和尺寸化以用于骨生长。一种优选的几何结构是基于由五聚体构建的重复的修饰的十面体。所得结构具有两侧对称的两个横向平面。其他实施例包括具有开放内部区域的盘形结构，以允许自体移植物、同种异体移植物或人工骨替代物的可能性。

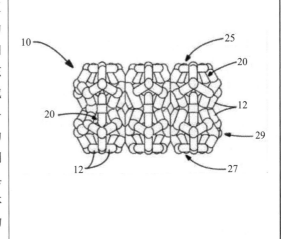

专利名称：Customized surgical fixture

定制外科夹具

公开号：US6738657	申请日：2002 – 12 – 04
被引用次数：190	三级技术分类：其他应用

专利权人：Neutar, LLC.

摘要：通过扫描主体以形成身体的三维图像，然后在图像中识别身体中的目标，以及在身体上安装点或结构来形成定制的外科手术夹具。根据目标和安装结构或点的位置来指定夹具的模型，诸如计算机实体模型。夹具根据夹具的模型形成，例如使用快速成形和加工机器。当附连到主体时，夹具可用于例如通过使用附接到夹具的机械引导件或使用跟踪定制夹具和外科器械的相对位置的远程感测装置将外科器械引导到体内。

专利名称：Integrated production of patient – specific implants and instrumentation

患者特异性植入物和器械的集成生产

公开号：US20100217270A1	申请日：2010 – 02 – 25
被引用次数：172	三级技术分类：骨科
专利权人：Conformis Inc.	

摘要：本发明公开了用于自动化设计和制造患者特异性/患者匹配的整形外科植入物的装置、系统和方法。虽然本发明所描述的实施例具体涉及用于膝关节的单室重修表面植入物，但是所描述的原理可应用于其他类型的膝关节植入物（包括但不限于其他表面整修植入物和关节置换植入物）以及用于其他关节和其他患者专用整形外科应用的植入物。

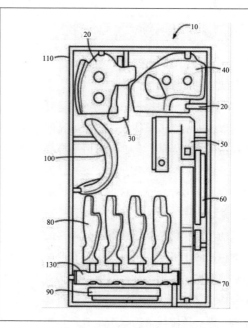

专利名称：Custom radiographically designed cutting guides and instruments for use in total ankle replacement surgery

用于全踝关节置换手术的定制射线照相设计的切割引导件和器械

公开号：US20100262150A1	申请日：2010 – 04 – 02
被引用次数：154	三级技术分类：骨科
专利权人：Lian George John	

摘要：一种由定制射线照相设计的胫骨和距骨切割引导件、胫骨钻孔引导件和钻头以及用于制造定制的射线照相设计的胫骨和距骨切割引导件的基于计算机的系统和方法构成的系统。

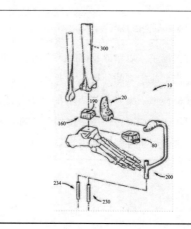

专利名称：Biodegradable composites 可生物降解的复合材料	
公开号：US20040054372A1	申请日：2003 – 07 – 24
被引用次数：139	三级技术分类：骨科；软件与建模
专利权人：BTG International Limited	
摘要：一种适于制作医学植入物的完全可生物降解的纤维增强复合材料，可以预先确定形状、物理性质和降解曲线，通过将纤维引入模具中以制备预成形件。	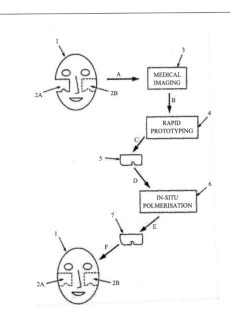

专利名称：Assessing the condition of a joint and devising treatment 评估关节和设计治疗的状况	
公开号：US8036729	申请日：2004 – 01 – 22
被引用次数：136	三级技术分类：骨科
专利权人：The Board of Trustees of the Leland Stanford Junior University	
摘要：公开了用于评估关节（特别是人膝关节）中软骨状况的方法。该方法包括将诸如 MRI 的图像转换成软骨的三维地图。软骨图可与关节的运动模式相关以评估移动对软骨磨损的影响。可以确定软骨厚度随时间的变化，从而可以提供治疗。软骨或软骨下骨的软骨和曲率的信息可用于计划治疗。关于运动模式的信息可用于计划治疗。	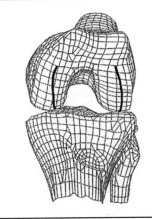

专利名称：Method of producing profiled sheets as prosthesis 生产成形片材作为假体的方法	
公开号：US20030109784A1	申请日：2002－11－01
被引用次数：115	三级技术分类：骨科
专利权人：Loh Kwok Weng Leonard；Ong Teddy Eng Hoo	

摘要：一种将衬底作为假体配置成用于患者的结构缺陷的假体的方法，由此使用压制技术在冲头和型腔模具之间按压假体以形成规定的形状。模具的冲头和腔体包含一个轮廓，该轮廓是计算机生成的并且被设计成紧密地匹配患者的轮廓并且给出最自然和适配的假体。本方法使用缺陷周围区域的二维（2D）CT 扫描的集合，并将它们转换成三维（3D）数字模型，之后通过快速成形技术产生缺陷区域的原型。然后，使用假体的 3D 数字模型来构建一组剖析工具，此后产生实际的冲压机和模具。

3.3.4 心血管应用专利分析

3.3.4.1 心血管专利申请公开趋势及重点专利权人分析

美国在心血管领域的 3D 打印应用起步较晚且专利申请数量较少，共有 64 件，第一件专利申请是在 1993 年，截至 2010 年一共申请了 17 件专利，2011 年开始，专利申请数量逐渐稳步增加，在 2015 年达到申请峰值 18 件，如图 3－17 所示。

生物 3D 打印大致分为四个层次，第一个层次是打印无生物相容性要求的材料；第二个层次是打印具有生物相容性，但不可降解的材料；第三个层次是打印具有生物相容性且可降解的材料；第四个层次是打印活性组织、细胞、蛋白质及其他细胞外基质等。心血管领域的 3D 打印涉及第三和第四层次较多，技术的实现难度较大，因此申请量较少且发展速度较慢，但根据表格数据来看，虽然由于专利信息公开的滞后性，但从 2015 年开始专利的申请数量在大幅增加，在 3D 打印生物医药领域行业整体发展态势良好的情况下，心血管领域的技术发展前景优势显著。

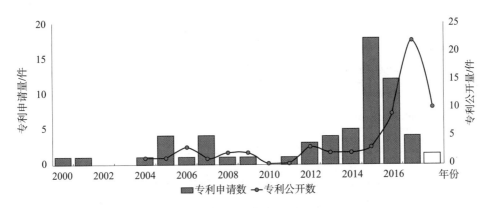

图 3-17　美国 3D 打印心血管领域专利申请和公开趋势

由波士顿大学生物医药工程教授、生物设计中心主任 Christopher Chen 领导的团队设计了 3D 打印贴片，并以各种几何图案播种血管诱导的内皮细胞，其实际上可以产生保护组织的血管网络。研究人员设计并制造了 3D 打印血管贴片（VP），并添加了几种不同的通道模式来指导组织血管的形成。这些通道内衬内皮细胞诱导新血管生长。虽然实验还处于早期阶段，但初步的结果给了研究人员信心，且将继续与生物学家和临床医生合作，并试图改进 3D 打印贴片的设计以"优化它们的有效性"。

从表 3-11 可以看出，美国在 3D 打印心血管领域的技术研发集中在 Biosense Webster（Israel）Ltd. 和 Wisconsin Alumni Research Foundation，其中，Biosense Webster 是 Johnson & Johnson Medical NV/SA 的一个部门，在全球范围内被公认为心脏心律失常诊断和治疗背后科学的领导者，Wisconsin Alumni Research Foundation（威斯康辛校友研究基金会，WARF）成立于 1925 年，是美国最早设立的大学知识产权管理和转移机构。Biosense Webster（Israel）Ltd. 的专利内容包括通过使用探针的映射电极通过导管插入一个心脏，并从心脏各位置区域获取电数据，用这些电数据表示点云的位置，利用点云重构心脏的动态模型 *Dynamic feature rich anatomical reconstruction from a point cloud*（动态特征丰富的点云解剖重建）等。

表 3-11　美国 3D 打印心血管领域专利申请人前 10 名

申请（专利权）人	专利数/件
Biosense Webster（Israel）Ltd.	3
Wisconsin Alumni Research Foundation	3
Dermagenesis, LLC.	2
Medtronic Vascular Inc.	2
Mortara David W.	2
The Invention Science Fund I, LLC.	2

申请（专利权）人	专利数/件
University of Washington Through it's Center for Commercialization	2
西门子公司	2
3D Global Biotech Inc.	1
3D Systems INC.	1

Wisconsin Alumni Research Foundation 的专利公开了制作三维心脏成纤维细胞的细胞外基质的方法的专利 3 – dimensional cardiac fibroblast derived extracellular matrix（三维心脏成纤维细胞衍生的细胞外基质），另一件专利 Cardiac fibroblast – derived extracellular matrix and injectable formulations thereof for treatment of ischemic disease or injury（心脏成纤维细胞衍生的细胞外基质及其可注射制剂用于治疗缺血性疾病或损伤）公开了通过使由 ECM 制成的无细胞贴片与受伤组织接触而不伴随递送治疗细胞来治疗缺血性疾病或损伤的方法，以及通过接触贴片来治疗缺血性肢体损伤的方法，本身或与治疗细胞一起接种受伤的肢体组织等。

3.3.4.2　心血管重点专利分析

美国3D打印心血管领域重点专利的筛选综合了被引次数和学术发展前景，见表3－12。

表3－12　美国3D打印心血管领域重点专利

专利名称：Drug delivery devices and methods 药物运送装置和方法		
公开号：US20080051866A1	申请日：2006 – 05 – 16	
被引用次数：139	三级技术分类：心血管	
专利权人：Chen Chao Chin；Dave Vipul		
摘要：生物相容性材料可被构造成任何数量的可植入医疗装置，包括腔内支架。聚合物材料可用于制造任何这些装置，包括支架。支架可以是球囊可扩张的或自扩张的。聚合物材料可包括添加剂，例如药物或其他生物活性剂以及造影剂。通过聚合物的优先机械变形，聚合物链可以取向为实现某些期望的性能特性。		

专利名称：Three – dimensional curing light	
三维光固化	
公开号：US20060275733A1	申请日：2006 – 06 – 01
被引用次数：25	三级技术分类：心血管；医用复合材料
专利权人：Cao Group Inc.	
摘要：三维光固化，可以固化的光固化材料，如牙体修复，从三个方向修复一次。	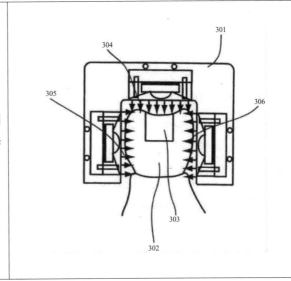

专利名称：Rapid – prototyped custom – fitted blood vessel sleeve	
快速成形方法定制血管套	
公开号：US8147537	申请日：2007 – 07 – 19
被引用次数：20	三级技术分类：心血管
专利权人：The Invention Science Fund I, LLC.	
摘要：描述了包括快速成形的定制化血管套，数据至少部分基于病患个人的血管解剖数据的方法、装置、计算机程序产品、设备和系统。	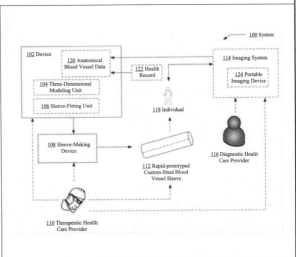

专利名称：Method for modeling an internal object of a human body and apparatus thereof 一种人体内部对象建模方法及其设备	
公开号：US6464639	申请日：2000 – 10 – 24
被引用次数：19	三级技术分类：心血管；医用高分子材料
专利权人：Cybermed Inc.	

摘要：本发明公开了一种制作人体内部对象的模型的方法。该方法包括：通过应用超声成像装置获得人体内部对象的原始三维空间数据的步骤。此后，选择所获得的原始三维空间数据的所需区域并增强所设定区域的图像质量。将增强了图像质量的三维空间数据转换为平滑形状的数据。将经三维建模的形状数据抽选到相对较小的数据量但同时保持所建模的形状。最后应用所抽选的形状数据制作三维模型。

专利名称：Surgical implants 外科植入物	
公开号：US20110282365A1	申请日：2011 – 04 – 29
被引用次数：16	三级技术分类：心血管
专利权人：Hodgkinson Gerald；Hadba Ahmad Robert	

摘要：外科植入物包括外科网状物，其包括至少一种形状记忆聚合物，其能够在第一配置和第二配置之间转换外科网状物。

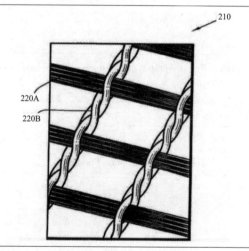

专利名称：3 – dimensional cardiac fibroblast derived extracellular matrix 三维心肌成纤维细胞衍生的细胞外基质	
公开号：US8802144	申请日：2012 – 08 – 24
被引用次数：1	三级技术分类：心血管
专利权人：Wisconsin Alumni Research Foundation	

摘要：公开了由分离的心肌细胞衍生的三维细胞外基质（ECM）制成的生物支架。生物支架可用作心外膜补片，用于将治疗细胞递送到心肌组织中。还公开了使用培养的心脏成纤维细胞制造三维细胞外基质的方法。

3.3.5　其他应用分析

3.3.5.1　生物打印（Bioprinting）应用

　　3D 打印技术在骨骼等相关领域发展迅速，然而，最备受人们期待、改变医疗现状的应用非 3D 生物打印（Bioprinting）莫属。近年来，企业与高校均在 3D 生物打印领域投入大量研发。例如 2017 年，位于加利福尼亚州圣迭戈的 Organovo 公司在小鼠体内植入 3D 打印肝脏，成功存活并有效改善了试验小鼠 α1 - 抗胰蛋白酶缺乏症症状。该企业的 3D 打印肝脏组织 exVive3D 可以连续保持功能长达 40 天并售卖给药企开展药物测试；2016 年，来自美国的北卡罗来纳州维克森林大学医学院的科学家开发出一种可以制造器官、组织和骨骼的 3D 生物打印机，首次打印出强度和尺寸均满足临床需求的人体活细胞组织（见图 3 - 18），该成果发表在科学杂志 *Nature Biotechnology* 上。同年，澳大利亚伍伦贡大学的研究人员开发出生物 3D 打印笔（BioPen），其内部的干细胞被外层的生物聚合物包裹，且有外围水凝胶的保护，临床应用时通过挤压可将内部的干细胞直接附着在骨骼上，并通过紫外线的照射加以固定。2017 年，美国西北大学在 *Nature Communication* 上发表了一篇关于利用 3D 打印机打印出卵巢结构移植入小鼠体内并成功孕育出健康幼崽的论文。这一系列的研究为将来延续病人生命、提高人们的生活质量奠定基础。同年，哈佛大学 Jenifer Lewis 教授实验室成功打印出了人体肾脏基本功能单位近端小管，具有与原生近端小管一致的生理功能，可以有效应用于药物筛选，并向全肾 3D 打印迈出了重要的一步。

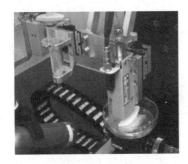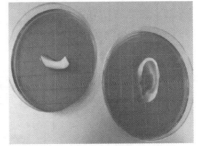

图 3 - 18　3D 生物打印集成系统与打印的颌骨和耳软骨❶

　　3D 生物打印相关专利见表 3 - 13。

　　❶ 引自 Wake Forest Institutefor Regenerative Medicine，https：//school. wakehealth. edu/Research/Institutes - and - Centers/Wake - Forest - Institute - for - Regenerative - Medicine.

表3-13　3D生物打印相关专利

专利公开号	专利名称	专利权人	技术方案
US20170218228A1	生物墨水组合物的三维印刷	Tufts University	基于生物墨水的3D打印提供了广泛性能符合要求的产品。打印喷嘴可以形成一个锥形的墨滴以增加分辨率，与不规则的表面具有更可靠的接触，同时，控制元件可以调节生物墨水与打印表面的接触
US20170143831A1	三维打印的再生骨骼治疗支架用于快速治愈骨折	Texas A&M University	本专利公开了通过使用生物墨水在组织部位中精确和特异性地形成可生物降解的三维打印组织支架用于组织修复和再生
US20170368225A1	纳米纤维素作为3D打印生物墨水用于细胞培养、组织工程和再生医学应用	Cellink Ab	本发明涉及一种具有特殊剪切细化特性的纳米纤维素的生物材料，它可以用3D打印技术转化为目标3D形状。在本发明中，纳米纤维素通过不同的机械、酶和化学步骤处理，以获得所需的形态和流变性质的目标物
US20150037385A1	含生物活性墨水陶瓷用于组织工程的3D打印方法	Northwestern University	提供包括生物活性粒子的生物墨水三维（3D）打印的方法。使用3D打印技术制备组织生长支架和人工骨
US20160074558A1	制备组织的设备、系统和方法	Organovo	本文公开了一种生物打印机，包含：一个或多个打印头。进一步在此描述的是用于制造组织的方法，包括：一个计算机模块；提供一系列给生物印刷器的命令；和生物印刷器上沉积的生物墨并且根据命令的支持材料以形成具有确定的几何形状的构建

专利公开号	专利名称	专利权人	技术方案
US9855369	三维结构的打印方法	Organovo	本文所描述的生物打印机包括：一个或多个打印机磁头，其中打印机头包括接收和持有至少一个墨盒的方法，其中所述墨盒包含从一个或多个生物墨水和支持所选的内容材料；一种用于校准至少一个墨盒的位置的方法；以及一种分配至少一个墨盒的内容的方法。本文进一步介绍了制作组织结构的方法，包括：接收所需组织结构的视觉表示的输入计算机模块；生成一系列命令的计算机模块，其中命令基于视觉表示，可由生物打印机读取；提供一系列命令的计算机模块；生物打印机根据命令将生物墨水和支撑材料沉积，形成具有几何定义的构造

3.3.5.2　神经外科应用

麻省理工学院的研究人员将 3D 打印机和大脑成像技术（例如 CT）完美结合，进行大脑模型的 3D 打印，3D 打印机的工作原理是逐步从底部向上层叠物品；CT 扫描以相同的方式一层一层地形成脑部图像或任何其他身体部位，但方向是从上到下。虽然同样是先对患者大脑进行了 CT 扫描，然后再用 3D 打印机打印大脑模型，但与之前很多成功打印大脑模型的团队不同的是，此次麻省理工团队将每一个灰色像素分解成更细小的点，这些点呈现出黑色或白色，这样 3D 打印机就可以根据那些非常小的黑色到白色像素的比例来记录图像，从而避免了之前 CT 扫描产生的无法看到细节的细微灰阶的图像，因为这些灰色变成了白色或黑色。

加利福尼亚大学洛杉矶分校（UCLA）的研究人员已经开发出一种使用改装的 3D 打印机来构建治疗性生物材料的技术，该技术通过使用不同材料来构建复杂生物相容性结构。改装后的 3D 打印机有两个关键组件。首先是一个定制的微流控芯片，一个与处理液体流动的计算机芯片尺寸相似的小平台。它有多个入口，每个入口"打印"不同的材料。另一个组件是一个数字微镜，一组超过一百万个微小镜子，每个微镜独立移动。这项基于光的工艺称为自动立体平版生物打印。微镜将光线引导至打印表面，被照亮的区域即是正在打印的 3D 对象轮廓。同时，光在各种水凝胶中触发生物链的形成，这使得凝胶变成固体材料。当一层 3D 对象被打印完成后，反射镜阵列改变光线图案形状从而打印新的一层。

该工艺是第一个使用多种材料进行自动立体平版打印的生物技术，因为传统的立体平板打印技术只使用一种类型的材料，而该项目的研究人员使用了四种生物墨水，他们的研究显示，该工艺可根据需要使用尽可能多的墨水。研究人员首先使用 3D 打印过程来制作简单的形状，如金字塔，随后他们转向复杂的三维结构，模仿肌肉组织和肌肉骨骼结缔组织的一部分。然后他们用 3D 血管网模拟肿瘤的形状进行 3D 打印，再将其植入大鼠体内来测试 3D 打印结构，大鼠并没有出现排斥反应，研究人员正在各种癌症的研究中测试生物模型。

3.3.5.3 肿瘤治疗应用

3D 打印技术在肿瘤治疗的各个环节都有参与，早在 2014 年，中美两国的研究人员合作开展了一个科研项目，以纤维蛋白做支架，外面包裹上一层宫颈癌细胞，进而用 3D 打印技术造出一个仿生肿瘤。比起单层细胞，3D 打印肿瘤可以提供一个更逼真的研究环境，用以测试各种类型的抗癌药物，并让研究人员更为直观地看到药效。2015 年，一家由美国和以色列合办的工作室 Milestone 研发了一款 3D 打印口腔癌检测套件，它的核心设备是用于定位癌变病灶的照明装置，该装置由荧光染料和安全眼镜组成。医生只需将装置插入患者口腔，即可检查出异常部位。通过这种简单的操作，口腔癌的早期确诊率大大提高，可以挽救更多生命。

肿瘤的治疗与其他疾病治疗有些许不同，比起切除组织器官，最理想的癌症疗法还是在保证机体完整的情况下消灭癌细胞。而来自美国科技巨头欧特克公司的一项技术或许可以让 3D 打印去完成这一使命，与癌细胞正面交锋。2014 年，欧特克遗传工程师 Andrew Hessel 提出了一个新的抗癌方法：根据每个人的 DNA 用 3D 打印制作个性化溶瘤病毒，注入人体对癌细胞进行精确打击。Hessel 目前已成功制作了第一个 3D 打印病毒，成本仅一千美元。而他的最终目标是把每个病毒的成本降至一美元，从而让癌症患者皆可得到经济而无害的治疗。

3.3.5.4 药物缓释应用

早在 2015 年，美国食品药品监督管理局（FDA）首次通过一款利用 3D 打印技术生产的名为 SPRITAM 的药物，用于治疗癫痫症患者。SPRITAM 药物由总部位于美国宾夕法尼亚的 Aprecia 制药公司研制，该公司也是全球唯一开发出 3D 打印药物的制药公司。Aprecia 公司表示药片（见图 3 - 19）由于使用了 ZipDose 技术，高达 1000mg 剂量的药物使用 3D 打印技术能更容易下咽。

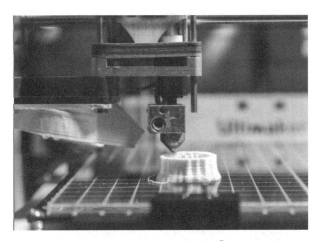

图 3 - 19　3D 打印药片❶

　　此外，3D 打印药物的另一个重要应用是制备复方制剂，如图 3 - 20 所示，多层型制剂的两种药物释放比较相似，均能完全释放；核壳型药物释放受到分布位置的影响，位于外壳的药物首先释放，位于内核的药物会滞后释放。这就意味着个性化定制药物能更好地为病人服务。

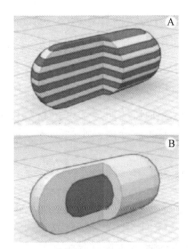

图 3 - 20　3D 打印药物类型（A 为多层型；B 为核壳型）

　　美国乔治·华盛顿大学（GWU）领导的一支团队利用 3D 打印研制出了一种微型胶囊——Biocage。而截至目前，该团队已经通过小鼠实验证明，Biocage 可以精准递送药物。这就能帮助医生创造出对抗疾病（尤其是罕见病）的新疗法。Biocage 是 GWU、马里兰大学、弗吉尼亚理工大学、布朗大学、耶鲁大学和儿童国家医疗中心等多方合作，利用德国 Nanoscribe 公司的双光子光刻纳米 3D 打印机合作开发的，长度

---

　　❶　引用来源：https：//www. shutterstock. com/zh/image - photo/white - 3d - printing - piece - detail - 196793492.

仅为0.9mm。其上用于释放药物的孔洞更小，直径仅为0.005mm。实际使用时，Biocage会被装满药物，然后用同样小的盖子封装，再植入目标组织，如图3-21所示。通过对Biocage的进一步研究，研究人员希望能够帮助开发帕金森氏症、阿尔茨海默病和癫痫等疾病的新疗法。这种装置也可以帮助已经面临一定的技术限制的其他疗法，比如干细胞疗法和基因疗法。

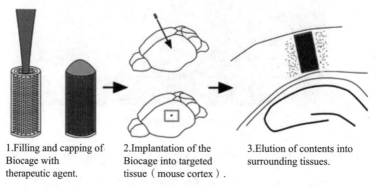

1. Filling and capping of Biocage with therapeutic agent.
2. Implantation of the Biocage into targeted tissue (mouse cortex).
3. Elution of contents into surrounding tissues.

图3-21　Biocage作用过程❶

　　除了单纯的药物以外，美国纽约州立大学布法罗分校Praveen Arany博士领导的一个团队将PMMA与填充有抗真菌药物两性霉素B（Amphotericin B）的生物可降解微球体混合用于假牙的外层，利用3D打印技术打印出具有杀灭口腔真菌作用的假牙。这些球体既保护药物免于被打印过程中的热量破坏，又具有缓释作用。药物缓释相关专利见表3-14，在实验室测试中，科学家发现假牙在持续时间内根除白色念珠菌真菌方面非常有效。当它们与传统制造的假牙一起进行强度测试时，它们的弯曲强度低35%。科学家通过向材料中加入玻璃纤维和碳纳米管来提高其强度。

表3-14　药物缓释相关专利

专利公开号	专利名称	专利权人
US7820201	为制造控释剂型，如零级释放配置药物剂型制造的三维印刷系统	Massachusetts Institute of Technology
US8088415	扩散控制的剂型及三维打印的制作方法	Massachusetts Institute of Technology
US7276252	封装口服剂型药物的制备方法	Massachusetts Institute of Technology
US20030099708A1	悬浮剂型药物的三维打印方法	Therics

---

❶ Son A I, Opfermann J D, Mccue C, et al. An Implantable Micro-Caged Device for Direct Local Delivery of Agents [J]. Scientific Reports, 2017, 7 (1): 17624.

专利公开号	专利名称	专利权人
US9339489	含左乙拉西坦的快速分散剂型	Aprecia Pharmls
US20170202807A1	快速分散剂型	Aprecia Pharmls
US20040091516A1	配药悬浮剂型的三维打印方法	Therics；Massachusetts Institute of Technology
US20170172919A1	奥卡西平迅速分散剂型	Aprecia Pharmls
US9844930	药物消化外壳的 3D 打印	Xerox
US9381154	药物递送装置的直接喷墨制造	Xerox
US20130193621A1	系统和按需定制的药物剂量的 3D 打印技术方法	Daya Justin；Daya Kantilal Kasan
US20180036205A1	在配药场所识别标记的食用药剂剂量容器的打印系统和方法	Xerox

3.3.6　生物医药应用领域功效矩阵分析

对美国 3D 打印生物医药领域专利的应用领域和技术效果进行分析，汇总了应用领域的技术效果矩阵见表 3-15，根据专利内容，将技术效果总结出生物相容性好、机械性能好、降低成本、模拟精准度高和提高安全性五种，在不同的应用领域中体现了不同的技术效果。

表 3-15　美国 3D 打印生物医药应用领域功效矩阵

技术效果 / 应用领域	机械性能好	生物相容性	降低成本	提高安全性	模拟精准度高
口腔	42	14	16	4	15
骨科	46	25	3	2	13
生殖	1				
心血管	6	2		1	3
药品	2	2		2	
眼科	3				
神经		1	1		2
其他应用	6	1	1		2

注：灰色底色表示应用技术效果热点，白色底色表示技术效果盲点。以下表同。

　　口腔是美国在3D打印生物医药领域中应用最广的技术领域，口腔领域的技术效果主要体现在机械性能好上，主要技术体现在准备口腔领域植入物的设备和技术上，例如利用钛锆合金来制备的义齿对合金的硬度和刚性的需求等。另外，在口腔领域，降低成本也是重要的技术效果之一，世界范围内口腔植入物的市场需求不断扩大，制备成本低、效果好的植入物是技术发展的趋势，也是市场的需求。

　　骨科的应用对机械性能的要求更高，这与应用领域相关，例如对于髋关节植入物，由于其承载能力的需求，股骨杯和头部的形状特性要求很高。但通常毁坏的主要原因是髋关节磨损尤其是产生碎粒。例如，最常见的股骨骨质丢失原因是溶骨。虽然不知道根本原因，但可归纳为是由于许多种不同因素，包括异体与颗粒碎片的反应，尤其是高分子碎片。因此，如何避免髋关节的磨损是至关重要的，这一要求通常导致对髋关节表面粗糙度的公差要求极为严格。对于膝关节植入物（和其他骨科植入物）的要求与髋关节类似，即需要控制其表面形貌及粗糙度以确保其各项性能达到标准。因此提高机械性能是骨科最重要的技术功效。

3.3.7　生物医药应用领域技术发展路线图

　　从美国3D打印生物医药领域技术发展路线图（见图3－22）可以看出，美国在该领域的技术发展全面又相对集中，涵盖了生物医药领域的基础研究和各分支领域的研究，其中，骨科和口腔科是研究最多的领域，组织、药物、生物原料和手术器具等领域均有涉及，近年来研发的重点依然是骨科和口腔科领域。

　　骨科的研发涵盖了流体连通通道的骨植入体；形成规则的、重复的几何形状的刚性长丝构成的空间填充的自支撑的三维立体结构；具有与关节面匹配的三维几何形状的微创关节植入物；以及制造定制化的多孔金属假肢，技术在不断朝向提高精准度、生物相容性和机械性能方向发展。

　　口腔科的研发包括通过熔融沉积建模和三维印刷来创建牙科修复体、根据扫描数据定制手术方案等，同样也在不断提升精准度和个性化诊治。

　　通过无机颗粒以改善在基质内形成孔壁的强度并为再生组织提供矿物来源，或者由植入细胞形成的组织的自然发生的脉管系统；在植入时与内皮细胞排列在一起并与血管偶联以在整个基质中形成血管网络；使用固体自由成形制造技术形成具有三维结构的生物相容性好的多孔支架的方法，所述制造技术可以用作医学植入物进入活体，例如人类或其他哺乳动物，这些技术包括立体光刻、选择性激光烧结、弹道粒子制造、融合沉积成形和三维打印等技术。

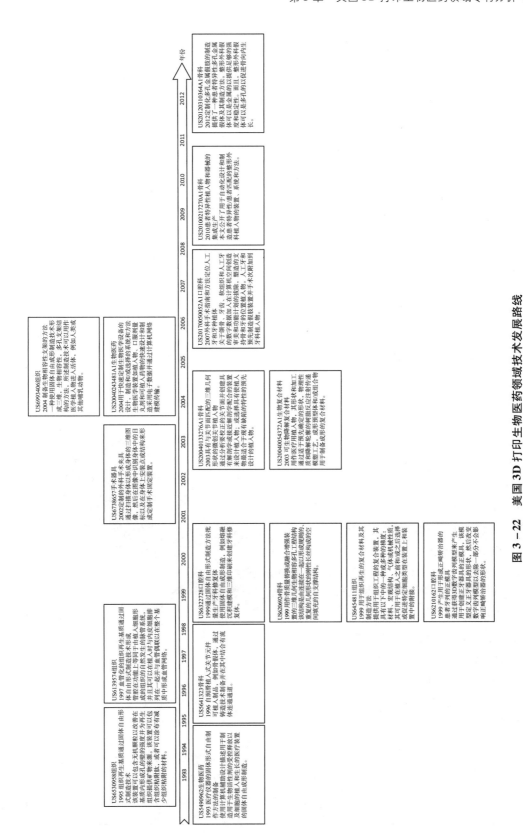

图3-22 美国3D打印生物医药领域技术发展路线

3.3.8 美国3D打印生物医药领域其他重点专利列表

美国3D打印生物医药领域重点专利见表3-16。

表3-16 美国3D打印生物医药领域重点专利

专利名称：Planar bone replacement material and method for producing a porous body 平面骨置换材料及制备多孔体的方法	
公开号：US9861483	申请日：2016-05-02
被引用次数：0	三级技术分类：骨科
专利权人：Heraeus Medical GmbH	

摘要：本发明涉及平面的异质性骨替代材料，包括至少一个片且优选包括多个片以用于骨缺损的加强，从而该骨替代材料由生物相容性塑料、生物相容性金属和/或生物相容性金属合金构成，所述至少一个片包括平面结构（1）并包括自所述至少一个片的平面结构（1）伸出的多个销（2），从而每个销（2）包括至少一个连接件（4），从而这些销（2）能弹性变形且充分相互靠近布置，从而将多个片的表面压在一起，使得不同片的连接件（4）相互锁合和/或卡合，且相互锁合和/或卡合的片形成相互锁合和/或卡合的片的开孔体。本发明还涉及形成由所述平面的异质性骨替代材料制造的主体的方法，其中多个片被相互压合在一起，这些片相互锁合和/或卡合并形成开孔体。

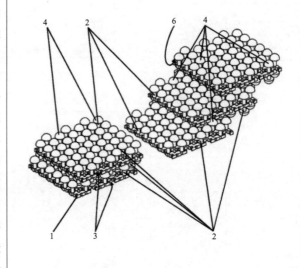

续表

专利名称：Rapid manufacturing of porous metal prostheses

多孔金属修复体的快速制造

公开号：US9775711	申请日：2015 - 02 - 25
被引用次数：0	三级技术分类：骨科；激光烧结

专利权人：Zimmer Inc.

摘要：提供了一种矫形假体和快速制造该假体的方法。整形外科假体包括固体承载层、多孔的骨长入层、交错层。采用激光烧结技术制作矫形假肢。

```
100

102  Provide a porous substrate

104  Place the porous substrate in a build chamber

106  Deposit metal powder onto the porous substrate

108  Apply a localized energy source to the metal powder
     to form solid metal

110  Remove the orthopaedic prosthesis from the build
     chamber and remove any excess metal powder

112  Implant the orthopaedic prosthesis
     into the patient's body
```

专利名称：Rapid prototyped transfer tray for orthodontic appliances

利用快速成形制成的转移托盘

公开号：US9763750	申请日：2015 - 08 - 06
被引用次数：0	三级技术分类：牙科

专利权人：3M Innovative Properties Company

摘要：本发明涉及一种用计算机实现、利用快速成形技术制作转移托盘的方法，其中托盘的齿龈边缘被限定为与至少一个容器交叉以接收正牙器具。该托盘配置有助于在将托盘放置在患者牙齿上时最小化托盘的行进距离，同时，能使器具与牙齿高度黏合。

专利名称：Dynamic porous coating for orthopedic implant

   骨科动态多孔涂层植入物

公开号：US9750850	申请日：2015 – 10 – 09
被引用次数：1	三级技术分类：骨科

专利权人：Arthrex Inc.

摘要：一种用于骨科植入物的动态多孔涂层，其中动态多孔涂层适于对相邻骨施加膨胀力，以填充动态多孔涂层与相邻骨之间的间隙，并在骨科植入物与相邻骨之间产生过盈配合。

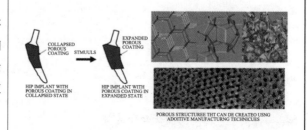

专利名称：Porous implant structures

   多孔种植体结构

公开号：US9668863	申请日：2010 – 08 – 19
被引用次数：0	三级技术分类：骨科

专利权人：Smith & Nephew Inc.

摘要：公开了适合用作医用植入物的多孔生物相容性结构和制造这种结构的方法。所公开的结构可以使用快速制造技术制造。所公开的多孔结构具有多个支柱和节点，其中不超过两个支柱相互交叉以形成节点。此外，节点可以是直的、弯曲的。所述支柱和节点可形成可熔合或烧结到至少一个其他单元的细胞，以形成连续的网状结构以提高强度，同时提供生长所需的组织和细胞所需的孔隙率。

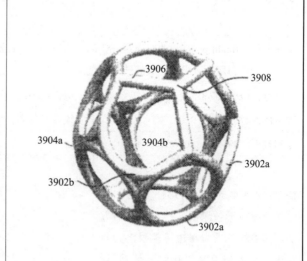

专利名称：Opaque inks and applications thereof 不透明油墨及其应用	
公开号：US9657186	申请日：2012 – 09 – 13
被引用次数：0	三级技术分类：其他材料
专利权人：3D Systems Inc.	

摘要：本文描述了用于三维打印的油墨。在一些实施方案中，用于三维打印的油墨包含 10% ~ 95% 的可聚合组分和 3% ~25% 的非反应性蜡组分，其中固化时的油墨的熔点大于非反应性蜡组分的熔点。

专利名称：Method of manufacturing an ultrasound system 制造超声系统的方法	
公开号：US9636133	申请日：2013 – 04 – 30
被引用次数：0	三级技术分类：其他
专利权人：The Regents of the University of Michigan	

摘要：提供一种超声波治疗系统，该系统包括任意数量的特征。在一些实施例中，可以使用快速成形方法定制换能器外壳，以布置多个单元件，基本扁平的换能器共用一个公共焦点。快速原型方法可以包括熔融沉积建模、3D 打印和立体平板印刷技术。在一些实施例中，治疗系统包括可插入换能器壳体的开口中的多个换能器模块。还描述了制造方法，包括在三维计算机辅助设计软件中将换能器外壳壳体设计成所需几何形状，以及多个声学聚焦透镜与换能器外壳壳体成一体，并构造换能器外壳壳体和多个声学聚焦，使用快速原型制作方法将换能器外壳壳体整合在一起。

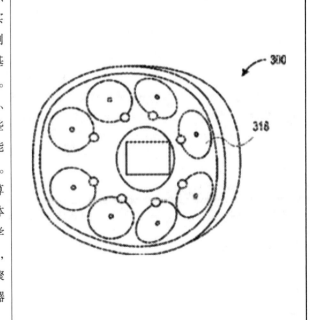

专利名称：Multi – functional hybrid devices/structures using 3D printing 使用 3D 打印的多功能混合设备/结构	
公开号：US9517128	申请日：2014 – 03 – 10
被引用次数：0	三级技术分类：其他；牙科

专利权人：The Trustees of Princeton University

摘要：公开了生物电子器件及其制造方法。该装置包括通过 3D 打印形成的支架。所述装置还包括经由 3D 打印形成的生物制品和电子装置，所述生物制品和电子装置与所述支架交织或偶联。电子部件可以包括硬导体、软导体、绝缘体和半导体中的至少一个。支架可以由合成聚合物或天然生物聚合物形成。生物制品可以包括动物细胞、植物细胞、细胞器、蛋白质和 DNA（包括 RNA）中的至少一种。	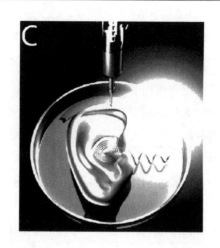

专利名称：Rapidly dispersible dosage form of topiramate 托吡酯的快速分散剂型	
公开号：US9492380	申请日：2015 - 08 - 27
被引用次数：0	三级技术分类：药品
专利权人：Aprecia Pharmaceuticals Company	

摘要：提供了掩味的快速分散的托吡酯剂型。托吡酯的蜡包衣颗粒包括在多孔结合基质内。托吡酯在分散于受试者的口中后保留其掩味形式，即使所述粒子未用聚合物材料包被。该剂型在 2min 内分散在唾液或水中，即使其具有高含量的蜡。它可用于治疗对托吡酯或其衍生物有治疗反应的疾病或病症。

专利名称：Directional porous coating 定向多孔涂层	
公开号：US9415137	申请日：2013 - 03 - 15
被引用次数：0	三级技术分类：骨科；医用高分子材料
专利权人：Biomet Manufacturing，LLC.	

摘要：使用选择的添加制造技术形成多孔区域。多孔区域可以辅助纤维诱导区域和/或骨诱导区域。可以使用增材制造技术完全形成假体构件和/或可以使用增材制造技术来形成增强部分，该增强部分被添加到单独形成的假体构件中。	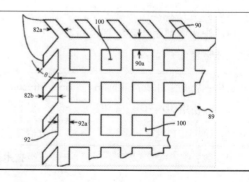

专利名称：Implant with patient – specific porous structure	
植入物具有患者特异性的多孔结构	

公开号：US9237950	申请日：2013 – 01 – 31
被引用次数：1	三级技术分类：骨科；医用复合材料

专利权人：Biomet Manufacturing, LLC.

<table>
<tr>
<td>摘要：一种用于特定患者关节的关节植入物的制造方法，包括从患者的骨的医学成像扫描获得特定患者的关节的骨的三维图像，并在该三维图像上确定用于接触特定患者的关节植入物的相应平面的切除平面。该方法包括根据患者的医学成像扫描确定沿着切除平面的骨层的多孔结构的三维图像。关节植入物制造为具有附着到关节植入物的平坦表面的患者特异性多孔构造层。患者特异性多孔结构的层基本上复制了特定患者的骨层的多孔结构。</td>
<td>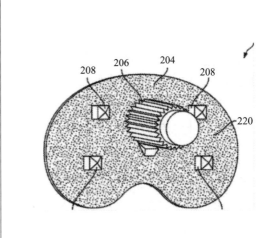</td>
</tr>
</table>

专利名称：Porous metal structures made from polymer performs	
由聚合物预成形件制成多孔金属结构	

公开号：US9226827	申请日：2011 – 11 – 16
被引用次数：0	三级技术分类：骨科；医用复合材料

专利权人：Zimmer GmbH

<table>
<tr>
<td>摘要：本公开内容涉及由聚合物预成形品及其制造方法制成多孔整形外科植入物。聚合物材料可形成一个预成形体，例如通过注模工艺或添加剂的制造工艺。在示范性实施例中，整体形状和预成形体的多孔框架被预定为基本上相同的整体形状和最终整形外科植入物的多孔框架。然后，预成形件可以被热解，并涂覆有金属以形成最终矫形植入物。</td>
<td>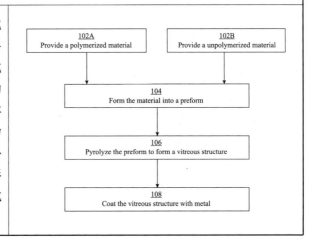</td>
</tr>
</table>

专利名称：Rapid manufacturing of porous metal prostheses 多孔金属修复体的快速制造	
公开号：US8992825	申请日：2012 – 06 – 01
被引用次数：1	三级技术分类：骨科；医用复合材料
专利权人：Zimmer Inc.	

摘要：提供矫形假体和一种快速制造方法。矫形假体包括固持力层、多孔骨层和指突状层其间。激光烧结技术被用于制造矫形假体。

专利名称：Rapid – prototyped custom – fitted blood vessel sleeve 快速原型定做血管套	
公开号：US8147537	申请日：2007 – 07 – 19
被引用次数：20	三级技术分类：心血管
专利权人：The Invention Science Fund I, LLC.	

摘要：本专利涉及一种使用快速原型技术制备自定义血管的方法、设备、计算机程序和系统，该血管成形技术使用的数据基于个人的解剖血管数据。

专利名称：Method and form of a drug delivery device, such as encapsulating a toxic core within a non - toxic region in an oral dosage form

　　　　　药物递送装置的方法和形式，如封装口服剂型无毒区域内的有毒核心

公开号：US7875290	申请日：2005 - 10 - 07
被引用次数：3	三级技术分类：药物

专利权人：Massachusetts Institute of Technology

摘要：一种药物递送装置，例如口服剂型（ODF），其具有由无毒区域包封的有毒或有效核心。无毒区域可以是包括多层、涂层、壳和它们的组合的区域，其提供对有毒或有效核心的保护和隔离。有毒或有效核心中的药物通过例如三维打印，将固体颗粒溶解或悬浮在液体中，而不是通过更常规的干粉处理和压缩而掺入剂型中。这最大限度地减少了在制造过程中产生有毒药物的空气传播颗粒的可能性，从而将制造人员暴露在有害环境的可能性降到最低。有毒或有效药物的湿法分配进一步为患者提供了更高的药物生物利用度。

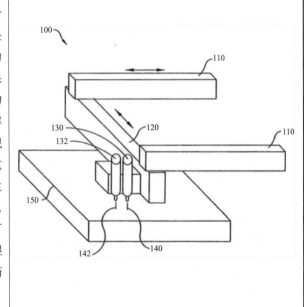

专利名称：Porous material having hierarchical pore structure and preparation method thereof

　　　　　具有分层的孔隙结构的多孔材料及制备方法

公开号：US7799839	申请日：2007 - 07 - 10
被引用次数：4	三级技术分类：医用复合材料

专利权人：Korea Institute of Machinery & Materials

摘要：本发明公开了一种具有分层孔结构的多孔材料及其制备方法。合成具有高功能性的纳米多孔材料与三维快速原型技术相结合。因此，本发明的多孔材料具有相应尺寸区域的互连孔和对应于每个尺寸区域的不平坦表面，因此提供了有利于细胞黏附、分裂、增殖、移动和分化的条件，从而在各方面显示出有效的应用。

专利名称：Implantable articles with as－cast macrotextured surface regions and method of manufacturing the same
具有铸型宏观纹理表面区域的可植入制品和制造方法

公开号：US5897592	申请日：1997－04－29
被引用次数：44	三级技术分类：其他

专利权人：Johnson & Johnson Professional Inc.

摘要：一种可植入制品，在其外表面的至少一部分上具有整体的铸态宏观纹理表面，该表面具有底切边缘轮廓的大孔。通过形成铸模提供复杂的宏观纹理化表面，使得模具具有通过三维打印技术形成的互补的宏观纹理表面特征，并在熔融模具内或与铸模接触以浇铸熔融金属，形成可植入制品。

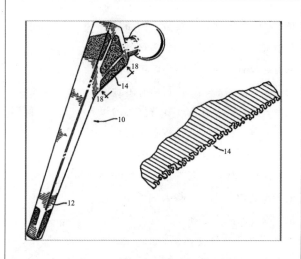

专利名称：Hip joint prostheses and methods for manufacturing the same
髋关节假体和制造方法

公开号：US5549697	申请日：1994－09－22
被引用次数：84	三级技术分类：骨科

专利权人：Johnson & Johnson Professional Inc.

摘要：可植入骨假体，例如髋臼壳，包括由铸造金属或金属合金制成的骨接合区域和由陶瓷材料或金属形成的铰接表面，所述金属永久地附接到金属骨接合区域。假体的骨接合区域优选地包括阻尼机构，以吸收传递到髋臼腔的一些加载力。骨假体通过三维打印技术制备的铸模形成。

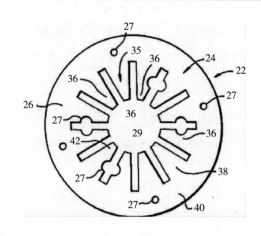

专利名称：Tissue regeneration matrices by solid free form fabrication techniques	
组织再生材料的固体自由形式制造技术	
公开号：US5518680	申请日：1994 – 02 – 23
被引用次数：488	三级技术分类：其他
专利权人：Massachusetts Institute of Technology	
摘要：本发明描述了使用计算机辅助设计制造用于从聚合物或聚合物/无机复合物中植入生长细胞的医疗装置的固体自由形式（SFF）技术。SFF 方法的示例包括立体光刻（SLA）、选择性激光烧结（SLS）、弹道粒子制造（BPM）、熔融沉积建模（FDM）和三维打印（3DP）。该装置可以掺入无机颗粒以改善形成基质内孔壁的强度，并为再生组织提供矿物质来源。该装置可以包含组织黏附肽，或者可以涂覆降低组织黏附的材料。可以通过控制打印参数来控制装置的宏观结构和孔隙率。最重要的是可以使用计算机辅助设计（CAD）为个体患者设计和定制这些特征以优化治疗。	

专利名称：Preparation of medical devices by solid free – form fabrication methods	
医疗仪器的固体自由形式制作的准备方法	
公开号：US5490962	申请日：1993 – 10 – 18
被引用次数：629	三级技术分类：其他
专利权人：Massachusetts Institute of Technology	
摘要：本发明描述了使用计算机辅助设计制造用于从聚合物或聚合物/无机复合物中植入生长细胞的医疗装置的固体自由形式技术。SFF 方法的示例包括立体光刻（SLA）、选择性激光烧结（SLS）、弹道粒子制造（BPM）、熔融沉积建模（FDM）和三维打印（3DP）。该装置可以掺入无机颗粒以改善形成基质内孔壁的强度，并为再生组织提供矿物质来源。该装置可以包含组织黏附肽，或者可以涂覆降低组织黏附的材料。可以通过控制打印参数来控制装置的宏观结构和孔隙率。最重要的是，可以使用计算机辅助设计（CAD）为个体患者设计和定制这些特征以优化治疗。	

专利名称：Method and apparatus for measuring fluid transport properties through porous media by NMR imaging	
通过多孔介质的核磁共振成像用于测量流体的输运性质的方法和装置	
公开号：US5278501	申请日：1991 – 09 – 27
被引用次数：44	三级技术分类：其他
专利权人：British Technology Group Limited	
摘要：多孔介质的流体的输运性质是由核磁共振成像确定的，显示流体输送性质，例如流速、流体加速度、平移自扩散、样品对流体输送的渗透性等。	

专利名称：Three-dimensionally printed tissue engineering scaffolds for tissue regeneration 组织再生用三维印刷组织工程支架	
公开号：US20180055643A1	申请日：2017-08-07
被引用次数：0	三级技术分类：其他
专利权人：Nanochon, LLC.	

摘要：本公开涉及用于组织再生的三维（3D）打印组织工程支架和制造方法。3D 打印的组织工程支架可以至少部分由具有不溶性组分和可溶性组分的复合材料制成。本公开的三维组织支架可以通过快速成形机制造。在一些情况下，制造的组织工程支架的三维形状可以对应于患者的组织缺陷的三维形状。

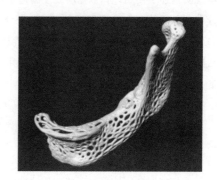

专利名称：Rapid manufacturing of porous metal prostheses 快速制造多孔金属假牙	
公开号：US20180021136A1	申请日：2017-10-02
被引用次数：0	三级技术分类：骨科
专利权人：Zimmer Inc.	

摘要：提供了一种矫形假肢和快速制造方法。采用激光烧结技术制作骨科假肢。

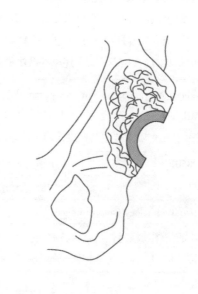

续表

专利名称：Implant having porous layer and molding method thereof 具有多孔层的植入物及其成形方法	
公开号：US20170348107A1	申请日：2017-05-25
被引用次数：0	三级技术分类：骨科
专利权人：Corentec Co., Ltd.	

摘要：一种具有多孔层的植入物及其模制方法，包括：具有骨接触表面的基底，所述骨接触表面部分地与患者的骨直接接触；内部有空隙的多孔层；连接层设置在骨接触表面和多孔层之间，以将骨接触表面连接到多孔层；肋可拆卸地连接到多孔层，其中连接层包括至少一个与骨接触表面中的构成组件之一相同的构成组件，以整合到多孔层和骨接触表面中，从而牢固地连接多孔层到骨接触面。因此，通过诱导植入物的骨接触表面附着到具有由不同金属形成的空隙的多孔层，通过包括与构成组分之一相同的至少一个构成组分的连接层，促进了不同金属骨接触面的结合。	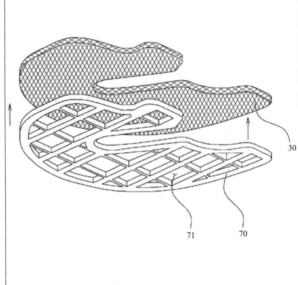

专利名称：Artificial blood vessel and preparation method thereof 人造血管及其制备方法	
公开号：US20170325933A1	申请日：2017-07-28
被引用次数：0	三级技术分类：心血管
专利权人：LIU CHANG	

摘要：一种人造血管及其制备方法，属于器官制造及生物材料技术领域。该人造血管包括外皮层、成纤维细胞层、平滑肌细胞层、内皮细胞层和内腔。本发明利用等离子喷涂、电喷涂、电纺丝、倒模和3D打印综合技术实现内皮层、平滑肌细胞层、成纤维细胞层和外皮层在三维空间的有序排布，采用抗凝血因子增强人造血管的抗凝血性，采用生长因子控释的办法实现其中干细胞的分步诱导分化，并经脉动反应器对人造血管进行培养。使其在结构和功能上模拟天然动物血管，为血管移植修复提供相应的替代品。	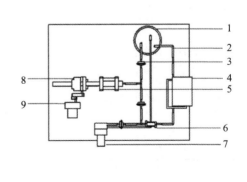

专利名称：Encapsulated materials in porous particles 多孔材料中的封装材料	
公开号：US20170306221A1	申请日：2015 - 09 - 22
被引用次数：0	三级技术分类：医用复合材料
专利权人：Philips Lighting Holding B. V.	

摘要：本发明提供一种制备（颗粒）发光材料的方法，尤其是针对球形的颗粒，所述颗粒具有多孔无机材料芯，所述多孔无机材料芯具有孔，特别是大孔，所述孔至少部分地填充有具有第一材料的聚合物材料。其中，所述方法包括（i）用含有第一种材料的第一种液体（油墨）和聚合物材料的可固化或可聚合前体的孔隙浸渍颗粒状多孔无机材料颗粒。至少部分填充所述第一材料和可固化或可聚合前体；（ii）在多孔材料的孔内固化或聚合可固化或可聚合的前体，以及由此获得的产品。第一材料包括选自一组材料中的一种或多种材料，所述材料包括有机发光材料、稀土发光材料、有机染料材料、无机染料材料、热致变色材料、光致变色材料、液晶材料、磁性材料、散射材料、高折射率材料、放射性物质、造影剂和治疗剂。

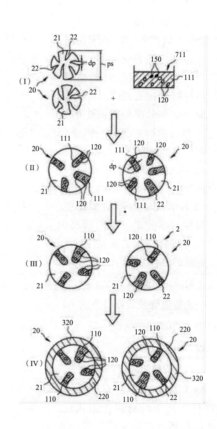

专利名称：Patient - specific manufacturing of porous metal prostheses 多孔金属假体针对特定病人制造	
公开号：US20170224494A1	申请日：2017 - 04 - 24
被引用次数：0	三级技术分类：骨科
专利权人：Zimmer Inc.	

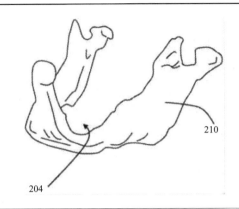

摘要：提供了一种可定制化的多孔金属修复体及其制造方法。金属可为骨科假体提供足够的强度和稳定性。此外，整形外科假体可促进骨长入多孔。

专利名称：Porous Interbody Spacer 多孔椎间间隔	
公开号：US20170156880A1	申请日：2016 - 12 - 07
被引用次数：0	三级技术分类：骨科
专利权人：Nexus Spine，LLC.	

摘要：骨植入物，特别是椎间间隔物，具有合适的孔径和刚度/柔性的组合。当植入物具有适当的孔径和刚度时，骨细胞能够适当地桥接植入物的孔，然后经受适当的压缩载荷以刺激骨细胞在孔内形成骨。一种植入物，包括由骨传导材料形成并具有 400 ~ 1200MPa 刚度的主体。此外，主体包括多个平均尺寸在 150 ~ 600μm 的孔。毛孔允许骨骼在其中生长。主体由线圈组形成，线圈组可以使用附加的制造工艺并使用传统的矫形植入物材料例如钛和钛合金形成，同时仍然实现植入物的所需刚度和孔径。

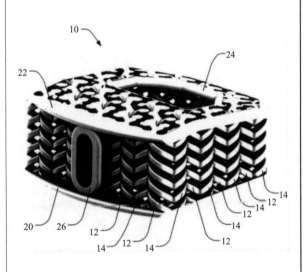

专利名称：Manufacturing of a ceramic article from a metal preform or metal matrix composite preform provided by 3D - printing or 3D - weaving 用 3D 打印或 3D 织造提供的金属预制件或金属基复合预制件制造陶瓷制品	
公开号：US20170022111A1	申请日：2013 - 12 - 04
被引用次数：1	三级技术分类：骨科
专利权人：European Space Agency	

摘要：本发明涉及一种由通过3D印刷或3D织造提供的金属或金属基质复合预制件（1）制造陶瓷制品（3）的方法。将预成形件（1）放置在加热室（2）中，并且施加预定的时间－温度分布图以便可控地使预成形件（1）与引入加热室（2）中的气体反应。选择金属、气体和时间－温度分布，以便引起金属－气体反应，导致至少一部分预成形体（1）转变成陶瓷。本发明的优选实施方案包括第一氧化阶段，其包括金属－气体反应以在金属的表面形成支撑氧化物层（5），接着是第二阶段，其中将加热室（2）加热至高于金属熔点的温度，以增加化学反应的活力。本发明还涉及如所述制造的陶瓷制品的许多有利的用途。

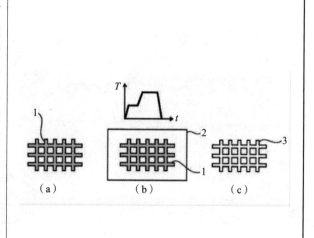

专利名称：Rapid prototyped transfer tray for orthodontic appliances
用于矫正器械的快速原型转移托盘

公开号：US20160374779A1	申请日：2016－09－09
被引用次数：0	三级技术分类：口腔科
专利权人：3M Innovative Properties Company	

摘要：本发明涉及使用快速原型技术制造传送托盘的计算机实现方法，其中托盘的齿龈边缘被限定为与用于接收正畸矫治器的至少一个容器相交。当将托盘放置在患者的牙齿上时，该托盘构造有助于最小化托盘的行进距离，同时还保持器具与牙齿高度黏合。

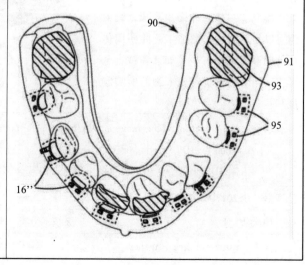

专利名称：Rapidly dispersible dosage form of topiramate 托吡酯的快速可分散剂型	
公开号：US20160361335A1	申请日：2016 - 08 - 23
被引用次数：0	三级技术分类：药品
专利权人：Aprecia Pharmaceuticals Company	

摘要：提供了掩味的快速分散的托吡酯剂型。托吡酯的蜡包衣颗粒包括在多孔结合基质内。托吡酯在分散于受试者的口中后保留其掩味形式，即使所述粒子未用聚合物材料包被。该剂型在少于 2min 内分散在唾液或水中，即使其具有高含量的蜡。它可用于治疗对托吡酯或其衍生物有治疗反应的疾病或病症。

专利名称：Particulate alloplastic bone replacement material and method for producing a free - formed porous body 颗粒骨替代材料和生产自由形成多孔体的方法	
公开号：US20160331538A1	申请日：2016 - 05 - 02
被引用次数：0	三级技术分类：其他
专利权人：Heraeus Medical GmbH	

摘要：颗粒异体骨置换材料和方法包括多个颗粒，此颗粒包括芯和从芯延伸的至少六个销，每个销至少包括一个连接元件，并且此销可弹性变形，在多个颗粒被压在一起时，不同颗粒的连接元件互相锁定和/或彼此咬合，并且与彼此互锁和/或咬合的颗粒形成开口的颗粒体，其与颗粒互锁和/或彼此咬合。

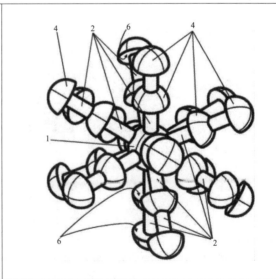

专利名称：Bone screw incorporating a porous surface formed by an additive 通过附加制造工艺形成的多孔表面的骨螺钉	
公开号：US20160157908A1	
被引用次数：0	三级技术分类：骨科
专利权人：Renovis Surgical Technologies Inc.	

摘要：本发明提供了一种骨螺钉或骨锚，例如带螺纹的椎弓根螺钉等，其具有多孔表面，用于在植入骨中时增强骨固定，并促进骨生长。最好该多孔表面覆盖骨螺钉或骨锚的至少一部分螺纹。多孔表面通过常规或新颖的增材制造工艺形成，例如三维（3D）打印等。多孔表面可包括新颖的针状突起和/或网格结构，和/或任何其他突出/凹陷特征，无论是规则的还是不规则的。

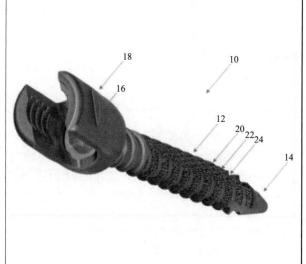

专利名称：Manufacture of biomaterial implants via three – dimensional printing technology 通过三维打印技术制造生物植入材料	
公开号：US20150374450A1	申请日：2015 – 06 – 30
被引用次数：4	三级技术分类：生物材料
专利权人：Bacterin International Inc.	

摘要：本发明涉及通过立体印刷技术制造成形的基于生物材料的植入物。

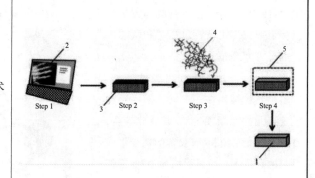

专利名称：Surgical implant devices incorporating porous surfaces 外科植入装置，包括多孔表面	
公开号：US20150018956A1	申请日：2014 – 07 – 24
被引用次数：8	三级技术分类：骨科
专利权人：Renovis Surgical Inc.	

续表

摘要：一种手术植入装置，包括：主体部分；有多个突出结构的一个或多个表面；主体部分和有多个突出结构的一个或多个表面的合成。包括多个突出结构的一个或多个表面通过附加制造工艺形成。多个突出结构包括多个针。可选地，外科植入装置包括前腰椎体间融合笼、后腰椎体间融合笼、经椎间孔腰椎体间融合笼、倾斜腰椎体间融合笼、颈椎笼和骨螺钉中的一种。

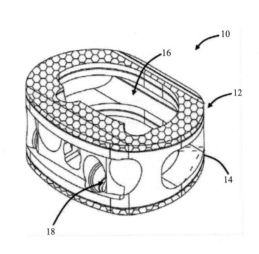

专利名称：Implant for in-vivo insertion which is formed with a porous coating layer thereon 用于体内插入的植入物，该植入物上有多孔涂层	
公开号：US20130282135A1	申请日：2011-11-09
被引用次数：6	三级技术分类：骨科
专利权人：Corentec Co.，Ltd.	

摘要：本发明涉及一种通过外科手术插入体内的植入物，例如人造膝关节或人造髋关节。更具体地，本发明涉及一种用于体内插入的植入物，其中多孔涂层的孔隙率形成在植入物的表面上，因此增加了植入物对孔的黏附性、植入物与植入物之间的黏附性、多孔涂层和多孔涂层中颗粒之间的黏附性。其中在多孔涂层中形成各自具有 $100 \times 300 \mu m$ 半径的垂直弯曲孔，以增加植入物对生长到孔中的骨的黏附性，并且其中多孔涂层中互连孔的比例增加，因此生长到孔中的骨相互连接，从而增加植入物和骨之间的黏附性。

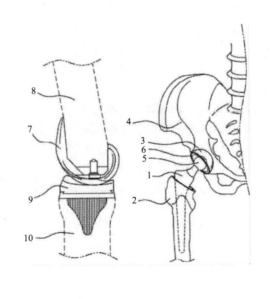

续表

专利名称：Bioceramic implants having bioactive substance 具有生物活性物质的生物陶瓷植入物	
公开号：US20100145469A1	申请日：2008 – 02 – 07
被引用次数：20	三级技术分类：生物材料
专利权人：Barralet Jake Edward; Gbureck Uwe	

摘要：一种生物陶瓷，内置假体包括生物活性物质（例如血管生成生长因子），这种生物陶瓷可以通过低温直接快速原型喷墨打印系统和方法制备。这种直接喷墨打印方法包括以下步骤：将陶瓷粉末涂覆到基底上；将黏合剂溶液喷墨打印到陶瓷粉末上，以形成黏合的陶瓷；将生物活性物质溶液喷墨打印到结合的陶瓷上，其中生物活性物质在低温（例如，室温25℃或±10℃）下打印在结合的陶瓷上；并重复该过程以形成生物陶瓷内置假体。

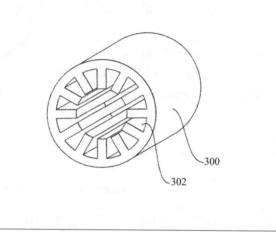

专利名称：Porous implant structures 多孔植入结构	
公开号：US20170252165A1	申请日：2017 – 05 – 24
被引用次数：0	三级技术分类：其他
专利权人：Smith & Nephew Inc.	

摘要：公开了适合用作医疗植入物的多孔生物相容性结构和制造这种结构的方法。可以使用快速制造技术来制造所公开的结构。所公开的每个多孔结构都具有多个支柱和节点，其中不超过两个支柱彼此相交以形成节点。此外，节点可以是直的、弯曲的。所述支柱和节点可形成细胞，所述细胞可与至少一个其他细胞融合或烧结以形成连续的网状结构以提高强度，同时提供组织和细胞向内生长所需的孔隙率。

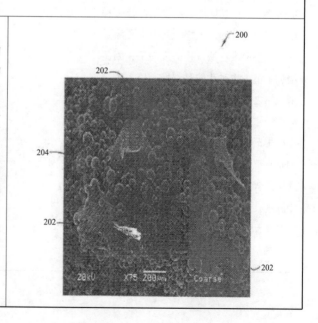

专利名称：Spinal implant with porous and solid surfaces	
有多孔和固体表面的脊柱植入物	
公开号：US20160199193A1	申请日：2016 – 01 – 13
被引用次数：5	三级技术分类：其他
专利权人：Stryker European Holdings I，LLC.	

摘要：公开了一种包括多孔和实心部分的脊柱植入物。植入物包括在上表面和下表面上以及在其内部的多孔部分。还公开了制造和植入这种植入物的方法。

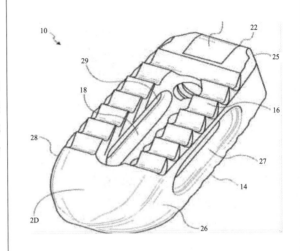

专利名称：Structural porous biomaterial and implant formed of same	
结构多孔生物材料和由其形成的植入物	
公开号：US20170095337A1	申请日：2015 – 05 – 04
被引用次数：1	三级技术分类：其他
专利权人：The Royal Institution for the Advancement of Learning/Mcgill University	

摘要：公开了一种包含多孔微结构的植入物，其具有外表面，其中外表面的至少一个区域由多孔微结构形成。微结构由至少一个单元的格子限定。每个单元具有预定的单元拓扑和多个边。每个单元的一个或多个边缘沿着其相应边缘连接到相邻单元。总之，所述单元在至少一个晶格内具有周期性或非周期性排列。

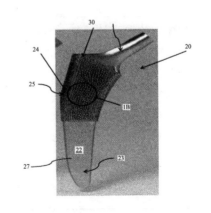

专利名称：Porous bidirectional bellowed tracheal reconstruction device

多孔双向气管重建设备

公开号：US9180029	申请日：2012 - 12 - 14
被引用次数：2	三级技术分类：其他

专利权人：The Regents of the University of Michigan

摘要：用于支撑患者体内缺损管道（passageway）的可植入夹板装置，所述可植入夹板装置由一个或多个支撑结构和脱细胞组织基质形成，所述支撑结构包括聚合物，所述脱细胞组织基质为符合患者的缺损管道形态的结构部件。所述结构部件还具有多个孔隙。该可植入夹板装置能够放置在患者的气管、支气管、食道和血管周围。可植入夹板装置还可被放置在患者的气管和食管之间。

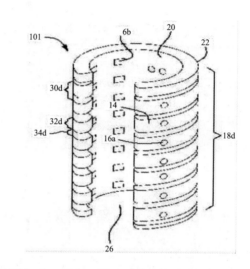

专利名称：Method for manufacturing mesoporous materials，materials so produced and use of mesoporous materials

制造介孔材料的方法，生产的材料和介孔材料的用途

公开号：US20100310539A1	申请日：2009 - 02 - 11
被引用次数：3	三级技术分类：药物

专利权人：Garcia - Bennett Alfronso

摘要：本发明涉及用于制备中孔结构的新合成物，所述中孔结构包括具有手性形态的中孔材料和具有局部或表面手性的中孔材料。该方法可用于制造受控药物递送装置，例如用于递送叶酸和荧光颗粒。

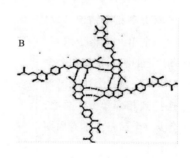

续表

专利名称：Porous material for use as implant，bone replacement and in general as material 用作植入物、骨替代物的多孔材料和一般材料	
公开号：US20080319547A1	申请日：2005 - 06 - 07
被引用次数：3	三级技术分类：其他
专利权人：ZOW AG	

摘要：本发明描述了植入物及其制造方法，该植入物具有可调节的多孔壳体，内部是网状的；这些植入物表现出高的压缩稳定性，并且当与具有或不具有活性剂的填充材料组合时，显示出不同的化学、物理 - 机械、生物力学或药理学性质。	

专利名称：Implantable biostructure comprising an osteoconductive member and an osteoinductive material 包含骨传导性构件和骨诱导性材料的植入式生物结构	
公开号：US20050281856A1	申请日：2005 - 05 - 10
被引用次数：50	三级技术分类：骨科
专利权人：Mcglohorn Jonathan；Saini Sunil；Caruso Andrea B.；West Thomas G.；Materna Peter A.；Sharobiem John；Bradbury Thomas J.	

摘要：本发明涉及包含骨传导构件和骨诱导材料的生物结构。骨诱导材料可位于骨传导材料的腔内。在本发明中，骨诱导材料是脱矿质骨基质，骨传导构件包括磷酸三钙。

3.4 美国3D打印生物医药领域重点市场主体分析

3.4.1 3D Systems 公司

3.4.1.1 背景介绍

3D Systems 公司诞生于 1983 年，至今已有 30 多年的创新历程，如图 3 - 23 所示。由 3D 打印发明者 Charles 与 Hull 共同创立，现已发展成为一家全球性的 3D 打印解决方案公司，致力于将客户与解决其 3D 打印业务、设计或工程问题所需的专业知识和数字制造工作流程联系起来。从数字化、设计和仿真到制造、检验和管理，其全面的技术组合提供了无缝、可定制的工作流程。3D Systems 率先发明了立体光刻解决方案，产品线包括 SLA（立体光刻）系列、SLS（选择性激光烧结）系列、MJM（多喷头模型）

系列等，支持光敏聚合物、金属、尼龙纤维、工程塑料和热塑性塑料等多种材料的打印。此外，3D Systems 公司的专利布局意识强烈，在美国、欧洲、中国等主要市场形成了有针对性的专利布局战略。

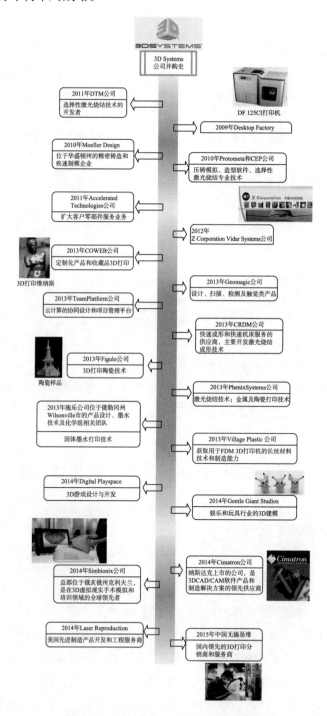

图 3-23　3D Systems 公司的发展历程

3.4.1.2　专利总概

3D Systems 公司在生物医药领域 3D 打印专利申请趋势如图 3 - 24 所示。3D Systems 公司成立于 1986 年，1985—1994 年这一阶段申请的专利数量为 23 项，以立体光刻工艺专利技术为主。其中，仅 1989 年的数量就达到了 17 项，占这一阶段专利总数量的 74%；1995—2008 年这一阶段，公司申请的专利数量处于波动状态，2006 年达到了这一阶段的峰值，这一年 3D Systems 公司在生物医药领域申请的专利数为 18 件；从 2009 年开始，3D Systems 公司申请专利的数量开始减少，这可能与 3D Systems 公司的战略部署有关，直到 2012 年，3D Systems 公司在生物医药领域申请的专利数有回升迹象；2016 年之后的数据可能不完整，因为专利申请日期和公开日期之间通常有 18 个月的间隔。

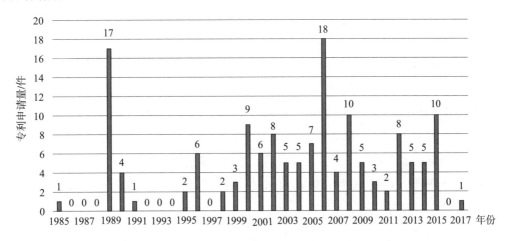

图 3 - 24　3D Systems 公司在生物医药领域 3D 打印专利申请趋势

3.4.1.3　重要发明人

3D Systems 公司在生物医药领域 3D 打印专利发明人排名如图 3 - 25 所示，申请专利数量最多的是 Hull Charles William，公司生物医药领域的 147 件专利申请中有 37 件作为第一发明人，足见其研发实力。作为 3D Systems 公司的创始人，Hull 于 1986 年在加利福尼亚州成立了 3D Systems 公司，在他开发 3D 打印机的第一个型号仅一年后，HULL 申请了他的发明专利，经过几十年的发展，3D Systems 拥有近千项专利。在他注册的所有专利中，涵盖了当今 3D 打印技术诸多基本的技术方法，例如利用三角模型（STL 文件格式）进行切片数据准备，以及交替曝光策略等。如今 3D Systems 公司发明的 3D 打印机已经进入无数的工业和商业用途，医疗行业利用 3D Systems 打印设备制造的患者下颌骨或面部结构模型，汽车安全公司用 3D Systems 的技术生产碰撞试假机器人，手表行业用 3D Systems 技术进行原型评估和人体工程学设计。各行各业都在享受着 3D Systems 的 3D 打印技术为世界带来的改变。

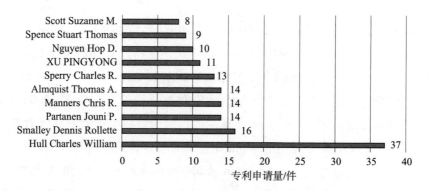

图 3-25   3D Systems 公司在生物医药领域 3D 打印专利发明人排名

3.4.1.4   研发动向

图 3-26 表明，3D Systems 公司在生物医药领域的中游"工艺与软件控制"部分的多个方面进行了专利布局，包括立体光固化成形（SLA）、软件 CNC 和建模、选择性激光烧结（SLS）、熔融沉积成形（FDM）、设备、数字光处理技术（DLP）、液态沉积成形（LDM）和选择性电子束熔化（EBSM）等。而针对上述每一方面，3D Systems 公司又从多个角度进行了专利申请，提供了多种实现方式。通过对"工艺与软件控制"部分的专利进行分析可以获知 3D Systems 公司正在研发哪些方面以及具有哪些独特的技术。

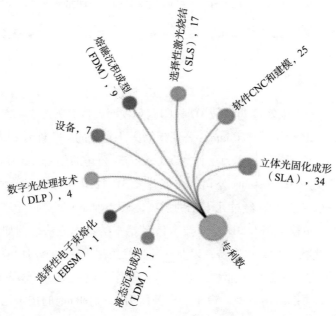

图 3-26   3D Systems 公司生物医药领域重点技术分布

3.4.1.5　重点专利分析

根据专利的被引用次数筛选出的重点专利见表 3 - 17。

表 3 - 17　3D 打印技术重点专利

专利名称：Method of making a three dimensional object by stereolithography 通过立体光刻制造三维物体的方法	
公开号：US5130064	申请日：1989 - 10 - 30
被引用次数：186	发明人：Smalley Dennis R. ；Hull Charles W.
专利名称：Stereolithography method and apparatus employing various penetration depths 采用各种穿透深度的立体光刻方法和设备	
公开号：US5182056	申请日：1989 - 10 - 27
被引用次数：177	发明人：Spence Stuart T. ；Smalley Dennis R.
专利名称：Selective deposition modeling method and apparatus for forming three - dimensional objects and supports 用于形成三维物体和支撑物的选择性沉积建模方法和设备	
公开号：US6270335	申请日：1999 - 02 - 18
被引用次数：96	发明人：Leyden Richard N. ；Thayer Jeffrey S. 等

3.4.2　Stratasys 公司

3.4.2.1　背景介绍

Stratasys 公司专营生产用于直接数字化制造（快速制造）、三维打印、快速成形的添加剂制造机，公司自从 1988 年发明了熔融沉积成形（FDM）专利技术后就一直引领着全球 3D 打印技术的发展。Stratasys 公司在北美、南美、欧洲、亚洲和澳大利亚都设立了办事处，致力于提供全球性的市场、销售和服务。

3.4.2.2　专利总概

截至目前，Stratasys 公司在生物医药领域共申请了 111 件专利，由图 3 - 27 可以看出，在 20 世纪 90 年代，Stratasys 公司申请的专利数量不多。从 20 世纪末到 21 世纪初，Stratasys 公司在生物医药领域的专利申请量开始逐渐增加，其中从 2006 年到 2016 年的十年间，有四年的专利申请量超过了 10 件，2016 年之后的数据可能不完整，因为专利申请日期和公开日期之间通常有 18 个月的间隔。

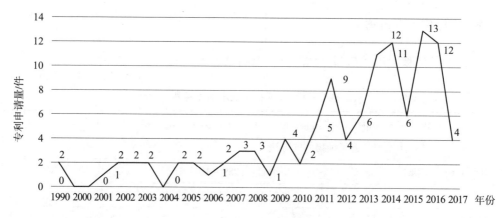

图 3-27　Stratasys 公司生物医药领域 3D 打印专利申请量

3.4.2.3　重要发明人

发明家将技术申请专利，依靠技术和专利创立企业，并且创立者在之后的发展过程中持续产出专利，是 Stratasys 公司的特色之一。从图 3-28 可以看出，Stratasys 公司发明人排在第一位的是 John Samuel Batchelder，他在生物医药领域 3D 打印方面贡献了 29 件专利。Swanson William J. 和 Comb James W. 等发明人亦有相当数量的发明产出，Stratasys 的创立者斯科特·克伦普（Scott Crump S.）以 10 件的专利量居第四位。

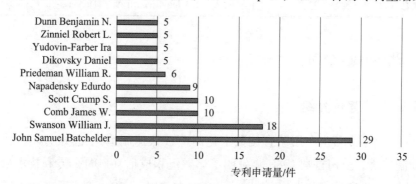

图 3-28　Stratasys 公司生物医药领域 3D 打印专利发明人排名

3.4.2.4　研发动向

图 3-29 表明，Stratasys 公司在生物医药领域的中游"工艺与软件控制"部分的多个方面进行了专利布局，包括设备、熔融沉积成形（FDM）、软件 CNC 和建模、选择性激光烧结（SLS）、数字光处理技术（DLP）、选择性电子束熔化（EBSM）和立体光固化成形（SLA）等。公司自从在 1988 年发明了熔融沉积型技术（FDM）专利技术后，其核心一直都是该技术。

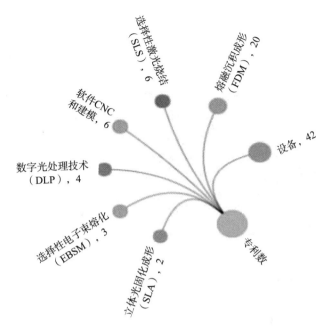

图 3 - 29　Stratasys 公司生物医药领域重点技术分布

3.4.2.5　重点专利分析

根据专利的被引用次数筛选出的重点专利见表 3 - 18。

表 3 - 18　3D 打印技术重点专利

专利名称：Apparatus and method for creating three - dimensional objects 用于创建三维物体的设备和方法	
公开号：EP0426363A2	申请日：1990 - 10 - 24
被引用次数：144	发明人：Crump Steven Scott
专利名称：Rapid prototyping method for separating a part from a support structure 用于将零件与支撑结构分离的快速原型设计方法	
公开号：EP0655317A1	申请日：1994 - 10 - 14
被引用次数：53	发明人：Ciccolo Arthur Charles；Kaul Anil；Korein James U.
专利名称：Method and apparatus employing sequential two - dimensional geometry for producing shells for fabrication by a rapid prototyping system 采用连续的二维几何形状来生产用于通过快速原型系统制造的壳体的方法和设备	
公开号：EP0606627A1	申请日：1993 - 12 - 21
被引用次数：36	发明人：Korein James Urey；Srinivasan Vijay；Tarabanis Konstantinos

3.4.3 麻省理工学院

3.4.3.1 背景介绍

麻省理工学院（Massachusetts Institute of Technology，MIT），一直以来都以其先锋 3D 打印研究而闻名，其开发了 3D 印刷（3DP）技术，并持有基础专利 US5204055A。

3.4.3.2 专利总概

对 MIT 生物医药领域 3D 打印专利检索得到的结果进行筛选，得到相关专利 32 件，其数量和申请年度分布如图 3-30 所示。可以看出，从 1999 年开始，MIT 开始将 3D 打印技术引入生物医药领域，每一年的专利申请数量都不多，但从被引用专利数量来看，MIT 申请的专利质量很高（因专利公开一般滞后 18 个月，因此 2016 年的数据并不完整，在此不纳入年度趋势考虑范围）。

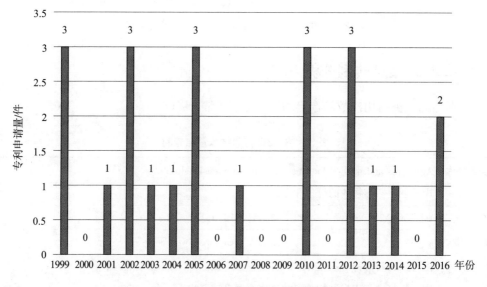

图 3-30　MIT 生物医药领域 3D 打印专利申请量

3.4.3.3 重要发明人

由图 3-31 可见，申请专利数量最多的是 MIT 材料科学与工程系的 Cima Michael J.，其在生物医药领域的 32 件专利申请中有 13 件作为发明人，足见其科研实力。其他的发明人 Monkhouse Donald C.、Yoo Jaedeok、Cima Linda G.、Pryce Lewis Wendy E. 等也都为 3D 技术在生物医药领域的发展做出了突出的贡献。

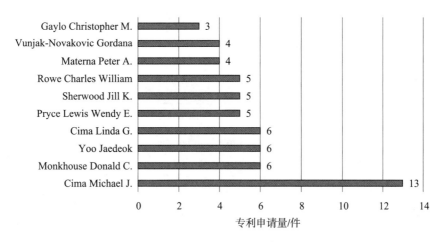

图 3-31　MIT 生物医药领域 3D 打印专利发明人排名

3.4.3.4　研发动向

从表 3-19 中，我们可以看到，MIT 生物医药领域的 32 件专利中，属于上游产业材料相关的专利有 9 件，涵盖了医用高分子材料、药物原料、医用复合材料和生物墨水；属于中游产业制造工艺相关的专利有 9 件，包括三维喷印（3DP）、软件 CNC 和建模以及其他技术；属于下游药品相关的专利有 11 件、骨科相关的有 4 件以及其他应用 4 件。

表 3-19　MIT 生物医药领域重点技术分布

一级分类	二级分类	专利数量
上游	医用高分子材料	3
	药物原料	3
	医用复合材料	2
	生物墨水	1
中游	三维喷印（3DP）	6
	其他技术	2
	软件 CNC 和建模	1
下游	药品	11
	骨科	4
	其他应用	4

3.4.3.5　重点专利分析

根据专利的被引用次数筛选出的重点专利见表 3-20。

表 3 -20　3D 打印技术重点专利

专利名称：Preparation of medical devices by solid free – form fabrication methods 通过固体自由形式制造方法制备医疗器械	
公开号：US5490962	申请日：1993 – 10 – 18
被引用次数：629	发明人：Cima Linda G.；Cima Michael J.
专利名称：Tissue regeneration matrices by solid free form fabrication techniques 组织再生基质通过固体自由形式制造技术	
公开号：US5518680	申请日：1994 – 02 – 23
被引用次数：489	发明人：Cima Linda G.；Cima Michael J.
专利名称：Composites for tissue regeneration and methods of manufacture thereof 用于组织再生的复合材料及其制造方法	
公开号：US6454811	申请日：1999 – 10 – 12
被引用次数：289	发明人：Sherwood Jill K.；Griffith Linda G.；Brown Scott

3.4.4　Align Technology 公司

3.4.4.1　背景介绍

Align Technology（简称 Align Tech）是一家全球医疗器械公司，拥有行业领先的创新产品，如 Invisalign 清晰对准器、iTero 口内扫描仪和 OrthoCAD 数字服务，可帮助牙科专业人员实现预期的临床效果，并为患者提供有效的尖端牙科治疗选择。

采用 3D 扫描和 3D 打印来制造定制的牙齿矫正器，其 2017 年的销售额达到 13 亿美元。在该公司的工厂里，50～60 台 SLA 3D 打印机同时运行着。该公司每天会用 Align Tech 技术生产 22 万个定制的 3D 打印牙齿矫正器，这些 3D 打印产品贡献了该公司总收入的 91%。

3.4.4.2　专利总概

对 Align Tech 公司生物医药领域 3D 打印专利检索得到的结果进行筛选，得到相关专利 44 件，其数量和申请年度分布如图 3 – 32 所示。可以看出，从 1999 年开始，Align Tech 公司将 3D 打印技术引入生物医药领域，分别在 2004 年、2008 年和 2016 年达到每一阶段的小高峰，这与公司的发展策略关系较大。2016 年后的数据并不完整，在此不纳入年度趋势考虑范围。

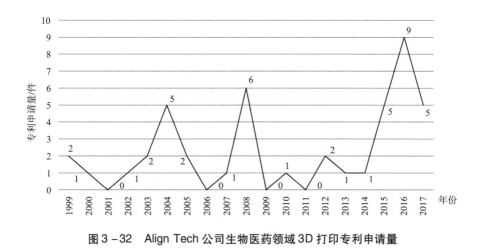

图3-32　Align Tech公司生物医药领域3D打印专利申请量

3.4.4.3　重要发明人

Align Tech公司在生物医药领域3D打印申请专利数量最多的发明人是Kuo Eric、Wen Huafeng和Kopelman Avi，分别为13件、12件和10件。其他的发明人Abolfathi Amir、Knopp Peter G.、Kaza Srinivas、Phan Loc X.、Chishti Muhammad、Kimura Ryan和Boronkay Allen等也都为3D技术在生物医药领域的发展做出了相当大的贡献。

3.4.4.4　研发动向

从表3-21中我们可以看到，Align Tech公司生物医药领域的44件专利中，属于上游产业材料相关的专利有2件，涵盖了医用无机非金属材料和医用高分子材料；属于中游产业制造工艺相关的专利有9件，包括软件CNC和建模、立体光固化成形（SLA）、数字光处理技术（DLP）、熔融沉积成形（FDM）和选择性激光烧结（SLS）；属于下游口腔科相关的有42件。由此可知，专注牙科领域的Align Tech公司曾尝试使用并布局多种3D打印技术用于公司产品制造。

表3-21　Align Tech公司生物医药领域重点技术分布

一级分类	二级分类	专利数量
上游	医用无机非金属材料	1
	医用高分子材料	1
中游	软件CNC和建模	4
	立体光固化成形（SLA）	2
	数字光处理技术（DLP）	1
	熔融沉积成形（FDM）	1
	选择性激光烧结（SLS）	1
下游	口腔科	42

3.4.4.5 重点专利分析

根据专利的被引用次数筛选出的重点专利见表 3 - 22。

表 3 - 22 3D 打印技术重点专利

专利名称：Creating a positive mold of a patient's dentition for use in forming an orthodontic appliance 创建患者牙列的正面模型用于形成正畸矫治器	
公开号：US6210162	申请日：1999 - 05 - 14
被引用次数：157	发明人：Chishti Muhammad；Wen Huafeng
专利名称：Modified tooth positioning appliances and methods and systems for their manufacture 改进的牙齿定位装置及其制造方法和系统	
公开号：US6497574	申请日：2000 - 09 - 08
被引用次数：93	发明人：Miller Ross J.
专利名称：Systems and methods for fabricating a dental template with a 3 - D object placement 用于制造具有三维物体放置的牙齿模板的系统和方法	
公开号：US7658610	申请日：2004 - 03 - 04
被引用次数：75	发明人：Knopp Peter G.

3.5 本章小结

美国作为 3D 打印技术的发源地，目前来看，在科研成果以及市场规模等维度均大幅领先于其他国家。进入 21 世纪后增材制造在不同行业的广泛应用更加奠定了美国的领先地位。

生物医药领域的 3D 打印技术发展经历了技术发展萌芽期、快速发展期，目前产业发展迅速，仍处于快速发展期。美国生物医药领域的 3D 打印技术始于 1983 年，此后的十年时间里，美国的专利申请增幅较小，1993 年之后，专利年申请量呈现逐步上升趋势，进入技术发展期，尤其是 2008 年之后，美国生物医药领域的 3D 打印技术专利年申请量快速增长，目前专利申请量仍保持在较高的水平。在生物医药领域的重点技术主要集中在 Aligntech、3M 和 MIT 等美国企业或机构手中。

本书对美国地区 3D 打印生物医药领域的专利进行的检索、分类与分析结果显示，美国共有 582 项专利布局在本土，足见其在生物医药领域的 3D 打印技术上处于领先地位，其在生物医药领域的专利主要集中在制备工艺、医学中口腔科与骨科的应用等。

第4章 欧洲3D打印
生物医药领域专利分析

4.1 欧洲3D打印生物医药欧洲专利总览

欧洲在3D打印方面的布局开始于20世纪80年代,在3D打印技术出现之初就开始在"第一框架计划(FP)"中布局了相关工作。几十年来欧洲通过各种计划对3D打印进行持续支持,推动其在各领域的应用发展。

与美国类似,于2004年开始搭建3D打印创新中心——欧洲3D打印技术平台(The European Additive Manufacturing Technology Platform,AM Platform)。目前,共有超过26个欧洲国家的350余名成员属于该联盟,其中72%的成员来自工业界,其余的成员来自研究机构。

欧洲在2013年通过"第七框架计划(FP7)"投入大量经费,进行大范围部署。1991—2013年,欧洲通过多个"框架计划"共设立了88个3D打印相关项目,其中FP7布局61个项目,支持经费1.60亿欧元,总投入达到2.25亿欧元。这其中将近30%的项目是进行3D打印材料的开发,涉及金属、高分子、生物、无机非金属和其他材料。其余70%的项目用于技术和应用的发展,领域覆盖生物医药、一般工业、航空航天、电子产品和消费品等。代表性的项目包括 Nanomaster FP7 项目(材料)、Artivasc 3D FP7 项目(生物医用材料)和 Diginova FP7 项目(数字化制造)等。德国的 Fraunhofe 研究所、芬兰赫尔辛基大学、荷兰 TNO 集团、英国的帝国大学、诺丁汉大学等参与了3D打印技术的研发工作。

4.1.1 专利申请趋势分析

图4-1中给出了欧洲3D打印生物医药领域专利申请趋势。欧洲申请趋势整体上与美国类似,1981—2007年,生物医药领域的3D打印的专利保持稳定增长;到2008年,欧洲3D打印专利申请量受到金融危机的影响,专利申请量稍有下降;从2013年开始生物医药领域的3D打印专利申请量明显增加;到2015年出现了大幅增长,申请

量由 66 件突然增加到 135 件；2016 年之后，因为专利申请公开延迟的原因，数据趋势图出现向下的趋势。

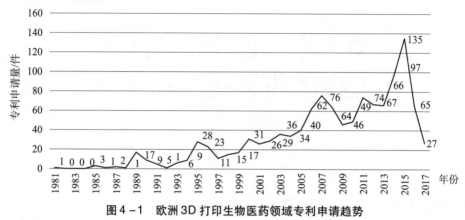

图 4 - 1 欧洲 3D 打印生物医药领域专利申请趋势

4.1.2 专利状态分析

从专利申请类型来看，检索到的 1163 件欧洲专利中，有 1162 件为发明专利，1 件为外观设计专利。其中，法律状态有效、在审和无效的部分占比分别为 31.7%、41.2% 和 27.1%，如图 4 - 2 所示。由于 2013 年后的专利申请量大幅提升，因而大部分专利仍处于审查过程中。

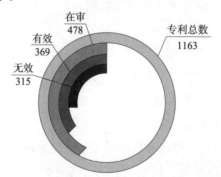

图 4 - 2 欧洲 3D 打印生物医药领域专利状态

4.1.3 重点专利权人构成分析

图 4 - 3 中给出了欧洲重点专利权人的专利申请数量。从图中可以看出，专利申请最多的专利权人分别为 3D Systems、EOS GmbH Electro Optical Systems（简称 EOS）和 Stratasys 公司，这与其市场占有率情况吻合。3D Systems 公司是 3D 打印业界的龙头老大，在 2011 年，3D Systems 公司收购了 3D 打印技术的发明者和专利拥有者 Z Corporation。准确地说，3D Systems 公司专注于内容打印解决方案，不仅仅是一家 3D 打印设备的提供商，具体包括 3D 打印机、3D 打印耗材、按需定制组件服务和 3D 数字

模型制作软件。3D Systems 公司专利布局涉及地区包括欧洲、美国、日本、德国、中国和韩国。排名后几位的专利权人的专利申请量均不到 50 件，相比排名前三的企业有显著的差距。

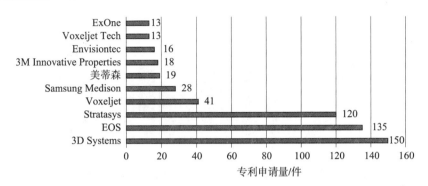

图 4-3 欧洲 3D 打印生物医药领域重点专利权人

4.1.4 专利来源国构成分析

欧洲重点专利权人主要分布在美国和德国，美国共有 434 件专利，德国共有 309 件专利。其他主要国家的专利不足 50 件，分别为意大利、英国、日本、瑞士、韩国、法国、荷兰、比利时等。由此可见，美国的几家 3D 打印巨头十分重视欧洲市场，制造业强国德国也很注重在欧洲的专利布局。

4.1.5 生物医药领域产业链分析

本书对欧洲地区 3D 打印生物医药领域的专利进行了检索、分类与分析。首先，将 3D 打印生物医药领域的产业链分为上游"材料"、中游"工艺与软件控制"以及下游"应用"三个部分，检索并通过人工筛选得到 1163 件相关专利。其中，上游"材料"部分 221 件、中游"工艺与软件控制"部分 1075 件以及下游"应用"部分 355 件，本书将研究重点放在中游"工艺与软件控制"部分，将 3D 打印技术在中游"工艺与软件控制"部分分为软件 CNC 及建模、设备、选择性激光烧结（SLS）、立体光固化成形（SLA）、熔融沉积成形（FDM）、选择性电子束熔化（EBSM）、数字光处理技术（DLP）、选择性激光熔化（SLM）、三维喷印（3DP）、液态沉积成形（LDM）等几个方面。

4.2 欧洲 3D 打印生物医药工艺与设备专利分析

4.2.1 生物医药领域工艺与设备专利分布概述

欧洲 3D 打印生物医药领域的中游技术专利申请趋势如图 4-4 所示，1999—2017

年大致可以分为四个阶段，包括平稳发展期、爆发增长期Ⅰ、平稳增长期和爆发增长期Ⅱ。由于专利的滞后性，2017 年的数据并不能完全说明真实趋势。

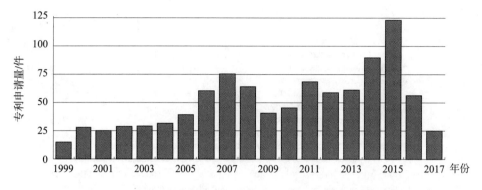

图 4 - 4　欧洲 3D 打印生物医药领域的中游技术专利申请趋势

1）平稳发展期（1999—2005 年），此期间专利申请数量维持在较稳定的状态，主要是技术相关的设备及装置改进与软件模型的优化等方面，其中，3D Systems 和 Stratasys 这两家美国 3D 打印领先企业申请较多，德国企业 Generis 也进行了大量专利布局。

2）爆发增长期Ⅰ（2006—2008 年），此期间出现了专利申请量的小高潮，这一波申请爆发增长期，出现了数量较多的涉及口腔科如假牙植入物、骨科模型和填充物、计算机辅助三维图像控制等专利。

3）平稳增长期（2009—2013 年），此期间专利申请量在大趋势上处于平稳增长阶段，针对 3D 制造方法和设备进行改进是主要方向。

4）爆发增长期Ⅱ（2014—2017 年），此期间在 2015 年出现申请数量的最高值，专利所涉及的内容也更为多样，3D 打印方法、材料、应用各方面均有专利申请。虽然 2016 年与 2017 年的数量骤减，但这是由于专利的滞后性，因为发明专利至申请日起 18 个月（主动要求提前公开的除外）才能公布，加上发明专利申请的审查周期较长等因素影响。

欧洲区域内 3D 打印整体环境较好，无论是专利、研究、3D 打印服务和主要公司对其的投资都非常活跃。德国、英国、荷兰、法国、比利时、意大利、西班牙和瑞典等国已经是 3D 打印领域的全球领导者，在生物医药领域也具有较强的全球竞争力。欧洲 3D 打印生物医药领域技术相关的专利中，法律状态为有效与在审的专利占比超过七成（见图 4 - 5），这也进一步说明了公司和科研机构在这一领域相当活跃。

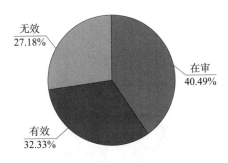

图4-5　欧洲3D打印生物医药领域技术专利法律状态

图4-6为欧洲3D打印生物医药领域具体技术的专利分布情况，固体自由成形、选择性激光烧结、软件与模型、设备等为专利申请的热点。其中，固体自由成形制造（SFF）约占总数量的40%，该方法是三维打印技术的总称，可包括立体光固化成形（SLA）、选择性激光烧结（SLS）、熔融沉积成形（FDM）以及三维喷印（3DP）等技术，并且可应用于控制药物的释放、组织再生等，使用的打印材料包括金属、陶瓷、矿物和聚合物粉末等。

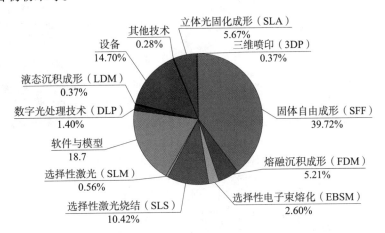

图4-6　欧洲3D打印生物医药领域技术专利分布

从图4-7中得知，在欧洲排名前10位的重点专利权人中，欧洲地区的专利权人有四位，分别是 EOS GmbH Electro Optical Systems（EOS）、Voxeljet、Envision Tech 和 Heraeus Kulzer GmbH 这四家德国企业，专利申请量约占重点专利权人前10名总申请量的38%，而 3D Systems、Stratasys、ExOne、Z Corporation 和 3M Innovative Properties 这四家美国企业专利申请量占重点专利权人前十名总申请量超过50%的份额，3D Systems 的申请量位居第一，占总申请数量的25.26%。韩国的 Samsung Medison 是全球知名医疗设备生产和出口厂商，作为唯一的亚洲企业排在欧洲3D打印生物医药领域技术重点专利权人的第五位。此外，排名前十名重点专利权人均为企业，这说明企业的研发能力高，同时较为注重在欧洲的专利布局，为抢占市场打好基础。

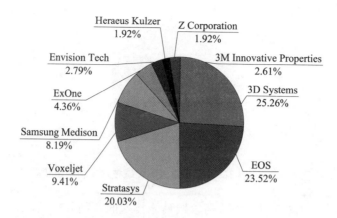

图 4 – 7　欧洲 3D 打印生物医药领域技术重点专利权人

从图 4 – 8 可知，欧洲 3D 打印生物医药领域技术的 IPC 主要分布在：

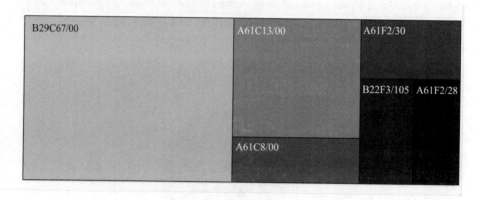

图 4 – 8　欧洲 3D 打印生物医药领域技术专利分类

B29C67/00——塑料的成形或连接；塑性状态物质的一般成形。

A61C13/00——牙科假体；其制造覆盖牙的牙冠；植牙。

B22F3/105——由金属粉末制造工件或制品，其特点为用压实或烧结的方法；所用的专用设备；利用电流、激光辐射或等离子体烧结。

A61C8/00——装到颌骨上用以压实天然牙或将假牙装在其上的器具；植牙；植牙工具。

从上述 IPC 分类的占比及含义可以看出，欧洲 3D 打印生物医药领域技术不仅在设备与装置方面研究较为突出，生物医药的应用如牙科等也是重点方向。

4.2.2　固体自由成形制造（SFF）

4.2.2.1　技术申请趋势分析

固体自由成形制造（SFF）是一种不需要定制模具的特定零件和组件的生产技术。

它们采用自由形式制造，使用计算机文件和精心控制的设备逐层构建。有几种方法可用，所有这些都依赖于计算机辅助设计（CAD）和过程控制工具。欧洲固体自由成形制造的申请量总体趋于增长态势（见图 4 - 9），在发展前期，专利申请量平稳增长，虽然 2008—2010 年前后经历了申请量的下跌，但是之后每年的专利申请增长幅度都较大，尤其在 2015 年达到峰值。2016—2017 年的数据因为专利的滞后性，并不代表真实的情况。

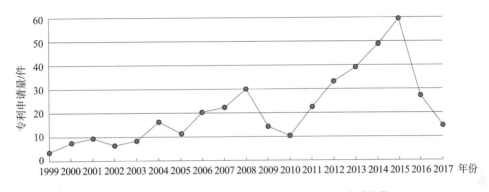

图 4 - 9　欧洲固体自由成形制造（SFF）专利申请趋势

4.2.2.2　重点专利权人分析

固体自由成形制造技术排名前五的重点专利权人中，美国老牌的 3D 领域巨头 3D Systems 和 Stratasys，以及德国知名工业级 3D 打印机厂商 Voxeljet 位列前三。其中，Voxeljet 的专利申请集中在系统设备与模型。

4.2.2.3　重点专利分析

在固体自由成形制造技术领域欧洲地区，依据专利被引证次数、同族专利数量、重点专利权人（见图 4 - 10）等因素，对选取的核心专利进行分析，见表 4 - 1。

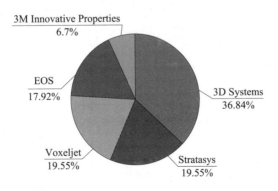

图 4 - 10　欧洲固体自由成形制造（SFF）专利重点专利权人

表4-1 3D打印技术重点专利

专利名称：Recoating system and method for solid freeform fabrication 涂层系统和固体自由成形方法	
公开号：EP1270185A1	申请日：2002-06-18
被引用次数：40	同族专利数量：5
专利权人：3D Systems Inc.	

摘要：一种利用固体自由成形（SFF）装置（10）中高黏糊状生成材料（34）制备形成三维物品的方法和系统。首次引入了黏度调节剂到材料成形领域并保持低黏度状态（12），然后材料置于工作表面层（52）干燥。之后，黏度调节剂通过蒸发（56）被移除。薄层（52）则有选择性地凝固，形成三维对象（34）。当尝试应用均匀层（52）高黏性材料在固体自由成形制造技术中时，该方法极大地消除了剪切应力施加于较低层（26，28，30）的不良影响。该方法允许金属、陶瓷、矿物或聚合物粉末与质量百分比为50%以上的高黏糊状材料混合使用。黏结剂最好是一种光固化树脂或热硬化材料，可选择性地变硬，形成三维物品。

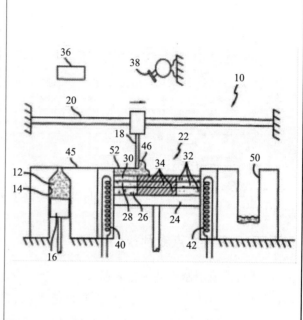

专利名称：Vascularized tissue regeneration matrices formed by solid free-form fabrication methods 通过固体自由成形制备血管化的组织再生间质	
公开号：EP0836453B1	申请日：1996-06-05
同族专利数量：54	
专利权人：Massachusetts Institute of Technology；Children's Medical Center Corporation	

摘要：用计算机辅助设计描述了用于控制生物活性剂的释放和细胞植入和生长的医疗器械的固体自由成形。SFF方法的例子包括立体光固化成形（SLA）、选择性激光烧结（SLS）、弹道粒子制造（BPM）、熔融沉积（FDM）和三维喷印（3DP）。通过控制印刷参数，可以控制装置的宏观结构和孔隙率。最重要的是，这些计算机辅助设计（CAD）提供的功能可以设计和量身定制，为个别患者优化治疗。

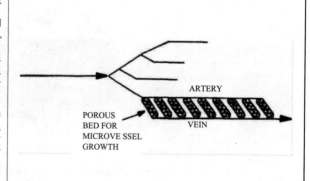

　　表 4 - 1 中的第一个专利是 3D Systems 公司在欧洲的专利申请，详细阐明了固体自由成形装置的工作流程，通过该方法能够缩短三维物品成形的时间，同时通过对各种不同材料的打印，满足打印的不同需求。

　　表 4 - 1 中的第二个专利的申请人为麻省理工学院（MIT）与儿童医学中心公司，是将固体自由成形技术应用于血管内腔中静脉或者动脉的打印，这样不仅能够更好地契合原血管的构造，同时提高精准度与缩短时间。

　　其他重点专利见表 4 - 2。

表 4 - 2　3D 打印技术其他重点专利

专利名称：Method and apparatus for X - ray scan of occlusal dental casts 　　　　　咬合牙铸型的 X 线扫描方法及仪器	
公开号：EP3295432A1	申请日：2015 - 05 - 15
被引用次数：0	三级技术分类：SFF；口腔
专利权人：Trophy	
摘要：一种口腔外成像装置，可进行患者头部某一部分的 3D 成像。该牙科设备和/或方法具体可以通过对上颌弓及下颌弓的倒模咬合模型进行一次口外成像，制作上颌牙弓和下颌牙弓的 3D 网格模型。在一个示例性实施例中，生成了上颌牙弓模型表面的第一个 3D 网格模型和下颌牙弓模型表面的第二个 3D 网格模型。然后，将第一个 3D 网格模型与第二个 3D 网格模型相交的接触区域移除，分离第一个和第二个网格模型。在另一个示例性实施例中，将第一个 3D 网格模型和第二个 3D 网格模型对齐。	
专利名称：Three - dimensional fabricating method for rapidly producing objects 　　　　　快速制造物体的三维制造方法	
公开号：EP3294530A1	申请日：2016 - 05 - 16
被引用次数：0	三级技术分类：SFF
专利权人：Dentsply Sirona Inc.	
专利名称：Modified bacterial nanocellulose and its uses in chip cards and medicine 　　　　　改性细菌纳米纤维素及其在芯片卡和医药中的应用	
公开号：EP3289079A1	申请日：2016 - 04 - 27
被引用次数：0	三级技术分类：SFF
专利权人：—	
摘要：本发明涉及细菌纳米纤维素复合材料，其包含纳米纤维素、传感器或信号处理分子、致动器/效应分子和/或细胞以及任选的其他组分。本发明进一步涉及细菌纳米纤维素复合材料在芯片技术和材料工程中的用途。本发明涉及包含细菌纳米纤维素复合材料的印刷，存储和/或处理介质以及智能卡或芯片卡。本发明进一步涉及细菌纳米纤维素复合材料的医疗用途，优选用于伤口愈合、组织工程和移植。本发明还涉及皮肤、组织或神经移植物。本发明还涉及刺激传导、肌肉刺激和/或监测心跳的方法。本发明进一步涉及使用 3D 打印机生产纳米纤维素复合材料芯片的方法。	

专利名称：Bilayered devices for enhanced healing 用于增强愈合的双层设备	
公开号：EP3285783A2	申请日：2016-04-25
被引用次数：0	三级技术分类：SFF
专利权人：University of Florida Research Foundation, Inc.；Sharklet Technologies Inc.	

摘要：本专利公开了一种多层伤口敷料，第一层包括加速伤口血管新生的通道，与第一层紧密接触的第二层具有相同或不同的化学成分，包含至少一个促进细胞定向生长的表面。本方法包括应用增材制造技术，使用聚合物材料依次对第一层、第二层成形并形成相应的通道及纹理表面。

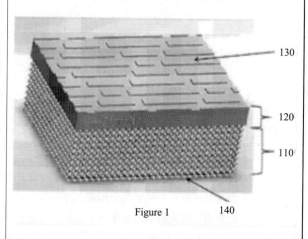

Figure 1

专利名称：Compositions for cell-based three dimensional printing 基于细胞的三维打印的组合物	
公开号：EP3280463A1	申请日：2016-04-07
被引用次数：0	三级技术分类：SFF
专利权人：Sichuan Revotek Co., Ltd.	

摘要：一种生物油墨组合物，包括多个生物块，其中生物块可作为细胞生物打印中的基本构件。还提供了生物块、组成生物块的药物组合物、人工组织、组织祖细胞或多维结构物的制备方法以及生物块的制备方法。生物阻滞、多维结构、人工组织和组织祖细胞组成的生物阻滞或利用本文所述方法制备的生物阻滞或组织祖细胞对组织工程、体外研究、干细胞分化、体内研究、药物筛选、药物发现、组织再生和再生医学都有应用价值。

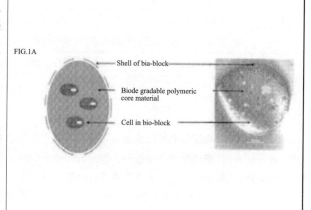

FIG.1A

续表

专利名称：Model and system for use in an imaging technique 用于成像技术的模型和系统	
公开号：EP3135199A1	申请日：2015－10－16
被引用次数：0	三级技术分类：SFF
专利权人：Jahnke Paul；Scheel Michael	

摘要：本发明涉及一种用于基于模型与电磁辐射的相互作用的成像技术中的模型。该模型包括多个体积元。两个相邻体积元的相互作用强度通过成像技术是可区分的。该模型包括由支撑材料制成的第一体积元件，并且第二体积元件由支撑材料和造影剂材料制成，并且由于造影剂的存在，与第一体积元件相比，其具有比电磁辐射更高的相互作用强度。第二体积元件通过印刷方法产生。本发明还涉及一种通过 3D 打印制造模型的方法。

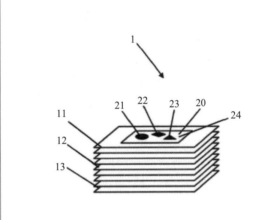

专利名称：Surgical implant devices incorporating porous surfaces and a locking plate 外科植入设备包括多孔表面和锁定板	
公开号：EP3052037A1	申请日：2014－10－02
被引用次数：0	三级技术分类：SFF
专利权人：Renovis Surgical Technologies Inc.	

摘要：外科植入装置，包括：主体部分定义多个端口；多个骨螺钉部分设置通过主体部分定义的多个端口；设置在多个骨螺钉和从事多个制造成体部分的侧凹部的至少一个头部锁定钢板；可压缩锁定板与主体部分的侧旋。可选地，外科植入装置还包括：一个或多个表面，包括多个凸出结构；其中，主体部分和包含多个凸出结构的一个或多个表面整体形成。由多个凸起结构构成的一个或多个表面由添加剂制造工艺形成。可选地，外科植入装置包括前路腰椎椎间融合器和颈椎笼。

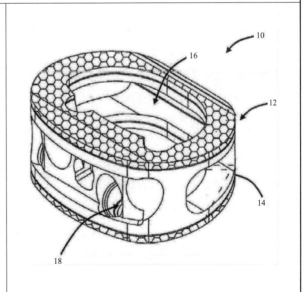

专利名称：Surgical implant devices incorporating porous surfaces	
外科植入装置，包括多孔表面	
公开号：EP3024419A2	申请日：2014 – 07 – 24
被引用次数：0	三级技术分类：SFF
专利权人：Renovis Surgical Technologies Inc.	
摘要：一种外科植入装置，包括：主体部分；和一个或多个表面，所述表面包括多个凸出结构；其中，主体部分和包含多个凸出结构的一个或多个表面整体形成。由多个凸起结构构成的一个或多个表面由添加剂制造工艺形成。所述多个凸出结构包括多个针。或者，手术植入装置包括一个前路腰椎椎间融合器、后路腰椎椎间融合器、一经椎间孔腰椎椎间融合器、斜腰椎椎间融合器、颈椎笼和骨螺钉。	

专利名称：Arrangement，device and method for producing an orthodontic apparatus and device for indirect adhesion of an orthodontic apparatus	
制造正畸装置的装置和方法以及用于正畸装置间接黏连的装置	
公开号：EP3010440A1	申请日：2014 – 06 – 17
被引用次数：0	三级技术分类：SFF
专利权人：Sonnenberg Consulting	

摘要：本发明涉及生产所有齿科正畸设备和/或整个正畸治疗过程中的辅助设备，其中包括数字化记录正畸部位的装置（2），一个数据处理单元（3）和至少一个3D打印机单元（5），其中，数据处理单元（3）控制至少一个3D打印机单元（5），且该数据处理单元（3）可以连接到数字化记录设备上。本发明涉及一种生产在整个正畸治疗期间所需的所有正畸设备和/或正畸辅助器具的方法。本发明还涉及一种正畸装置的间接固定装置。

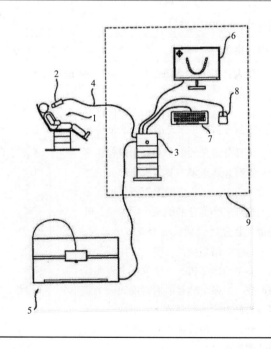

专利名称：Patient – specific mill guide 　　　　患者专用的铣削引导装置	
公开号：EP2493396A1	申请日：2010 – 10 – 19
被引用次数：0	三级技术分类：SFF
专利权人：Zimmer Inc.	
摘要：一种特定于病人的外科系统，如患者专用的铣削引导装置，用于制备骨以接受矫形假体。	

专利名称：Bone – like prosthetic implants 　　　　骨样假体植入	
公开号：EP2274023A2	申请日：2009 – 04 – 07
被引用次数：0	三级技术分类：SFF
专利权人：Bonus Therapeutics Ltd.	
摘要：一种假体植入物，包括生物相容性三维支架和选自成骨细胞、破骨细胞和内皮细胞或其祖细胞的至少两种细胞类型。	

4.2.3　选择性激光烧结（SLS）

选择性激光烧结（SLS）是高端制造业领域普遍应用的技术。最初由 C. R. Dechard 在 1989 年提出。凭借这一核心技术，他组建了 DTM 公司，之后一直成为 SLS 技术的主要领导企业，并在 1992 年将 SLS 成功商业化推广。直到 2001 年被 3D Systems 公司完整收购。而在日本，包括东京大学、日立株式会社、松下公司、施乐公司（Eerox）等均在 SLS 这一技术上进行了相关专利的申请。

4.2.3.1 技术申请趋势分析

欧洲地区选择性激光烧结技术在前期的发展过程中专利申请较少，但 2002 年之后基本保持平稳的状态（见图 4 - 11）。2017 年专利申请数量骤减是由于专利滞后性造成的。

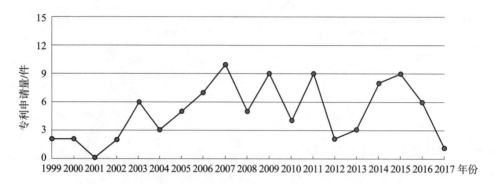

图 4 - 11　欧洲地区选择性激光烧结（SLS）专利申请趋势

4.2.3.2 重点专利权人分析

欧洲地区选择性激光烧结（SLS）专利排名前五位的重点专利权人（见图 4 - 12）中，德国企业 EOS 申请专利数量占总申请量的 66.67%。这说明在欧洲范围内选择性激光烧结这一技术领域，EOS 占据了绝对优势。该企业主要在设备与装置的构造方面进行研发，对于选择性激光烧结技术中使用的材料类型和性质也申请了专利。其余四家企业均为美国的 3D 打印公司，这也从侧面反映出美国在 3D 打印行业的领先地位。

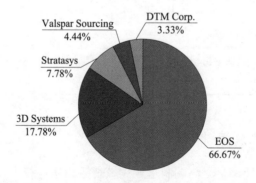

图 4 - 12　欧洲地区选择性激光烧结（SLS）专利重点专利权人

4.2.3.3 重点专利分析

在固体自由成形制造技术领域欧洲地区，依据专利被引证次数、同族专利数量、重点专利权人等因素，对选取的核心专利进行分析，见表 4 - 3 ~ 表 4 - 5。

表4-3 3D打印技术重点专利（1）

专利名称：Process for use in foundry practice 铸造过程	
公开号：EP0968776A1	申请日：1995-05-24
被引用次数：45	同族专利数量：30
专利权人：Eos GmbH Electro Optical Systems	

摘要：砂模和型芯在铸造中使用的方法包括：（i）采用逐步结构法形成模具和/或芯；（ii）计算机控制的选择性激光加热薄板金属层；（iii）重复为每个新涂覆成形材料层进行选择性烧结过程。模塑材料包括：（a）一种粉状、颗粒状成形或不规则模制的颗粒材料；（b）一个热硬化黏合剂。组分（a）是由组分（b）封闭的，或者组分（a）和（b）混合，组分（a）保持上述化学惰性进行处理。

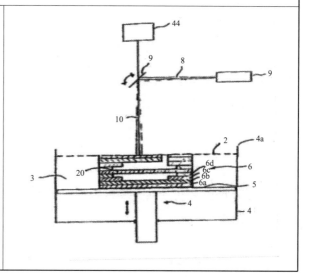

本专利是使用选择性激光烧结技术进行金属板的成形，详细描述每一个步骤以及中间使用到的材料。该专利的申请人是德国 EOS 公司，同族专利数量为 30 篇，属于一篇较为基础的选择性激光烧结方法与设备的专利。

表4-4 3D打印技术重点专利（2）

专利名称：Use of a polyamide 12 for selective laser sintering 聚酰胺12用于选择性激光烧结	
公开号：EP0911142A1	申请日：1998-09-15
被引用次数：39	同族专利数量：11
专利权人：Hüls Aktiengesellschaft	

摘要：利用选择性激光烧结将粉末制备成颗粒的过程，其中该粉末材料是聚酰胺12，熔融温度：185～189℃，热熔值：（112±17）J/g，凝固温度：138～143℃。粉状聚酰胺12具有50～150μm的平均粒度。

Polyamid	Schmelztemperatur	Schmelzenthalpie	Erstarrungstemperatur
PA 12[1]	（187±1）℃	（112±17）J/g	（141±1）℃
PA 12[2]	（177±1）℃	（71±11）J/g	（141±1）℃
PA 12[3]	（176±1）℃	（109±16）J/g	（143±1）℃
PA 11[4]	（186±1）℃	（87±13）J/g	（157±1）℃

本专利是提供一种聚合物材料聚酰胺12用于选择性激光烧结工艺，对聚酰胺12的各个性质进行研究。

表4-5　3D打印技术重点专利（3）

专利名称：Method of manufacture of dental prostheses and auxiliary elements 牙科修补物和辅助物的制造方法	
公开号：EP1021997A2	申请日：1999-12-21
被引用次数：37	同族专利数量：18
专利权人：Bego Bremer Goldschlagerei Wilh Herbst	
摘要：本发明涉及一种由选择性激光烧结工艺用生物相容性较好的粉末材料生产牙科修补物和辅助物。用粒度范围为0~50μm的生物相容性材料粉末通过激光烧结的快速原型成形工艺制备假牙（例如牙冠、牙桥和嵌体）和/或辅助物。	

本专利是将选择性激光烧结应用于口腔科中，主要是制作假牙和辅助物。该专利权人是德国Bego公司，其在牙科领域中是集牙科设备、材料的研发和生产于一体的世界著名企业。

4.3　欧洲3D打印生物医药重点应用专利分析

4.3.1　生物医药应用专利总览

4.3.1.1　专利申请公开趋势分析

欧洲3D打印生物医药领域专利最近20年的申请和公开趋势如图4-13所示，欧洲在该领域最早的专利申请是在1981年，专利名称是 *Process for the manufacture of medical and dental, alloplastic, endoprosthetic and exoprosthetic fittings*（用于医疗制造和牙科、同种异体移植物、内假体和外假体配件的方法），一直到1994年之前，欧洲在3D打印生物医药领域的专利申请都很少，除了1990年申请了5件以外，剩余的年份要么没有专利申请，要么只有1~2件。1994年开始，欧洲在本领域的专利申请开始逐渐增加，在2007年时出现了一个小高峰，申请量达25件，随后的两年专利申请量大幅减少，2009年只有11件专利申请，但这之后又一次迎来了申请的快速发展期，在2015年达到申请的峰值44件，由于专利信息公开的滞后性，2016年和2017年数据有所下滑。专利的公开趋势与申请趋势相似，在2016年达到公开的峰值69件。

·168·

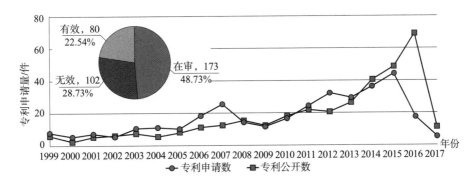

图 4 - 13　欧洲 3D 打印生物医药领域专利申请公开趋势和法律状态

根据技术发展生命周期理论，欧洲在 3D 打印生物医药领域的技术发展萌芽时期从 1981 年开始，技术刚刚开始被研究，专利的申请和公开数量很少，1994—2005 年处于平稳发展期，这个阶段的专利申请数量增长缓慢，2006 年开始技术进入了快速发展期，研究的人和方向都多了起来，但是数据也会有起有伏，在技术的发展过程中出现这样的现象很正常。

在欧洲的这 355 件专利中，处于有效状态的专利有 80 件，占比 22.54%，173 件专利处于在审状态，权利尚不稳定，占比 48.73%，而处于无效状态的专利有 102 件。我们认为，当下欧洲 3D 打印技术在医学领域的应用依然位于初级水平，有很多专利目前仍在审查期内，可见，3D 打印在医学方面仍有较大的开发潜力。

4.3.1.2　专利权人分析

欧洲 3D 打印生物医药领域专利申请排名前 10 位的重点专利权人分布如图 4 - 14 所示，排名前 10 位的专利权人申请专利的平均数为 7.1 件，申请数量最多的是 3M 公司，申请了 14 件专利，其次是 3D Systems 公司申请了 10 件，3Shape A/S、Heraeus Kulzer GmbH 和 Materialise N. V. 都申请了 8 件专利。

3M 公司是全球性的多元化科技企业，在生物医药领域占据着重要的地位。3D Systems 公司主要生产三维立体打印机，也同样覆盖软件与扫描仪和材料领域，在生物医药领域，3D Systems 公司作为唯一一家端到端的以医疗保健为中心的打印和 3D 可视化技术公司，从人体模型、模拟手术到金属打印植入物、齿科矫形，涉足领域很广泛，面向用于矫形、脊柱、CMF、牙科和兽医应用的金属植入体和仪器，依靠专业知识和直接金属打印（DMP）功能引导从原型设计和试用系列到大量制造的整个过程。

从图 4 - 15 可以看出，欧洲 3D 打印生物医药领域市场的主体以美国申请人为主，申请的专利数量是 125 件，其次是申请了 62 件专利的德国申请人，比利时、中国和英国申请人的专利申请数量相差不大，排名随后。

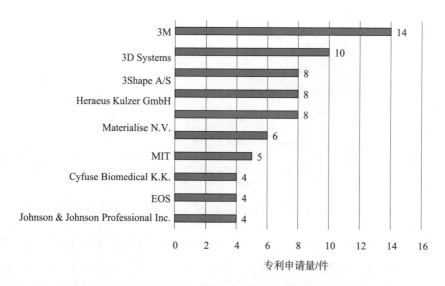

图4-14 欧洲3D打印生物医药领域专利重点专利权人分布

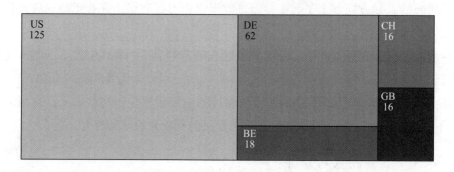

图4-15 欧洲3D打印生物医药领域专利权人来源国分布

美国申请人重视欧洲市场，申请量远超过欧洲众多国家，可见美国在3D打印生物医药领域的技术发展处于行业的领先地位，同时也很重视欧洲市场的专利布局。德国作为欧洲四大经济体之一，在制造业的发展上占据了重要地位，申请量虽然不及美国但同样远超过欧洲的其他国家，可见其在该领域的技术发展在欧洲处于领先地位，比利时和英国的申请量在欧洲国家中排前三，但数量并不大，可见其具有发展的潜力，而中国的专利申请量排在欧洲申请的前五，说明中国申请人在进行专利布局时重视欧洲市场。

4.3.1.3 生物医药领域技术分布

从图4-16可以看出，欧洲在口腔领域的3D打印技术分布最多，共124件，占比34.93%，主要是义齿的打印及其设备等，骨科的应用也较多，80件专利约占总数的1/5，专利主要涉及骨植入物打印、康复模型等，此外，生物医药领域的技术还分布在心血管领域、打印控制释放顺序或速率的药品应用、打印体外组织或模型等方面，在其他或未指明具体应用的专利中，提及 3D 打印技术可以应用在生物医药领域，但未指明具体的应用。

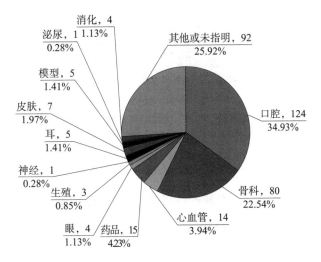

图 4 – 16 欧洲 3D 打印生物医药领域技术分布

口腔和骨科领域技术较多也可以佐证欧洲在 3D 打印生物医药领域技术的发展仍然处于发展的早期阶段，同时，涉及了生物医药的多个领域，可见其技术在不断发展和拓展中，这是处于快速发展期的技术的特点之一。

4.3.2　口腔科应用专利分析

4.3.2.1　口腔科专利申请公开趋势分析

欧洲 3D 打印口腔领域专利的申请数量是最多的，共 124 件专利，近 20 年的专利申请和公开趋势如图 4 – 17 所示，最早的专利申请是 Siemens Aktiengesellschaft（西门子股份公司）在 1986 年申请的 *Diagnostic dental X – ray apparatus*（诊断牙科 X 射线机）专利，此后很长的时间都没有口腔领域的专利申请，直到 1997 年才有 2 件专利申请，欧洲口腔领域的专利申请数量波动较大，2002 年开始逐渐增长，除了 2005 年稍有下滑以外，在 2007 年达到 19 件申请的峰值，2008 年开始专利申请数量开始下降且出现波动，2016 年和 2017 年的数据由于专利信息公开的滞后性，信息不全。该领域欧洲专利的公开趋势与申请趋势相似，2000—2008 年公开数量持续增加，但 2009 年开始数据出现波动，2016 年达到了公开的峰值 18 件。

欧洲 3D 打印口腔领域专利中，有效专利共 34 件，占比 27.42%，处于审查过程中的专利共 56 件，占比接近一半，而无效的专利与有效的专利数量是一样的，从这个角度来看，有效的专利数量不多，大部分处于审查过程中，也可以佐证欧洲在该领域的技术发展具有前景，但技术发展目前处于初期阶段。

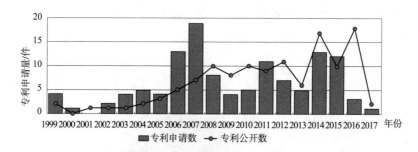

图 4 - 17　欧洲 3D 打印口腔领域专利申请公开趋势和法律状态

4.3.2.2　口腔科重点专利权人分析

　　欧洲 3D 打印口腔领域申请专利排名前 10 的专利权人分布如图 4 - 18 所示，专利申请数量最多的是 3M 公司，共申请了 14 件，其次是申请了 7 件专利的 3Shape A/S 和 Heraeus Kulzer GmbH 公司，以及申请了 5 件专利的 Natural Dental Implants AG 公司，其他公司名在图中未标出，用 6~10 代替。

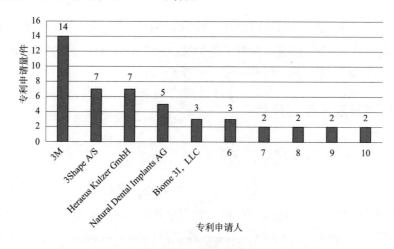

图 4 -18　欧洲 3D 打印口腔领域专利重点专利权人分布

　　可见 3M 公司在口腔领域中拥有较为明显的优势，专利 *Dental restoration molding techniques*（牙科修复成形技术）公开了一种用于在患者的嘴中形成牙科修复体的定制工具，包括提供与患者的牙齿配合的定制化模体；专利 *Fabrication of dental works from digital models*（牙科模型制作方法）公开了一种获取一个或多个口腔内结构的数字表面信息，并处理数字表面以获得包括多个部件的牙弓的三维数字模型的方法；专利 *Process for producing a sintered lithium disilicate glass ceramic dental restoration and kit of parts*（用于生产烧结二硅酸锂玻璃陶瓷牙修复体和部件套件的方法）公开了一种用多孔三维制品制造烧结二硅酸锂玻璃陶瓷牙修复体的方法。可见，3M 公司在口腔领域的技术研发包括了材料的制备、模型构建和具体的打印方法及产品，产业链的参与完整性高，具有领先优势。

3Shape A/S 公司申请的专利 *Manufacture of a dental model*（牙科模型的制造方法）公开了通过扫描上颌印模和/或下颌印模的一部分，获得印模扫描，评估后使用印模扫描获得三维模型，从而获得牙齿印模的精确三维模型的方法；*Modeling and manufacturing of dentures*（义齿的建模和制备方法）公开了按照该方法为患者建模和制造义齿的方法，主要关注产品的制备。

Heraeus Kulzer GmbH 公司公开的专利 *Production of individual dental prostheses via cad/cam and rapid manufacturing/rapid prototyping from data of the digital impression*（通过 CAD／CAM 和快速制造/通过数字印象数据快速制作个体牙科假体）公开了通过 3D 打印技术利用陶瓷和塑料来制备义齿的方法，此外还公开了制备过程中采用的 CAD/CAM 建模等方法。

4.3.2.3　口腔科重点专利分析

欧洲 3D 打印口腔领域重点专利的筛选条件结合了被引次数和学术研究前景，重点专利见表 4 - 6。

表 4 - 6　欧洲 3D 打印口腔领域重点专利

专利名称：Prosthesis for periodontal integration 用于牙周整合的假体	
公开号：EP2095789A1	申请日：2007 - 10 - 16
被引用次数：5	三级技术分类：口腔；SFF
专利权人：Natural Dental Implants AG	
摘要：本发明公开了一种用于牙周整合的假牙。此外，公开了一种用于骨结合的定制的牙科假体，其具有成形为基本上适形于待替换的牙齿的根部的三维表面的第一制造部分和成形为基本上适形于待替换的牙齿的冠的三维表面的第二制造部分。此外，公开了一种定制的制造夹板以定位和固定牙齿形状的假体。此外，公开了一种基于 CAD/CAM 的方法和一种用于制造替换所提取的牙齿的定制牙齿假体的系统，其中所提取的牙齿被扫描为关于其三维形状并且基本上使用（a）成像系统在体外像锥形束 CT 系统那样被扫描，（b）CNC 机器和（c）适合于被整合到提取插座中并且至少部分地被形成插座的现有组织采用的生物相容材料。	

专利名称：Dental restoration molding techniques 口腔修复成形技术	
公开号：EP3232984A1	申请日：2015 – 12 – 07
被引用次数：0	三级技术分类：口腔
专利权人：3M Innovative Properties Company	

摘要：一种用于在患者口腔内形成牙齿修复的定制工具，包括提供用于与患者的至少一个牙齿进行定制配合的模具。模具被配置成与患者的牙齿结合形成包括牙齿缺失结构的模腔。

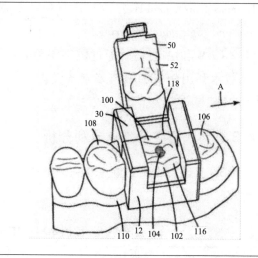

专利名称：Process for producing a sintered lithium disilicate glass ceramic dental restoration and kit of parts 用于生产烧结二硅酸锂玻璃陶瓷牙修复体和部件套件的方法	
公开号：EP3157461A1	申请日：
被引用次数：0	三级技术分类：口腔
专利权人：3M Innovative Properties Company	

摘要：本发明涉及一种用多孔三维物品制造烧结二硅酸锂玻璃陶瓷牙科修复体的方法，其方法包括烧结多孔三维的二硅酸锂玻璃烤瓷牙，该烤瓷牙具有烧结二硅酸锂玻璃陶瓷的外部和内部表面，烧结二硅酸锂玻璃烤瓷牙修复体包含重量为 55% ~ 80% 的氧化硅、7% ~ 16% 的氧化锂、1% ~ 5% 的铝氧化物和 1% ~ 5% 的磷氧化物，降低烧结的条件下，在 600℃ 以上降低体系压力。本发明还涉及一种试剂盒。

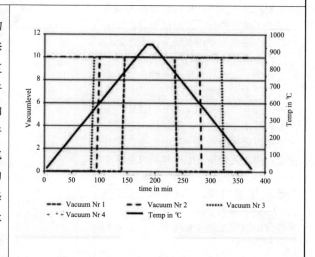

续表

专利名称：Dental implant replica 牙种植体	
公开号：EP3057529A1	申请日：2014 - 10 - 10
被引用次数：0	三级技术分类：口腔
专利权人：Nobel Biocare Services AG	

摘要：本发明涉及一种牙种植体（10）的物理牙模型（36），种植体包括：冠状端（14）；一个底端（18）；冠部（12）延伸到冠状端；一个圆柱的顶端部分（16）延伸到底端最后，包括一个凹槽（20）；抗旋转部分（26）位于冠部圆柱之间，包括至少一个外凸元（28；28a-c）；与假肢连接接口（34）位于冠状端。本发明还涉及一种系统，该系统包括牙科植入物复制体和物理牙科模型、三维打印或铣削牙齿模型，以及在牙科模型中安装牙科植入物复制品的方法。

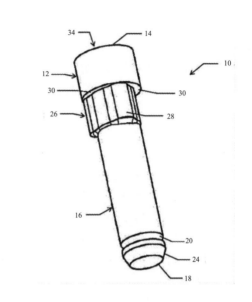

专利名称：Orthodontic appliance 正畸装置	
公开号：EP3041432A1	申请日：2014 - 09 - 05
被引用次数：0	三级技术分类：口腔
专利权人：Dentbend Bvba	

摘要：该器械包括一个主体，其卡在带有锁槽的牙齿上的支架上，因此可以拆卸，以供患者日常清洁。在体内有一个集成的弹簧功能。该聚合物体的制造可以通过三维打印完成，这使得打印集成锁定元件与主体的弹簧元件成为可能。

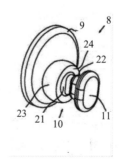

专利名称：Removable lingual – vestibular dental alignment device and method for the production thereof 可拆卸的舌前庭牙科对齐装置和生产方法	
公开号：EP2942030A1	申请日：2013 – 01 – 02
被引用次数：0	三级技术分类：口腔
专利权人：Geniova Technologies S. L.	

摘要：本发明涉及一种可移除的舌前庭牙齿对准装置，其包括独立帽（12）的组件。每个盖子（12）的内部包括用于耦合黏附到牙齿（20）的固定元件（21，24和27）和用于便于牙弓通过的外部元件（13）的裂缝（14，16），其具有圆形、正方形或矩形截面。本发明还涉及一种用于制造盖（12）的方法，其包括扫描义齿的模具并在虚拟模具上工作以便包括校正元件。

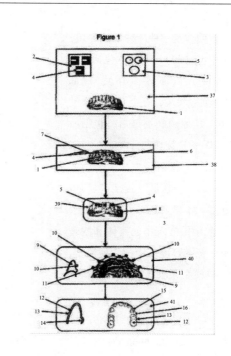

专利名称：A digital splint 一种数字夹板	
公开号：EP2895100A1	申请日：2013 – 08 – 26
被引用次数：0	三级技术分类：口腔
专利权人：Nobel Biocare Services AG	

摘要：一种制备牙弓夹板方法，包括如下步骤：获得三维表面数据，三维表面数据代表患者的口腔，并在三维表面数据基础上计算支持结构模型，并根据支撑结构的模型生产牙弓夹板。

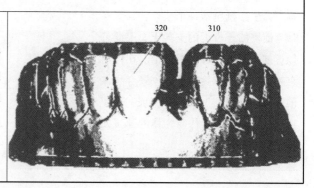

续表

专利名称：Designing a dental positioning jig 设计一种牙科定位夹具		
公开号：EP2877118A1	申请日：2013 – 07 – 25	
被引用次数：0	三级技术分类：口腔	
专利权人：3Shape A/S		

摘要：本发明公开了一种用于制造定位夹具的虚拟定位夹具的方法和系统，其中所述定位夹具是用于制造牙科修复牙齿并将其定位在患者的牙列上，所述方法包括：获取牙齿的3D数字模型；设计一种牙科修复虚拟模型；创建具有内表面和外表面的虚拟定位夹具；在植入区域处限定虚拟定位夹具的通孔。

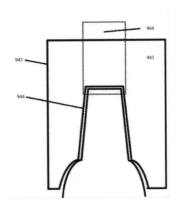

专利名称：Dental milling block containing individualized dental article and process of production 含个性化牙科用品及生产工艺的牙科磨块		
公开号：EP2814420A1	申请日：2012 – 12 – 07	
被引用次数：0	三级技术分类：口腔	
专利权人：3M Innovative Properties Company		

摘要：本发明涉及一种牙科铣块（1），其包括具有外表面的牙科物品（2）、基于个性化数据制作的牙科物品，其中所述牙科物品的外表面至少部分地被周围材料覆盖。本发明还涉及一种制备牙齿磨块的方法。

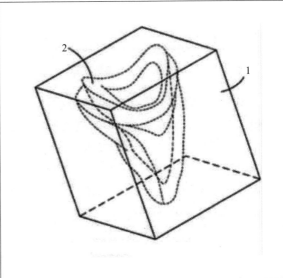

专利名称：Impressionless dental modeling systems and methods 无痕牙科建模系统和方法	
公开号：EP2765951A1	申请日：2012 – 10 – 15
被引用次数：0	三级技术分类：口腔
专利权人：Huffman Ronald E.	

摘要：本专利公开一种无痕牙科建模系统和方法。牙科模拟系统包括牙科模型底座和安装板。牙科模型底座包括板支撑表面和形成在支撑表面的多个插针接收孔。所述安装板包括定位在板支撑表面上的板部分和延伸到接收孔中的多个销，以将所述安装板可拆卸地连接到所述牙科模型底座。所述板部分包括配置成支持人的牙齿模型的模型支撑表面。该模型可直接形成在模型表面使用 impressionless 技术支持。该模型可分别形成使用 impressionless 技术并结合模型的支撑面。

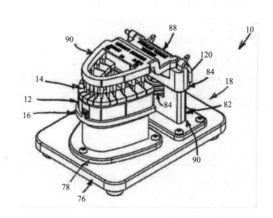

专利名称：Methods, systems and accessories useful for procedures relating to dental implants 用于与牙科植入物有关的程序、方法、系统和配件	
公开号：EP2663254A2	申请日：2012 – 01 – 12
被引用次数：0	三级技术分类：口腔
专利权人：Cadent Ltd.	

摘要：一种用于制造牙科结构的物理模型的系统和方法，其中所述物理模型被配置成允许将牙科模拟物插入到物理模型中。提供了一种牙科结构的虚拟模型，其包括相对于植入物的物理植入物空间配置的虚拟模型的虚拟植入物空间配置。使用虚拟模型，制造与虚拟模型相对应的物理模型，物理模型被提供与虚拟模型相对应的物理模拟。物理模拟安装结构被配置为能够插入与牙科植入物相对应的牙科模拟物。在安装位置，牙科模拟物相对于物理牙结构的牙科植入物的物理配置具有与物理模型相对应的物理空间配置。

专利名称：Method and arrangement for forming a dental model	
牙颌模型的成形及排列方法	
公开号：EP2552342A1	申请日：2011 - 03 - 28
被引用次数：0	三级技术分类：口腔
专利权人：Degudent GmbH	

摘要：本发明涉及一种用于形成物理或虚拟牙科模型的方法，该牙齿模型用于制造牙科修复体，上颚或下颚的至少一个牙根在形状上与相邻的牙根至少有一个接触点，采用无接触的方式测量咬合面数字数据。

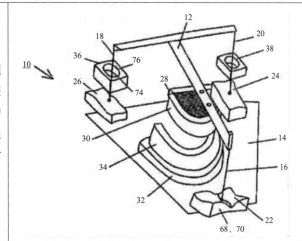

专利名称：A dental model	
牙颌模型	
公开号：EP2538868A1	申请日：2011 - 02 - 25
被引用次数：0	三级技术分类：口腔
专利权人：Aproxi Aps	

摘要：本发明提供一种牙科模型与人工骨腔，至少有两颗假牙，和接口连接相应的牙颌骨，它向上延伸。本发明还提供了一种制造牙科模型的方法。

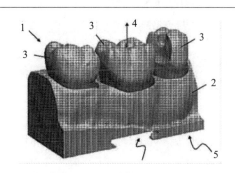

专利名称：Unit and method for manufacturing a dental prosthesis	
制作假牙的单位和方法	
公开号：EP2465465B1	申请日：2011 - 12 - 16
被引用次数：0	三级技术分类：口腔
专利权人：Laboratoire Bienfait	

摘要：所述组件具有壁，其壁部和咬合部分别具有空腔，其中每个空腔具有与所述合成牙的各部分互补的形状。定位单元装配在底座上，并包括棒连接到闭塞的部分。立方体形状的基准部件与形状互补的平面定位面配合，形成牙科假体成形模具。墙壁是由蜡、金属或合成塑料制成的。还包括一个用于制造将要植入于颌上的牙科假体的方法的独立的权利要求。

专利名称：Process for producing a dental article, article obtainable by this process and uses thereof 生产制备牙科制品的方法	
公开号：EP2450000A1	申请日：2010 – 11 – 09
被引用次数：0	三级技术分类：口腔
专利权人：3M Innovative Properties Company	

摘要：本发明涉及一种用于制备牙科制品的方法，该牙科制品至少包括两部分，部分 A（例如顶盖）和部分 B（例如单板），部分 A 和部分 B 各自具有三维结构的外表面和内表面，部分 A 的外表面具有基本上对应于部分 B 的内表面形状的形状，部分 B 包括具有多孔部分的材料并且借助于快速生成 – 原型制作技术，该方法包括第一加热步骤，其中部分 A 在所述加热步骤中用作部分 B 的载体结构。

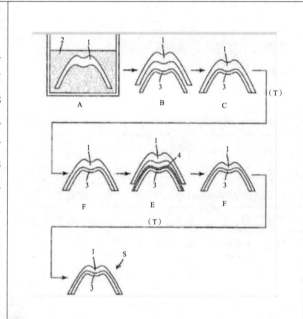

专利名称：Supporting structure for a prosthesis 假体支护结构	
公开号：EP2437679A2	申请日：2010 – 06 – 02
被引用次数：0	三级技术分类：口腔
专利权人：Layerwise N. V.	

摘要：本发明涉及一种用于牙科的修复体及其制备方法，该支撑结构被固定到至少一个种植体和/或至少一个牙齿被设置到人的颌骨，从而支撑结构拥有表面纹理，该表面纹理至少部分地由保持原件形成。所述保持元件包括与所述标称表面相对应的突起和/或凹穴，每个表面具有凹陷。

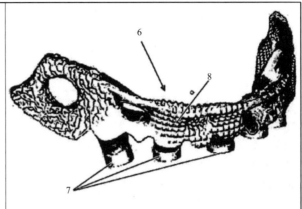

专利名称：Registration of 3 – d imaging of 3 – d objects	
三维物体的三维图像的配准	
公开号：EP2431944A1	申请日：2006 – 07 – 18
被引用次数：0	三级技术分类：口腔
专利权人：Astra Tech Inc.	

摘要：一种基于三维的建模方法和系统，专为牙科和相关医学（以及适当的非医学）应用而设计。数据捕获装置产生表示物体（例如，牙弓）的三维表面的点云。提供三维识别对象，在图像场中具有低图像清晰度的那些区域内，特别是出现在至少两个图像的重叠部分的这些区域中，以提供三维图像处理软件。位置、角度和方向信息足以实现相邻和重叠图像的高度精确组合（或"拼接"），有利于对准以及对齐的相关对象或其模型的创建，例如上颌骨和下颌骨。

专利名称：Dental model blank	
空白的牙颌模型	
公开号：EP2384718A3	申请日：2011 – 05 – 06
被引用次数：0	三级技术分类：口腔
专利权人：Dentona AG	

摘要：牙科模型坯件（1）包括模制主体（2）以确定至少部分义齿复制品，其中模制主体由石膏制成。还包括用于适应假牙的牙科模型的独立权利要求。

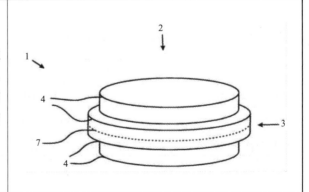

专利名称：Manufacture of a dental model 牙科模型的制作方法	
公开号：EP2345387B1	申请日：2006-11-30
被引用次数：0	三级技术分类：口腔
专利权人：3Shape A/S	

摘要：本发明涉及一种获得一个精确牙科印模三维模型的方法，所述方法包括以下步骤，扫描上颌印模和/或下颌印模的至少一部分，得到一个印模扫描，评估扫描质量，并利用扫描获得的印模三维模型，得到精确的牙科印模三维模型。

专利名称：Method, apparatus and system for use in dental procedures 用于牙科程序的系统、方法、装置	
公开号：EP2306928A1	申请日：2009-07-02
被引用次数：0	三级技术分类：口腔
专利权人：Cadent Limited	

摘要：提供了一种用于提供对牙科手术有用的患者数据的方法和系统，包括当耦合到几何结构时扫描患者的牙科结构以提供代表耦合和牙科结构的虚拟模型，并将虚拟模型与患者联系起来。

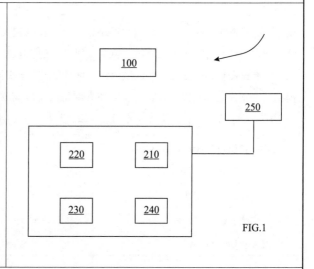

FIG.1

专利名称：Methods of preparing a virtual dentition model and fabricating a dental retainer therefrom 制备虚拟牙列模型并以此为基础制作牙固位体的方法	
公开号：EP2242441A1	申请日：2008-12-17
被引用次数：0	三级技术分类：口腔
专利权人：3M Innovative Properties Company	

摘要：通过获得患者牙齿和正畸设备连接到牙齿的数字数据文件，然后将数据文件中的数据与代表器械下方牙齿表面的其他数据相结合，提供牙科患者牙列的虚拟模型。这个虚拟模型在准备病人当前牙列的物理模型时很有用，例如可以用来做牙齿固定器。有利的是，在正畸器械断开患者牙齿之前，可以在患者的牙齿达到口腔中所需位置之前使用该固定器。

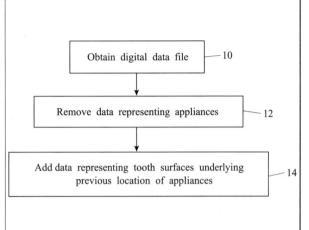

专利名称：Fabrication of dental articles using digitally – controlled reductive and digitally – controlled additive processes

使用数字控制的还原和数字控制添加剂过程的牙科物件的制备

公开号：EP2227172A1	申请日：2008 – 11 – 18
被引用次数：0	三级技术分类：口腔

专利权人：3M Innovative Properties Company

摘要：通过捕捉一个非常详细的牙齿三维数字模型，一个合适的替代牙齿的物件可以制造出来，以与数字控制的还原过程相结合，如铣削和数字控制的附加过程，如数字绘画。这样制造的牙齿制品可以提供与周围牙列紧密匹配的美观、多色的外观。

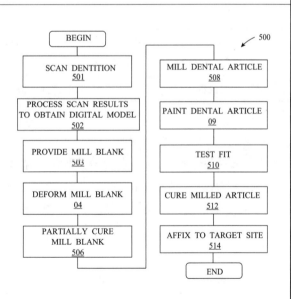

专利名称：Digitally forming a dental model for fabricating orthodontic laboratory appliances 数字成形牙颌模型制作正畸实验室设备	
公开号：EP2211753A1	申请日：2008－09－09
被引用次数：0	三级技术分类：口腔
专利权人：3M Innovative Properties Company	

摘要：本发明提供了一种使用数字数据的方法，如从口腔扫描仪获得数字，以制造各种定制的实验室用具。数字数据被用来形成一个负极模具，这反过来又用来制作一个物理牙模型。负极模具被配置成可以弯曲、拉伸、断裂或拆卸来释放物理牙齿模型。然后用物理牙模型制作口腔正畸实验器械。

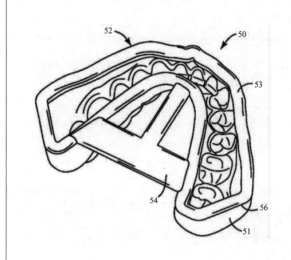

专利名称：Methods and assemblies for making an orthodontic bonding tray using rapid prototyping 用快速成形法制造正畸黏合载体的方法和组件	
公开号：EP2124806A4	申请日：2008－02－22
被引用次数：0	三级技术分类：口腔
专利权人：3M Innovative Properties	

摘要：正畸治疗的间接接合托盘是根据患者的牙弓信息，使用数字数据和快速成形工艺制造的模型。该模型包括一个或多个引导件，用于将口腔矫治器定位在牙弓模型上所需位置。保持器连接到器具的弓丝槽并且与引导件接触，以便将器具移动到其预期位置，以便随后制造间接接合托盘。

专利名称：Digital dentistry 数字牙科	
公开号：EP1984875A1	申请日：2007－01－19
被引用次数：0	三级技术分类：口腔
专利权人：3M Innovative Properties Company	

续表

摘要：本文公开的系统和方法使用扫描系统来捕捉非常详细的数字牙科模型。这些模型可用于牙科诊所，具备广泛的牙科功能，包括质量控制、修复设计和装配。这些模型也可以被传送到牙科实验室，可以单独或与原始牙医或其他牙科专业人员合作，将数字模型转换成牙科硬件项目的物理实现。	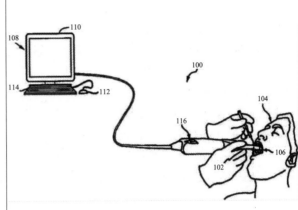

专利名称：Impression scanning for manufacturing of dental restorations 用于制造牙齿修复体的印模扫描	
公开号：EP1957005A2	申请日：2006 – 11 – 30
被引用次数：4	三级技术分类：口腔
专利权人：3Shape A/S	

摘要：本发明涉及一种获得一个牙科印模精确的三维模型的方法，所述方法包括以下步骤，扫描上颌印模和/或下颌印模的至少一部分，得到一个扫描影像，评估扫描影像的质量，并利用扫描影像获得三维模型，从而得到精确的三维模型的印模。

专利名称：Method for planning dental treatments 牙科治疗的方法	
公开号：EP1935369B1	申请日：2007 – 12 – 13
被引用次数：0	三级技术分类：口腔
专利权人：Marchesi Marcello	

摘要：牙科治疗的方法包括：数据采集阶段，获取患者的口腔内不同部位的位置，构造尺寸相关数据；数据确定阶段，借助于软件程序将虚拟模型与患者口腔结构相匹配，同时进行可视化操作。

专利名称：Method and device for producing dental prosthesis elements 制造假牙的方法和设备	
公开号：EP1903979B1	申请日：2006 – 07 – 17
被引用次数：0	三级技术分类：口腔
专利权人：Sirona Dental Systems GmbH	

摘要：一种用于制造假牙的方法，其中与假牙相关的构造和与假牙相关的测量数据一起被记录，并且被再现在显示器上，测量数据已经被三维测量设备记录。牙齿状况的3D数据记录可以在显示器上再现，而不是在显示器上显示构造数据。一种用于假牙的部分手动治疗装置，包括三维测量装置、显示器和计算机单元，用于比较记录的两个数据，并用于显示通过比较产生的数据。	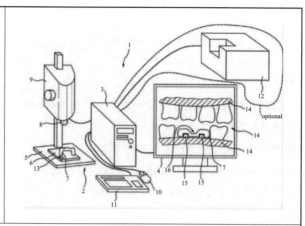

专利名称：Method and system for dental model occlusal determination using a replicate bite registration impression

用于使用复制咬合印痕的牙颌模型的测定方法和系统

公开号：EP1845889A1	申请日：2005－02－07
被引用次数：0	三级技术分类：口腔

专利权人：Dentsply International Inc.

摘要：用于对牙齿咬合印痕成像的系统和方法；从图像数据中开发咬合印痕的数字3D表面轮廓模型；电子传送表示咬合印痕的数字3D表面轮廓模型的数据；制造咬合印痕的物理复制品；将上颌和下颌牙齿模型上的特征与复制咬合印痕模型上的特征相关联；以及使用复制的咬合印痕模型确定上颌和下颌牙齿模型的咬合对准。	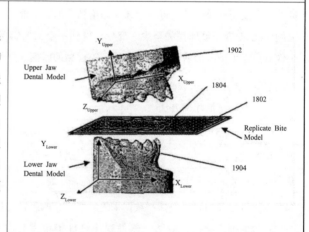

专利名称：Method and apparatus for constructing crowns, bridges and implants for dental use

用于制作牙冠、桥和种植体的方法和设备

公开号：EP1620033A1	申请日：2004－04－29
被引用次数：0	三级技术分类：口腔

专利权人：Geodigm Corporation

摘要：公开了一种使用电子模型制备牙冠的方法。该系统和方法可以在满足工业标准文件规范下生产指定的牙冠、牙桥和植入牙科器具。

专利名称：Method for placing and manufacturing a dental superstructure，method for placing implants and accessories used thereby	
放置和制造牙齿上部结构的方法、放置植入物的方法及其使用的附件	
公开号：EP1596754A1	申请日：2004 - 02 - 23
被引用次数：0	三级技术分类：口腔
专利权人：Materialise Naamloze Vennootschap	

摘要：用于放置和制造牙齿上部结构的方法，其中利用计算机规划植入物（7）的位置。其特征在于，植入物的上部结构（33）也可以在计算机规划的基础上直接或间接地制成。	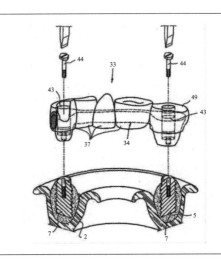

专利名称：Method and system for creating dental models from imagery	
从图像中创建牙齿模型的方法和系统	
公开号：EP1276072B1	申请日：2002 - 06 - 17
被引用次数：0	三级技术分类：口腔
专利权人：Eastman Kodak Company	

摘要：从口腔内对象的一系列图像创建牙齿模型包括以下步骤：（a）从多个捕获位置捕获口腔内对象的一系列图像，其中对象包括共同的表面特征和对照目标相对于物体排列提供的控制特征；（b）测量来自对象的一系列图像的共同特征和来自与对象的图像一起成像的控制目标的控制特征；（c）通过摄影测量对准控制特征的值来产生物体的三维模型，从而减少由于捕获位置的变化引起的图像误差；（d）通过将模型的共同特征与对象图像上的相似特征对准来调整对象的摄影测量对应的三维模型，从而由该系列图像产生对应的牙齿模型。

专利名称：Method of manufacture of dental prostheses and auxiliary elements	
牙科假体和辅助元件的制造方法	
公开号：EP1021997A2	申请日：1999 - 12 - 21
被引用次数：37	三级技术分类：口腔
专利权人：Bego Bremer Goldschläerei Wilh. Herbst GmbH & Co.	

摘要：一种使用激光烧结快速成形工艺，用精细的生物相容性材料粉末生产牙科修复体和/或辅助设备的新方法。激光烧结快速成形工艺用于 0~50μm 粒度范围的生物相容性材料粉末生产牙科假体（例如牙冠、牙桥和嵌体）和/或辅助剂。还包括用作如上所述生产的假牙和/或辅助物品的独立权利要求。

专利名称：Systems and methods for fabricating a dental template 制备牙科模板的系统和方法	
公开号：EP1570803A3	申请日：2004-07-21
被引用次数：0	三级技术分类：口腔科
专利权人：Align Technology Inc.	

摘要：制造一个牙科模板的方法包括：创建病人的牙齿模型；将对象添加到预先确定位置的牙齿模型上；以及制造牙科的模板。本专利提供了一种计算机程序指令来执行此过程。

专利名称：Dental composition and use thereof 牙科用组合物及其用途	
公开号：EP3107523A1	申请日：2015-02-18
被引用次数：0	三级技术分类：口腔
专利权人：3M Innovative properties company	

摘要：本发明涉及一种牙科用组合物，其包含可聚合单体（1）、引发剂组分、填充剂组分，其含量相当于总重量的大约20%。组合物中可聚合单体（1）的特征如下：具有恰好两个（甲基）丙烯酸酯反应性部分，具有不对称骨架作为（甲基）丙烯酸酯反应性部分之间的键，两个（甲基）丙烯酸酯反应性部分连接在聚合物上。作为烷基酯的不对称单体骨架，包含一个酚类芳族部分的不对称骨架，不含酸性部分的可聚合单体（1），除碳、氢和氧以外的其他原子。本发明还涉及牙科用组合物生产牙科填充材料、牙冠和牙桥材料、嵌体、胶合板或牙科研磨坯料的用途。

专利名称：Dental kit-of-parts and method of assembling the same 牙科配件及组装方法	
公开号：EP3052047A1	申请日：2014-09-25
被引用次数：0	三级技术分类：口腔
专利权人：Nobel Biocare Services AG	

摘要：本发明描述了一种牙科部件套件，包括种植体基牙、牙修复体和螺钉。螺钉的头部设置在套件中形成的凹槽中，螺钉轴延伸穿过种植体基牙中的孔。牙修复体中的通道允许通过工具接近螺钉头，其中通道的直径小于螺钉头的直径。可以使用快速原型制造牙科成套部件，使得外加螺钉在种植体基牙和牙修复体的组合内或通过常规手段形成，其中基牙和牙修复体为非原位连接以封闭螺钉。

专利名称: Pressable glass – ceramics with textured microstructure 具有纹理化微结构的可压缩玻璃陶瓷	
公开号: EP1578384B1	申请日: 2003 – 10 – 17
被引用次数: 0	三级技术分类: 口腔科
专利权人: Ivoclar Vivadent AG	
摘要: 一种可压制的牙科陶瓷,包括玻璃和玻璃陶瓷玻璃料的混合物。耐火填料也与玻璃料结合。牙科陶瓷含有质量分数低于 35% 的白榴石。可以包括其他添加剂,例如颜料、遮光剂和荧光剂。牙科陶瓷包括细胞样微结构,该微结构由玻璃状区域组成,所述玻璃状区域由分布在这些玻璃状区域周围的白榴石晶体簇围绕,形成细胞三维网络。	

专利名称: Three – dimensional printing methods and materials for making dental products 牙科制品的 3D 打印材料和方法	
公开号: EP2187835B1	申请日: 2008 – 08 – 29
被引用次数: 0	三级技术分类: 口腔科
专利权人: Dentsply International Inc.	
摘要: 本发明涉及一种喷墨打印系统用于制作牙科产品,如人工牙、假牙、夹板、贴面、嵌体、高嵌体、冠、框架模式、冠桥等。喷墨打印机用于将蜡状可聚合材料以分层方式排出,以形成物体。在其他方法中,加热的毛细管或滴管可用于可聚合材料。由此产生的三维物体具有良好的尺寸稳定性。光照射可用于固化和硬化材料,从而生产最终的牙科产品。	

专利名称: Method for making a dental element 制作牙齿成分的方法	
公开号: EP1207803B1	申请日: 2000 – 08 – 24
被引用次数: 0	三级技术分类: 口腔科
专利权人: Nederlandse Organisatie Voor Toegepast – Natuurwetenschappelijk Onderzoek Tno	
摘要: 本发明涉及一种制造功能性牙科元件,如冠的方法。根据本发明,使用三维打印技术。本发明的主要优点是不再需要模具,这就大大节省了成本,达到了很高的精度,并且该元件可以由不同材料制成。	

4.3.3 骨科应用专利分析

4.3.3.1 骨科专利申请公开趋势分析

欧洲 3D 打印骨科领域专利申请的数量为 80 件,最早的专利申请是 1987 年由 Kuraray 申请的 *Granular inorganic moldings and a process for production thereof*(粒状无机

模制品及其制备方法）和 Faro Medical Tech 申请的 *Three – Dimensional digitizer for skeletal analysis*（用于骨骼分析的三维数字化仪）。欧洲 3D 打印骨科领域专利申请公开趋势和法律状态如图 4 – 19 所示。由图 4 – 19 可知，专利的申请在 2008 年之前一直处于数量较少且波动较大的状态，有些年度甚至没有专利的申请，2009 年开始，专利的申请数量开始出现增加，并伴随有波动，在 2012 年达到申请峰值 12 件，其次是 2015 年的 11 件，由于信息公开的滞后性 2016 年和 2017 年的数据不全。专利的公开趋势与申请趋势相似，在 2013 年以前都是相对平稳且少量地公开，2014 年开始专利公开数量不断提升，在 2016 年达到公开的峰值 16 件。

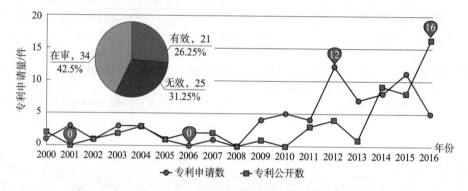

图 4 – 19 欧洲 3D 打印骨科领域专利申请公开趋势和法律状态

80 件骨科专利中，处于在审中的专利仍然最多，为 34 件，占比接近一半，无效的专利有 25 件，占比约 1/3，而有效的专利仅 21 件。可见即使在发展较为良好的骨科领域，欧洲在 3D 打印生物医药领域的技术发展仍然有很大的上升空间。

4.3.3.2 骨科重点专利权人分析

欧洲 3D 打印骨科领域申请专利量排名前 10 的重点专利权人分布如图 4 – 20 所示，申请了 3 件专利的专利权人有 4 家，分别是 Biomet Manufacturing LLC.、Johnson & Johnson Professional Inc.、Peacocks Orthotics Limited 和 Zimmer Inc.。

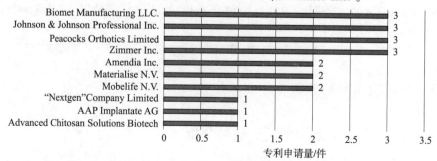

图 4 – 20 欧洲 3D 打印骨科领域重点专利权人分布

Biomet Manufacturing LLC. 申请的专利中包括多孔金属关节窝构件、关节窝植入物和髋关节置换组件；Johnson & Johnson Professional Inc. 申请的专利涵盖了通过各种3D 打印技术制作的骨科植入物以及具有凹形并受其表面形貌保护的生长增强涂层的骨假体；Peacocks Orthotics Limited 申请的专利中公开了通过 3D 打印来制备骨科植入物或替代物的方法；Zimmer Inc. 公开了整形外科中多孔金属假体和利用 3D 打印来制备整形外科假体的方法，例如胫骨假体的制备方法。

4.3.3.3　骨科重点专利分析

欧洲 3D 打印骨科领域重点专利的筛选综合了被引次数和学术发展前景，如表 4 – 7 所示。

表 4 – 7　欧洲 3D 打印骨科领域重点专利

专利名称：Investment casting 精密铸造	
公开号：EP0834361A1	申请日：1997 – 09 – 29
被引用次数：8	三级技术分类：骨科；熔融沉积成形（FDM）
专利权人：Johnson & Johnson Professional Inc.	
摘要：提供了用于生产熔模铸造制品的方法，例如整形外科植入物或其部分，其具有在制品的铸造期间形成的至少部分纹理化的表面。在示例性中，通过产生可热活化的图案并且用纹理化材料喷涂图案以使纹理化材料在图案的至少一部分上形成纹理化表面来产生纹理化金属铸件。在另一个实施例中，将纹理化模板压靠在热软化器图案上以提供纹理图案。关于这些方法中的每一种，在纹理化图案周围形成壳体以形成模具，并且从壳体移除图案。将熔融金属引入模具并使其硬化，之后移除模具。	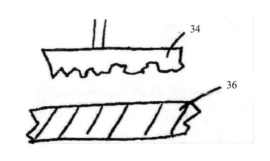
专利名称：Bone model, bone filler and process for producing bone filler 骨模型、骨填充材以及骨填充材料的制造方法	
公开号：EP2055268A1	申请日：2007 – 08 – 20
被引用次数：6	三级技术分类：骨科；固体自由成形制造（SFF）

专利权人：Next21 K. K. ；The University of Tokyo

摘要：本发明的目的在于提供一种骨填充材料的制造方法，采用该方法，能以更高的精度来制造用于填充骨缺损部分的骨填充材料。本发明的骨填充材料的制造方法大致包括如下工序：骨模型制造工序（步骤1），制造骨模型；造形材料填充工序（步骤2），对在所述骨模型制造工序中获得的骨模型的骨缺损部分填充造形材料；骨填充材料制造工序（步骤3），根据所述造形材料填充工序在骨模型的骨缺损部分上填充造形材料，制造用于填充骨缺损部分的骨填充材料。

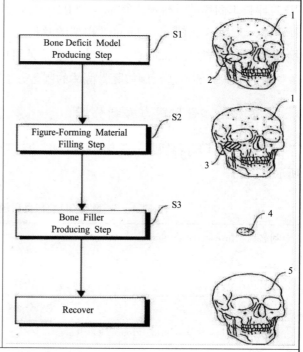

专利名称：Minimally invasive joint implant with 3 – dimensional geometry
　　　　　具有三维几何形状的微创联合种植体

公开号：EP1555962B1	申请日：2003 – 10 – 07
被引用次数：5	三级技术分类：骨科

专利权人：Conformis Inc.

摘要：本发明涉及整形外科植入物和系统，本发明还涉及植入物设计、制造、建模和植入以及与其一起使用的外科工具和套件的方法，所述植入物具有解剖学或接近解剖学配合的植入物。

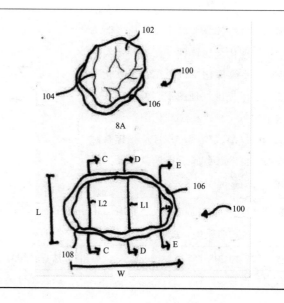

专利名称：Porous metal structures made from polymer preforms 由聚合物预成形件制成的多孔金属结构	
公开号：EP2465549A1	申请日：2010 – 11 – 17
被引用次数：5	三级技术分类：骨科；医用金属材料；固体自由成形制造（SFF）
专利权人：Zimmer GmbH	

摘要：本发明涉及由聚合物预成形件制成的多孔矫形植入物及其制造方法。例如聚合物材料可以通过注塑工艺或增材制造工艺形成预制件。在示例性实施例中，预成形件的整体形状和多孔框架被预定为与最终整形外科植入物的整体形状和多孔框架基本相同。然后，可以热解预成形体并用金属涂覆以形成最终的矫形植入物。

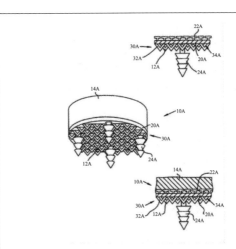

专利名称：Self – lubricating implantable articulation member 自润滑植入式关节元件	
公开号：EP0681815B1	申请日：1995 – 02 – 17
被引用次数：4	三级技术分类：骨科；医用高分子材料；固体自由成形制造（SFF）
专利权人：Johnson & Johnson Professional Inc.	

摘要：可植入制品，例如骨假体，通过采用铸造技术制备并在其中有流体连通通道。内部流体连通通道将滑液从关节空间传送到人工关节的关节运动表面。在接合面处存在滑液为接头提供足够的润滑性，并且使得人工关节能够利用金属/金属、金属/陶瓷和陶瓷/陶瓷铰接连接，而不需要低摩擦的聚合物衬里材料。因此，根据本发明形成的人工关节部件不太可能形成磨损碎片。可植入制品通过采用铸造工艺由使用三维印刷技术制备的铸模形成。

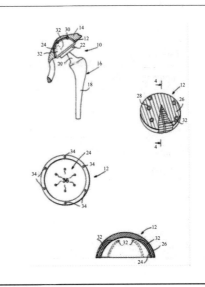

专利名称：Bone prosthesis with protected coating for penetrating bone intergrowth 具有用于穿透骨共生的受保护涂层的骨假体	
公开号：EP0761182A3	申请日：1996 - 08 - 28
被引用次数：3	三级技术分类：骨科；固体自由成形制造（SFF）
专利权人：Johnson & Johnson Professional Inc.	

摘要：骨假体具有凹形并受其表面形貌保护的生长增强涂层。形貌特征限定几毫米的间隙，这些间隙容易被新骨生长跨越，而特征保护涂层可使得骨假体免受磨损或物理损坏。形貌特征围绕涂覆区域，具有防止碎片在植入期间剥落或在涂层被再吸收时剥落或掺入新骨中的功能。假体可以铸造在具有复杂表面互锁结构的模具中，并且这些模具可以通过迭代三维打印技术大规模生产。

专利名称：Granular inorganic moldings and a process for production thereof 粒状无机模塑制品及其生产方法	
公开号：EP0263489B1	申请日：1987 - 10 - 06
被引用次数：4	三级技术分类：骨科
专利权人：Kuraray Co. , Ltd.	

摘要：根据本发明，可以提供粒状无机模制品，其特征在于，最大直径 D 与垂直于粒状模制品的最大直径 A 的比率 A/D 为 0.5 ~ 0.9。粒状模制品具有这样的形状，使得 A 和 D 的交叉点在 D 中心的两侧 0.3D 内。通过将能够煅烧的无机粉末填充到有机物中，可以以高产率获得这种模制品。生产出具有三维网状结构的多孔体，并对其进行压制成形，从而在多孔体的孔隙中形成无机粉末的颗粒，煅烧成颗粒状模制品。

专利名称：Resorbable bone replacement and bone formation material 可再吸收骨替代材料和骨形成材料	
公开号：EP1206292B1	申请日：2000 - 08 - 28
被引用次数：1	三级技术分类：骨科
专利权人：Gerontocare GmbH	

摘要：本发明涉及基于多孔 β-磷酸三钙（β-TCP）的可再吸收骨替代材料和骨形成材料（增强活性剂）。

专利名称：Animation technology 动画技术	
公开号：EP1261281A4	申请日：2001 - 03 - 05
被引用次数：0	三级技术分类：骨科
专利权人：Macropace Products Pty Ltd. ；True Life Creations	

摘要：描述了一种用于创建身体各部位的骨骼的动画图像的方法。这些步骤包括将计算轴向断层摄影扫描和磁共振成像转换成单个骨骼的三维图像。将处于第一位置的身体部位的第一排序切片系列转换为身体部位的骨架三维表示，然后转换处于不同位置的相同身体部位的第二有序系列切片。然后使用转换后的图像来创建身体各部位骨架运动的步进帧动画。该方法还可以通过对扫描身体部位的分离，进行对骨骼上的一个或多个点运动规则的预测来生成身体各部位骨骼运动的可视化。

专利名称：Method and apparatus for engineered regenerative biostructures
　　　　　用于工程再生生物结构的方法和设备

公开号：EP1379287A1	申请日：2002 - 04 - 12
被引用次数：0	三级技术分类：骨科

专利权人：Therics Inc.

摘要：用于植入人体中作为骨替代物的工程化再生生物结构，其包括内部微结构、细胞结构和宏观结构以提供有效骨内生长。再生生物结构具有可再吸收和不可再吸收的区域，由羟基磷灰石、磷酸三钙和脱矿质骨构成。

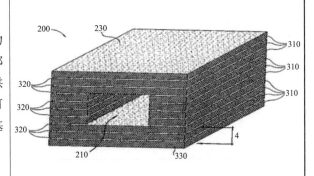

专利名称：Bioabsorbable plug implants and method for bone tissue regeneration
　　　　　生物可吸收插管植入物和骨组织再生方法

公开号：EP1691726A1	申请日：2004 - 11 - 22
被引用次数：0	三级技术分类：骨科

专利权人：Osteopore International Pte Ltd.

摘要：一种适用于骨组织再生的生物可吸收栓塞植入物，包括第一部分和从第一部分向外延伸的第二部分，第一和第二部分由可膨胀材料形成。一种用于骨组织再生的方法，包括步骤：提供生物可吸收的栓塞植入物，其中植入物包括第一部分和从第一部分向外延伸的第二部分，第一和第二部分由可膨胀材料形成；将第二部分插入骨的缺损或间隙中，第一表面接合缺损或间隙的外部轮廓；允许插塞植入物接触体液，从而扩大插塞植入物的尺寸，使得插塞适合缺陷或间隙。

专利名称：Bone model, bone filler and process for producing bone filler 骨模型、骨填充物和生产骨填充物的过程	
公开号：EP2055268A1	申请日：2007 - 08 - 20
被引用次数：7	三级技术分类：骨科
专利权人：Next21 K. K. ; The University of Tokyo	

摘要：一种骨填充物的制造方法，主要包括：骨模型制作步骤（步骤1），用于制作骨模型；图形形成材料填充步骤（步骤2），用于将图形形成材料填充到骨模型生成步骤中获得的骨模型的骨缺损部位中；基于在图形形成材料填充步骤中填充在骨模型的骨缺损部位中的图形形成材料，制造骨填充物的骨填充物制造步骤（步骤3），所述骨填充物填充在骨缺损部位中。

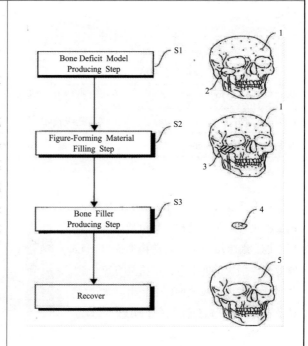

专利名称：3 - Dimensional silk hydroxyapatite compositions 三维丝羟基磷灰石组合物	
公开号：EP2249886A4	申请日：2009 - 02 - 06
被引用次数：0	三级技术分类：骨科
专利权人：Tufts University	

摘要：本文描述了包含丝聚合物和羟基磷灰石的混合物的方法和组合物。本文所述的方法可用于制备丝聚合物和羟基磷灰石的混合物，并进一步提供可模塑成所需形状的混合物。本文还包括组合物，其包含具有所需形状的丝聚合物和羟基磷灰石的混合物，其可进一步植入，例如，植入后可以促进骨组织愈合以及支撑牙齿结构等。

专利名称：Device for the guided bone and/or tissue regeneration 用于引导骨和/或组织再生的装置	
公开号：EP2446854A1	申请日：2010 – 10 – 27
被引用次数：2	三级技术分类：骨科
专利权人：Giuliano Manuela；Mielecke Peter	

摘要：一种用于引导骨或组织再生的装置，包括具有内表面、外表面和边缘的刚性壁构件，壁构件具有三维形状使得边缘与将要进行再生的区域周围的骨或组织表面密切贴合。制备这种装置的方法，包括步骤：a）获取与待再生的骨或组织的三维形状和大小有关的信息；b）处理所述信息；c）制作所述装置。

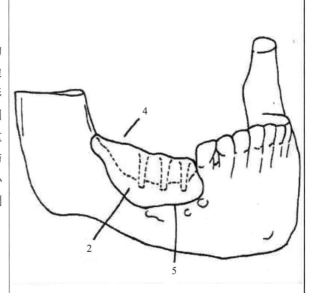

专利名称：Porous metal structures made from polymer preforms 由聚合物预成形件制成的多孔金属结构	
公开号：EP2465549A1	申请日：2010 – 11 – 17
被引用次数：8	三级技术分类：骨科
专利权人：Zimmer GmbH	

摘要：本公开涉及由聚合物预制件制成的多孔整形外科植入物及其制造方法。聚合物材料可以形成预制件，例如通过注塑工艺或添加制造工艺。在示例性实施例中，预制件的整体形状和多孔框架预定为与最终整形外科植入物的整体形状和多孔框架基本相同。然后，预成形件可以热解并涂覆金属以形成最终的整形外科植入物。

专利名称：Dental implant system with a bone superstructure and method for manufacturing such a bone superstructure 具有骨头超结构的牙科植入体系统和制造这种骨头超结构体的方法	
公开号：EP2515786A1	申请日：2010 – 12 – 24

被引用次数：0	三级技术分类：骨科

专利权人：De Clerck, René；Tahmaseb Ali

摘要：本发明涉及一种用于制造骨上部结构（4）的方法和一种具有植入物（5）和骨上部结构（4）的牙科植入系统，以至少部分地填充颌（1）中的骨缺损（2），由此骨上部结构（4）具有骨侧（11），其意图与围绕所述骨缺损（2）的骨相对地延伸，并且牙龈（9）应连接到其上的自由侧（10），由此该骨上部结构（4）具有至少一个凹槽（6），其具有在所述骨侧（11）和所述自由侧（10）之间延伸的圆形横截面，该凹槽（6）具有锥形壁（8）并且由此植入物（5）在其高度的至少一部分（14）上是圆锥形的，使得它可以以基本上适合的方式安装在凹槽（6）中。	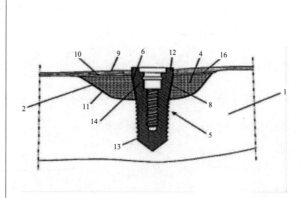

专利名称：Cost-effective method for manufacturing metal cranial prostheses
　　　　　金属颅骨假体的制造方法

公开号：EP2792333B1	申请日：2011-12-14
被引用次数：0	三级技术分类：骨科

专利权人：Industrias Médicas Sampedro S. A.

摘要：本发明涉及一种用于制造可植入假体的方法，植入物具有低温成膜的特点，使其具有较低的成本。植入物由钛制成，由CAD模型生成快速原型，并通过冷生产工艺制备。

专利名称：Bone implants and method of manufacture
　　　　　骨植入物和制造方法

公开号：EP2782610A1	申请日：2012-01-17
被引用次数：0	三级技术分类：骨科

专利权人：Amendia Inc.

摘要：一种用于人类或哺乳动物的植入装置，具有暴露表面的主体结构和暴露表面的一个或多个选定部分，该暴露表面具有骨形成的增强三维图案。暴露表面可以在主体结构的外部或者主体结构的内部。	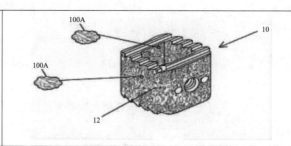

续表

专利名称：Rapid manufacturing of porous metal prostheses 　　　　　多孔金属假体的快速制造	
公开号：EP2731638A1	申请日：2012 – 06 – 01
被引用次数：0	三级技术分类：骨科
专利权人：Zimmer Inc.	
摘要：提供了一种矫形假体及其快速制造方法。整形外科假体包括实心轴承层、多孔骨内生长层和它们之间的交叉层。执行激光烧结技术以制造整形外科假体。	
专利名称：Instrument for bone fixation 　　　　　骨头固定器	
公开号：EP2833805B1	申请日：2013 – 04 – 05
被引用次数：0	三级技术分类：骨科
专利权人：Materialise N. V.	
摘要：这里描述的是用于涉及骨板定位的外科手术的引导器械。此外，还提供了用于制造这种器械的方法和用于定位骨板的方法。	
专利名称：Tissue repair devices and scaffolds 　　　　　组织修复器件和支架	
公开号：EP2854886A1	申请日：2013 – 05 – 30
被引用次数：1	三级技术分类：骨科
专利权人：New York University	

摘要：本发明涉及一种用于促进骨生长和治疗骨折的组织修复装置的制造。该支架具有多孔结构，提供骨向内生长区域，其包含由微孔壳包围的互连支柱。在支架的末端，壳可以延伸为引导凸缘，以稳定骨头端部。支架的中心可以是空的并且可以用作潜在的骨髓空间。多孔向内生长结构可以浸入可溶性填充剂或载体，例如硫酸钙，还可以用抗生素、生长因子、分化因子、细胞因子、药物中的一种或多种。	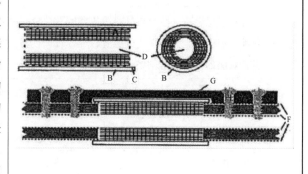

续表

专利名称：Elastomeric and degradable polymer mineral composite scaffolds 弹性生物降解高分子矿物复合支架	
公开号：EP3003224A1	申请日：2014 – 05 – 30
被引用次数：0	三级技术分类：骨科
专利权人：University of Massachusetts Medical School	
摘要：本发明提供了具有所需结构和生物学特性的新型合成骨移植材料或组织工程支架（例如，可控性良好的大孔隙，空间限定的生物微环境，良好的操作特性，自锚定能力和形状记忆特性）及其应用的方法。	

专利名称：Liners for medical joint implants with improved wear – resistance 用于医用关节植入物的衬垫，具有更好的耐磨性	
公开号：EP3043837A1	申请日：2014 – 09 – 11
被引用次数：0	三级技术分类：骨科
专利权人：Shavit Ronen	
摘要：提供一种用于关节植入物的聚合物内衬，其至少包括一个摩擦减小构件和一个主体构件。摩擦减小构件由聚合物基质制成，该聚合物基质含有聚合物材料和至少一种体积浓度为 5% ~ 99% 的纳米管纳米颗粒。主体构件至少由聚合材料形成，其摩擦减小构件和主体构件通过压缩模制相整合。	

专利名称：Bone reconstruction and orthopedic implants 骨重建和骨科植入物	
公开号：EP3057537A1	申请日：2014 – 10 – 15
被引用次数：0	三级技术分类：骨科
专利权人：Mahfouz Mohamed Rashwan	
摘要：一种构建患者特异性整形外科植入物的方法，包括：从患者的异常骨骼实际解剖结构得出患者特异性骨骼模型，并与重建的患者特异性骨骼模型进行比较，其中重建的患者特异性骨骼模型反映患者骨骼的标准化解剖结构，包括骨骼以及变形骨骼。	

专利名称：Novel dental scanner device and system and methods of use 新型牙科扫描仪装置和系统及使用方法	
公开号：EP3145436A1	申请日：2014 – 11 – 26
被引用次数：0	三级技术分类：骨科
专利权人：Apollo Oral Scanner, LLC.	

续表

摘要：描述了一种用于产生成形物体（例如牙齿结构）的三维（3D）表面模型的三维（3D）扫描仪装置，其适用于牙科领域，特别是牙科修复体制造。扫描装置可包括具有特定配置和实用性的探头。还公开了与该装置及其部件有关的方法和系统。

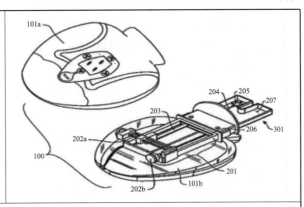

专利名称：Tissue grafts and methods of making and using the same 移植组织及其制备方法和使用方法	
公开号：EP3089707A1	申请日：2014-12-29
被引用次数：0	三级技术分类：骨科
专利权人：The New York Stem Cell Foundation	

摘要：本发明提供一种制备和使用血管化骨移植物的方法。组织移植物使用多能干细胞制备，通过创建待替换或修复的组织部分的数字模型（例如骨缺损），将模型分成多个模型区段，然后产生具有相应大小的组织移植物区段。

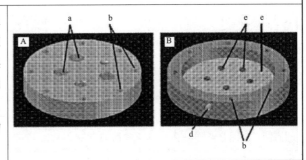

专利名称：Bone screw 骨螺钉	
公开号：EP3223753A1	申请日：2014-11-27
被引用次数：0	三级技术分类：骨科
专利权人：Materialise N.V.	

摘要：用于连接骨骼的骨螺钉的制造方法，特别是将其固定到骨骼上的方法。骨螺钉由植入物接触部和接合部组成。

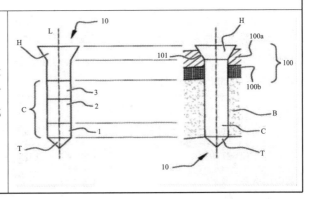

专利名称：A method for producing a customised orthopaedic implant 用于生产定制的整形外科植入物的方法	
公开号：EP3113724A1	申请日：2015 – 03 – 04
被引用次数：0	三级技术分类：骨科
专利权人：Rmit University	

摘要：提供了一种用于制造定制的整形外科植入物的方法。该方法包括扫描骨骼，以获得未切除病变骨骼部分的三维数字图像；在切除患病的骨区域后扫描骨，以获得切除体积的骨的相应三维数字图像；并且将未切割的骨三维数字图像与切除的骨三维数字图像进行比较，以估计已切除的骨量。已经切除的骨体积被用于设计定制的整形外科植入物，其对应于切除的骨体积的构造，该植入物能够有效恢复骨的生物力学功能。

专利名称：Rotatable curved bit and robotic cutting in orthopaedic 骨科可旋转曲面钻头和机器人切割	
公开号：EP3128929A1	申请日：2015 – 03 – 31
被引用次数：0	三级技术分类：骨科
专利权人：Think Surgical Inc.	

摘要：提供了一种用于在骨骼上或骨骼内创建弯曲轮廓的过程，其中该过程包括将患者的骨骼定位在坐标系统中的固定位置，生成骨骼的扫描数据，从而创建三维表面模型。基于扫描数据的骨骼，基于三维表面模型生成切割程序以修改骨骼的表面，并且具有与弯曲轮廓互补的骨界面形状的假体，并用一个或多个修改骨骼的弯曲刀片或弯曲钻头，通过切割程序进行机械驱动和定位，以形成弯曲的轮廓。

专利名称：Dmls orthopedic intramedullary device and method of manufacture 骨科髓内钉矫形装置及其制造方法	
公开号：EP3129175A2	申请日：2015 – 04 – 10
被引用次数：0	三级技术分类：骨科
专利权人：Smith&Nephew Inc.	

摘要：一种用于骨内部固定的髓内钉矫形装置，以及制造该矫形装置的方法。矫形装置可以通过增材制造工艺由医用级粉末形成。制造部件经过热处理，并进一步加工以形成矫形装置。此外，此装置包括内部传感器探针通道。

专利名称：An orthotic and a method of making an orthotic 一种矫正器和制造矫正器的方法	
公开号：EP3217930A1	申请日：2015 – 09 – 11
被引用次数：0	三级技术分类：骨科

续表

专利权人：Peacocks Orthotics Limited	
摘要：公开了一种制造矫正器的方法。该方法包括以下步骤：进行与脚相关的测量，然后基于所述测量在显示设备上创建矫正器的数字化结构。该矫正器的数字结构用于构建患者的脚跟和脚掌。最后，使用均质材料并利用增材制造技术制造矫正器。	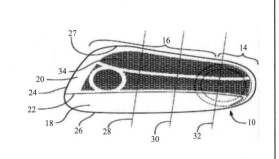

专利名称：Method for designing a surgical guide 　　　　　手术引导件制作方法	
公开号：EP2931146B1	申请日：2013 - 12 - 17
被引用次数：0	三级技术分类：骨科
专利权人：Materialise N. V.	
摘要：本文提供了一种用于生产和制造用于在患者的骨骼上引导外科手术的手术引导件的方法，以及可通过所述方法获得的手术引导件。本义提供的引导件包括用于与第一骨接触的解剖结构接合表面或接触点，并且还包括支撑表面，该支撑表面在第二骨的特定运动范围内接触患者的第二骨。	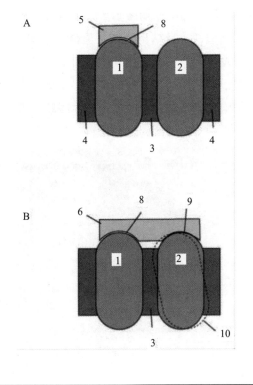

4.3.4 其他应用领域分析

4.3.4.1 生物打印（Bioprinting）应用

英国哈德斯菲尔德大学的研究小组在生物 3D 打印领域取得了重大突破，该团队开发了一种特殊的流体凝胶，可用作悬浮生物材料的介质，通过使聚合物生物印刷材料的黏度水平增加，将解决科学家尝试复制软组织的常见问题。3D 生物打印通常通过在特定结构中铺设生物材料层，其用作支撑有机组织的支架。该方法在骨折、肌肉创伤和其他组织损伤的治疗方面具有巨大的潜力，因为它能够从详细的数字设计中人工定向生长组织，并具有有机基础，可以防止任何与生物相容性有关的问题。然而，使用该技术印刷较软的组织迄今受到限制，因为生物聚合物的液体样纹理意味着印刷结构不稳定。哈德斯菲尔德大学应用科学学院生物聚合物材料的读者 Alan Smith 博士说："用黏度非常低的材料，当你放下第一层时，它会在其自身重量下崩溃并且不能保持其形状，所以当你打印下一层时就不整齐。"Alan Smith 与伯明翰大学的同事 Samuel Moxon 博士一起，想出了一种使软组织的生物打印更有效的方法。这些生物组织的第一层将被悬浮在研究人员制造的黏性凝胶中，而不是单独应用在印刷平台上，保持了它的稳定性并且使得随后的打印层能稳定构建，直至完成整个结构的构建。图 4-21 所示为哈德斯蒂尔德大学研发的流体凝胶。凝胶的功能与胚胎首先发育的黏性羊水相似，一旦结构完成，流体凝胶就很容易被冲走，而不会对组织造成任何损害。研发团队的一个重点领域是与干细胞合作，以扩大其方法的应用范围。由于干细胞可以根据它们周围环境的刺激，发育成为骨细胞、脂肪细胞、肌细胞或任何其他类型的细胞，将干细胞与团队的流体凝胶悬液方法结合使用可以开发出一种基本方法来打印分级的不同类型的生物材料，从非常软到非常硬。

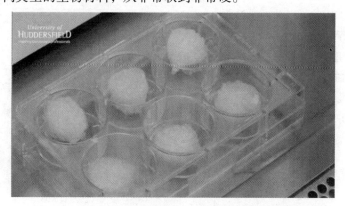

图 4-21　哈德斯菲尔德大学研发的流体凝胶❶

---

❶　https：//www.hud.ac.uk/.

　　3D 生物打印的应用还体现在眼角膜的打印上，英国纽卡斯尔大学的研究者首次开发出了 3D 打印制作的人类眼角膜，其利用复合生物打印技术，通过将供体角膜的干细胞和藻酸盐等材料相互混合，制作出可用于 3D 重建的复合生物材料，在个性化扫描患者眼睛结构之后，通过 3D 打印技术将融合材料打印成对应患者情况的角膜，并在全过程中保证了角膜干细胞的细胞活力。3D 生物打印相关专利见表 4 - 8。

表 4 - 8　3D 生物打印相关专利

专利公开号	专利名称	专利权人
EP3028042A4	用于制造组织的自动化方法、系统和设备	Organovo Inc.
EP2015797090	制备一系列产品的方法和设备	Organovo Inc.
EP3233493A1	用于细胞培养，组织工程和再生医学应用的 3D 生物打印的纤维素纳米纤维生物工具	Advanced Polymer Technology Ab；Cellink Ab
EP3280463A1	基于细胞三维打印的组合物	Sichuan Revotek Co.，Ltd.
EP2838985A4	利用 UV 交联制造组织的方法、装置和系统	Organovo Inc.

4.3.4.2　神经外科应用

　　英国谢菲尔德大学工程学院生物工程教授 John Haycock 研究团队打造了一个微小的 3D 打印导板，这个小小的导板在神经系统自我修复过程中成功地引导了神经生长的方向。Haycock 将这种装置称为神经引导导管（NGC），其可为断裂的神经末梢建立相互连接的管道，调控神经的生长方向。

　　神经损伤在最坏的情况下可导致受损部位的感觉丧失。目前治疗神经损伤的主要手段是进行手术或者神经移植，其结果往往不尽如人意。尽管目前 NGC 在此类手术中也有使用，但是它们在材料和功能设计范围上受到很大的限制，这意味它们只可用于治疗一定范围内的损伤。

　　谢菲尔德工程学院采用 CAD 方式设计出 NGC，然后使用他们所谓的"激光直写（laser direct writing）技术"将其制造出来。

　　在当前的阶段，该装置还只被用于治疗实验动物的神经损伤。Haycock 和他的团队说该方法总有一天会被用于治疗人类的各种创伤。目前使用的是被药监当局批准可用于临床的材料——聚乙二醇（polyethylene glycol），研究人员正在研究这种生物降解材料是否可以用于更大的损伤。科学家使用的是具有光固化特性的聚乙二醇二丙烯酸酯溶液，这是一种室温下有黏性的液体，添加有 2% 的二苯基氧化膦。然后用吸管将少量该溶液移至玻璃盖玻片上，然后将溶液旋转涂布并用汞弧灯紫外光源照射。小鼠混合神经细胞以组织培养形式进行维持，而这些细胞将被用于刺激"神经突延长"。

科学家使用微立体光刻（microstereolithography）技术准备三维样本以制造这些导板。

谢菲尔德大学神经科学教授 Fiona Boissonade 说，研究小组利用这些引导导管修复了一只实验小鼠的神经损伤。在短短 21 天内，该技术帮助神经越过伤害造成的 3 毫米"鸿沟"桥接在一起。

此外，英国剑桥大学的科研人员首次利用一台喷墨打印机成功打印了视网膜上的两种神经细胞，他们认为生物 3D 打印科技有朝一日将可能"帮助治愈视力缺失"。科研人员们改造的是一台单喷头压电式喷墨打印机，它的喷头直径在亚毫米级别（几百微米），能够在某种特定的电脉冲条件下挤出带有细胞的溶液。而被成功打印的则是成年小鼠的活体视网膜上的神经节细胞和神经胶质细胞。神经节细胞主要负责将信息从眼睛传递到大脑的特定部位，而神经胶质细胞则负责为神经元提供必要的支撑和保护。这些打印后的细胞或可用来替换受损伤的眼球组织。Keith Martin 教授说："这是成熟的中央神经系统的细胞首次被成功打印。"他们证明了能够从视网膜上采集细胞，并将其有效分离。这些细胞又可以被放入一台喷墨打印机，可以按想要的方式来打印这些细胞，而这些细胞在打印后还能存活和生长。这样的技术将成为通往彻底治愈两种常见的视网膜疾病（青光眼、黄斑变性）道路上迈出的一大步，并最终成为治愈许多其他人类神经疾病的新途径。图 4-22 所示为压电式细胞 3D 打印机原理。

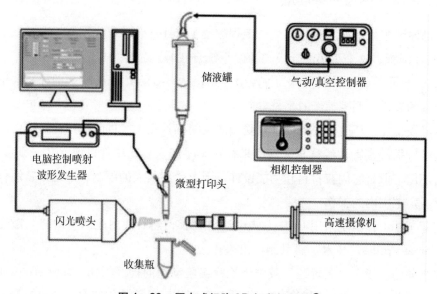

图 4-22　压电式细胞 3D 打印机原理❶

❶　Barbara Lorber，Wen－Kai Hsiao，Ian M Hutchings，Keith R Martin. Adult rat retinal ganglion cells and glia can be printed by piezoelectric inkjet printing，*Biofabrication* 6（2014），doi：10. 1088/1758－5082/6/1/015001.

4.3.5　生物医药应用领域功效矩阵分析

对欧洲 3D 打印生物医药领域专利的应用领域和技术效果进行分析，汇总了应用领域的技术效果矩阵如表 4-9 所示，根据专利内容，技术效果可包括生物相容性好、机械性能好、降低成本、模拟精准度高和提高安全性五种，在不同的应用领域中体现了不同的技术效果。

表 4-9　欧洲 3D 打印生物医药应用领域功效矩阵

应用领域＼技术效果	生物相容性好	机械性能好	降低成本	模拟精准度高	提高安全性
口腔	7	2	3	15	4
骨科	12	4	2	6	
皮肤	1				
生殖	1	1			
心血管	1	1	0	3	1
药物	1				2

其中，在口腔领域最重要的技术效果体现在提高模拟的精准度上，其次是具有较好的生物相容性。口腔领域的应用主要集中在：打印颌骨模型和手术导板、打印上下颌骨等金属植入物、打印制作常规形态或个性化根形的种植体等，此外还可以辅助制作口腔颌面部阻塞器、赝复体等。

在口腔领域常用的材料包括陶瓷材料、钛锆合金等，采用的制作工艺包括选择性激光烧结、立体光固化成形等。由于口腔植入物及修复体体积较小、结构精密，且口腔神经分布较多，对制件的精度和表面粗糙度都有较高的要求，因此为了满足对病患定制化的修复或植入，需要精确地模拟，并采用生物相容性好的材料来制备。

利用 3D 打印技术制造的人工骨骼具有可个性化定制、拟合度好、减轻手术造成的损伤等优点。并且，其中的间隙能为术后骨细胞的再生提供空间，有利于更快地恢复正常生理功能。骨科的应用主要体现在颅面合成骨、可植入性软组织、工程骨植入或自体细胞软骨的培育等，目前科研人员已利用新型材料合成骨骼支架，成功将其用于动物实验，并在该支架的周围成功诱导了骨的生成，且在一定程度上降低了免疫排斥反应。此外，3D 打印制造的支架因其具有特殊的结构化毛孔，显著地提升了在其上附着生长的细胞的活性与增殖能力，尤其适合未来更大的组织的人工制造。

在该领域通常用到的材料是无机非金属材料或高分子有机物，生物墨水也有应用。其中，采用的技术手段可以是选择性激光烧结、立体光固化成形等 3D 打印技术，同口腔科类似，为了保障植入后免疫排斥反应小、预后好，植入物或替代物的生物相容性要求较高，模拟的精准度同样非常重要，同时由于骨科的特性，对植入物或替代物的刚度、柔软度、强度等也有相应的要求，需要具备良好的机械性能。

3D 打印在生物医药领域的应用还体现在打印组织和器官中，研究人员尝试了利用先进的打印手段，使内皮细胞和水凝胶形成三维复合物，也尝试了在基质材料上打印一层血管内皮细胞，这些细胞都能保持良好的细胞活性。国内外的科研人员并不满足于此，而是继续研究，打印了血管化的脂肪组织，为临床上修复女性乳房组织提供了方法，利用碳水化合物材质制成的模板，用 3D 打印的方法支撑了管道装血管通路，这些成果为血管修复等提供了可能性，还有研究人员利用人体细胞打印了人造的肝脏组织或者微型肝脏，可见，在组织器官的打印中，由于采用的原料多以生物墨水为主，其生物相容性较好，但是目前仍存在细胞在生物墨水中的生物活性不稳定的问题。

药物打印的主要作用是控制释放，通过对打印材料、结构和剂型设计、制造工艺等方面的实验，来实现具有单药和多药复合释药特征的口服可控释放药片，因此药物打印重视提高安全性。

综合来看，3D 打印生物医药领域技术的效果主要集中在提高生物相容性和模拟精确度上，这是大多数应用领域的共性要求，这与生物医药领域的技术需求特点有关，考虑到植入物或替代物在人体中的免疫排斥反应、适应性等，材料上需要提高生物相容性，技术上要实现高水准的精确度。

4.3.6　生物医药应用领域其他重点专利列表

欧洲 3D 打印生物医药应用领域其他重点专利见表 4 - 10。

表 4 - 10　欧洲 3D 打印生物医药应用领域其他重点专利

专利名称：Stent 支架	
公开号：EP3247317A1	申请日：2016 - 01 - 20
被引用次数：0	三级技术分类：设备
专利权人：The University of Greenwich	
摘要：本发明提供一种使用三维（3D）打印机制造支架（12）的方法。本发明还延伸到三维印刷支架和此类支架的第二医学用途。本发明还扩展到携带适于执行 3D 打印机打印支架的计算机可执行指令的电信号、计算机可读程序和计算机可读介质。	

专利名称：High Strength Injection Molded Orthopedic Devices	
高强度注塑骨科设备	
公开号：EP2943163A1	申请日：2014 - 01 - 08
被引用次数：0	三级技术分类：医用金属材料
专利权人：Praxis Powder Technology Inc.	

摘要：具有复杂表面的高强度可植入装置由粉末金属注塑成形，其中设备的表面纹理由增材制造制成的整体插入件限定，包括内生长纹理以及形成基板的界面纹理。

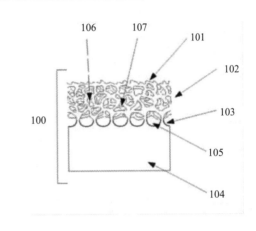

专利名称：Peptide - albumin hydrogel properties and its applications	
肽 - 白蛋白水凝胶的性质及其应用	
公开号：EP2928513A1	申请日：2013 - 12 - 06
被引用次数：0	三级技术分类：医用高分子材料
专利权人：Kansas State University Research Foundation	

摘要：介绍了一种具有自组装三维纳米纤维基质的肽 - 白蛋白水凝胶。纳米纤维基质由肽和白蛋白组成。该肽链包括末端疏水区域、中心转向区域和末端亲水性区域。这种水凝胶的制备方法，以及使用水凝胶作为组织工程支架的方法，可用作细胞培养、药物传递、活性药物（治疗细胞、分子、药物、化合物）的封装、细胞移植、细胞储存以及病毒培养和储存。

专利名称：System and method for fabricating a body part model using multi - material additive manufac-	
turing	
利用多种材料增材制造人体局部模型的系统和方法	
公开号：EP2780154A1	申请日：2012 - 11 - 15
被引用次数：0	三级技术分类：软件 CNC 和建模
专利权人：Stratasys Ltd.	

续表

摘要：采用复合材料增材制造的方法在阵列体素的水平采集人体图像数据，将横截面图像数据的像素阵列进行处理，打印位图图像并进行多材料的组合重建。

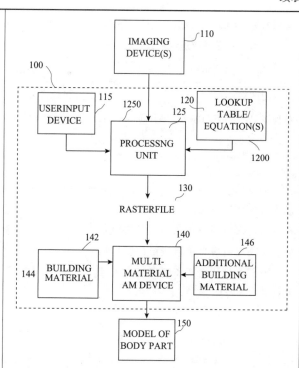

专利名称：Porous metal structures made from polymer preforms

由聚合物预制成的多孔金属结构

公开号：EP2616107A1	申请日：2011 – 11 – 16
被引用次数：0	三级技术分类：医用高分子材料
专利权人：Zimmer GmbH	

摘要：本发明涉及由聚合物预制件制成的多孔矫形植入物及其制造方法。聚合物材料可以形成预成形体，例如通过注射成形工艺或添加剂制造工艺。在示例性实施例中，预制件的整体形状和多孔框架预定基本上与最终矫形植入物的整体形状和多孔框架相同。然后，预制件可热解涂层形成最终的整形外科植入物。

专利名称：Method for manufacturing a template for providing dental implants in a jaw and scan prosthesis for applying this method

用于在下颌提供牙种植体和用于应用该方法的扫描修复体的模板的制造方法

公开号：EP2571447A1	申请日：2011 – 05 – 23
被引用次数：0	三级技术分类：骨科
专利权人：Dental Vision Bvba	

摘要：本发明涉及一种用于制造模板的方法，该模板至少有一个开口钻入，以便在至少部分无牙的下颌或上颌的骨上形成适当的钻孔，从而将植入物固定在所述骨中。

续表

专利名称：Anatomical feature extraction from an ultrasound liver image	
肝脏超声图像的解剖特征提取	
公开号：EP2130497A1	申请日：2009 - 05 - 29
被引用次数：1	三级技术分类：软件 CNC 和建模
专利权人：Medison Co. , Ltd. ；Korea Advanced Institute of Science and Technology	

摘要：本发明公开了一种从三维 B 超肝脏图像中提取解剖特征的实施例，用于图像配准。系统从三维 B 超肝脏图像中提取解剖特征进行图像配准。成像单元根据肝脏反射的超声信号形成三维超声肝脏图像。隔膜提取单元从三维 B 超肝脏图像中提取隔膜区域。血管提取单元从三维超声肝脏图像中提取血管区域。隔膜精炼单元将提取的隔膜区域与提取的容器区域一起提炼，以去除隔膜区域中的杂波。配准单元从隔膜区域提取样本点，去除杂波并将血管区域进行图像配准。

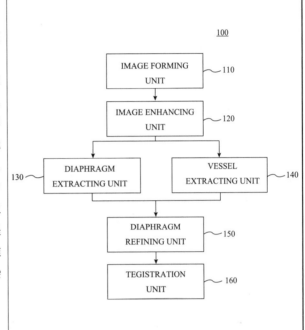

专利名称：Fundus oculi observation device and fundus oculi image display device	
眼底观察设备和眼底图像显示装置	
公开号：EP1935329B1	申请日：2007 - 12 - 14
被引用次数：0	三级技术分类：软件 CNC 和建模
专利权人：Kabushiki Kaisha Topcon	

摘要：一种眼底观察装置，包括：第一图像形成部分，被配置为基于所述数据光学地获取数据并形成眼睛的眼底表面的二维图像；第二图像形成部分，被配置为基于所述数据光学地获取数据并形成眼底的断层图像；显示器；控制器，被配置为使显示器并排显示二维图像和断层图像；指定部分，用于指定所显示的断层图像的部分区域，其中，控制器在二维图像内找到与指定的部分区域对应的位置，并在叠加状态下显示指定的位置信息。

专利名称：Application specific emission and transmission tomography 发射和传输层析成像的特定应用	
公开号：EP1424939A4	申请日：2002 – 03 – 27
被引用次数：0	三级技术分类：软件 CNC 和建模
专利权人：Duke University	

摘要：一种用于单光子或复合发射模式的乳房成像。该系统克服了与易下垂乳房成像相关的物理约束，同时满足充分收集下垂乳房参考框架数据的抽样标准。这种双模 ASETT 系统与偏置锥形束 X 射线透射成像系统相结合，可以同时提供大乳房或致密乳房的结构和功能信息，还可以用于精确的三维指导活检或手术切除。此外，在偏置波束方向下，透射系统被设计为可变 FOV，并将乳房总吸收剂量降至最低。

专利名称：Method and apparatus for volumetric image navigation 体积图像导航的方法和装置	
公开号：EP0999785A4	申请日：1998 – 06 – 26
被引用次数：0	三级技术分类：软件 CNC 和建模
专利权人：Stanford University	

摘要：手术导航系统由计算机、存储器和连接到手术的器械或指针以及位置跟踪系统和显示器组成。存储器装载有来自患者的 MRI、CT 或其他体积扫描的数据，并且该数据用于从指针的角度实时地动态显示患者解剖结构的三维透视图像。

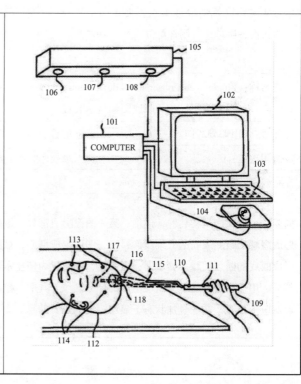

专利名称：Tubular tissue construct and a method of printing 管状组织结构及印刷方法	
公开号：EP3291851A1	申请日：2016 – 05 – 04
被引用次数：0	三级技术分类：泌尿
专利权人：President and Fellows of Harvard College	
摘要：介绍了一种3D印刷管状结构，以及印刷管状组织结构的方法。	

专利名称：Drug delivery device 药物递送装置	
公开号：EP3265064A1	申请日：2016 – 03 – 04
被引用次数：0	三级技术分类：药品
专利权人：Microvention Inc.	
摘要：介绍了一种药物递送装置、制造药物递送装置的方法和使用药物递送装置的方法。	

专利名称：Device and method of its fabrication 装置及其制造方法	
公开号：EP3197399A1	申请日：2015 – 09 – 23
被引用次数：0	三级技术分类：其他应用
专利权人：UCL Business PLC.	
摘要：本发明涉及一种装置，用于调节生物组织或骨结构，该装置包括形状记忆材料和可调节的生物组织或骨形态，同时还涉及至少2个方面：一种用于生产该装置的方法，以及一种使用该装置调节生物组织或骨结构的方法及其用途。	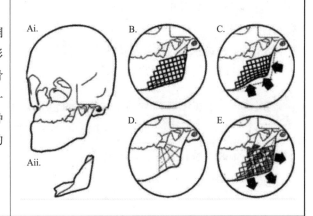

专利名称：A delivery system 一种递送载体	
公开号：EP3177274A1	申请日：2015 – 07 – 27
被引用次数：0	三级技术分类：药品
专利权人：Nestec S. A.	

摘要：本发明提供了一种递送载体，所述递送载体包括由可消化聚合物壳体包围的芯部，所述壳体具有高于动物或人体温度的熔点和/或软化点，其中所述芯部包含分散在连续聚合物基质中的脂质和/或亲脂活性成分。所述递送载体可用于在摄入后的预定延滞时间后释放脂质和/或亲脂活性成分诸如药物、营养物、补充剂、传统药物/草药或它们的组合。

专利名称：Method and system for advanced transcatheter aortic valve implantation planning 改进的经导管主动脉瓣植入（TAVI）规划的方法和系统	
公开号：EP3081161A1	申请日：2016 – 04 – 15
被引用次数：0	三级技术分类：心血管
专利权人：Siemens Aktiengesellschaft	

摘要：公开了经导管主动脉瓣植入（TAVI）规划的方法和系统。从患者的医学图像数据估计主动脉瓣的解剖表面模型。在医学图像数据中分割主动脉瓣内的钙化病变。生成主动脉瓣和钙化病变的组合体积模型。使用3D打印机创建心脏瓣膜和钙化病变的3D打印模型。可以将不同的植入装置类型和尺寸放置到主动脉瓣和钙化病变的3D打印模型中，以为TAVI过程选择患者的植入装置类型和尺寸。制备任何类型的心脏瓣膜都可以使用类似方法。

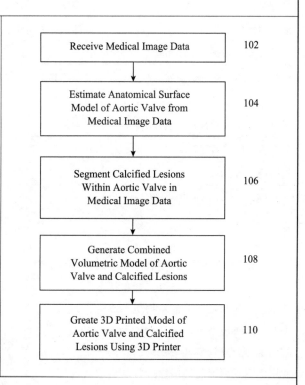

专利名称：Methods of coating a contact lens 隐形眼镜的制作方法	
公开号：EP2555751B1	申请日：2011 – 04 – 02
被引用次数：0	三级技术分类：药品
专利权人：Doshi Praful	

摘要：本发明使用3D打印技术来制备具有药物存储和药物释放结构涂层的医用设备，例如隐形眼镜。所述涂层包括至少一个药物储存层和至少一个阻挡层，并且包括单独或联合调制从涂层中释放药物的结构，例如毛细管结构。

专利名称：Direct inkjet fabrication of drug delivery devices 　　　　　直接喷墨打印机制造的药物输送装置	

公开号：EP2532349A1	申请日：2012 - 06 - 01
被引用次数：1	三级技术分类：药品

专利权人：Xerox Corporation

摘要：在目前应用的某些方面，描述了一种形成至少一部分药物传递装置（DDD）的一个或多个层的方法。该方法包括提供基片；提供溶解或分散在一种或多种药物兼容的相变油墨中的一个或多个 DDD 元件；由一个或多个喷嘴（147）喷出的一种或多种药物兼容相变油墨的第一部分，在基片上形成第一层；通过一个或多个喷嘴喷出的，药学兼容相变油墨的第二部分，在第一层上形成第二层。

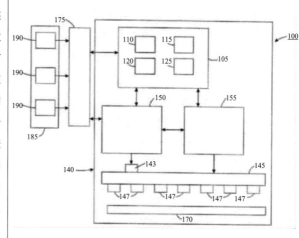

专利名称：Three dimensionally printed dosage forms 　　　　　三维打印剂型	

公开号：EP1827391B1	申请日：2005 - 11 - 23
被引用次数：0	三级技术分类：药品

专利权人：Aprecia Pharmaceuticals Co.

摘要：药品剂型具有外部或内部特征，以使伪造和支持认证复杂化。外部特征包括表面纹理、由物理或化学标记图案定义的表面标记，或复杂的联锁形状。内部特征还包括在切片后观察到的两个或三维图形的物理或化学标记，或沿着设计的断裂线断裂后使用固体自由成形制造（SFF）技术如三维打印（3DP）描述。还描述了使用剂型模式和批处理代码的认证方法。

专利名称：Coated tablets with a remaining degradation surface over the time 　　　　　随着时间的推移持续降解表面涂层药片	

公开号：EP2361082A1	申请日：2009 - 08 - 14
被引用次数：0	三级技术分类：药品

专利权人：BAR - SHALOM，DANIEL

续表

摘要：本发明涉及用于将至少一种活性成分控制递送到水相中的药物组合物，所述药物组合物包含：片剂，优选通过压制获得，所述片剂包含至少一种活性成分和任选的赋形剂；涂覆在所述片剂上的涂层，所述涂层至少覆盖所述片剂的一部分，以至少阻止一种活性成分从所述片剂的部分表面释放。在使所述药物组合物与所述片剂相接触后，从所述片剂中至少获得一种活性成分，建立所述片剂的一个或多个降解表面；其中每个退化表面的面积相对于时间的一阶导数大于或等于零。

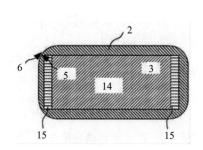

专利名称：Mimetic tissue structure containing extracellular matrix protein – bone mineral complex and method for manufacturing same

含有细胞外基质蛋白质–骨矿物复合物的网状组织结构及其制造方法

公开号：EP2982387A4	申请日：2014－04－01
被引用次数：0	三级技术分类：其他

专利权人：Nano Intelligent Biomedical Engineering Corporation Co.，Ltd.

摘要：用于组织再生的模拟组织结构及其制造方法技术领域，本发明涉及用于组织再生的模拟组织结构及其制造方法，更具体地说，涉及由与功能再生单独结合的细胞外基质蛋白–骨无机复合物组成的三维模拟组织结构肽，以便产生有利于所述组织康复的环境及其方法。本发明中的模拟组织结构由细胞外基质蛋白组成，细胞外基质蛋白–骨无机复合物精细分散以提高机械强度，具有提供参与组织再生的细胞迁移路径的导电性，通过所包含的肽的组织环境，最终最大化组织再生能力。

专利名称：Multi–layer biomaterial for tissue regeneration and wound healing

多层生物材料组织再生和伤口愈合

公开号：EP2811987A1	申请日：2013－02－05
被引用次数：0	三级技术分类：其他

专利权人：Children's Medical Center Corporation；Tufts University

摘要：本文描述的技术涉及包含至少第一多孔生物材料层和第二不可渗透生物材料层的组合物及其相关方法。在一些实施方案中，本文所述的组合物和方法涉及伤口愈合、伤口修复或组织缺陷。	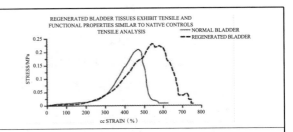

专利名称：Injectable preformed macroscopic 3-dimensional scaffolds for minimally invasive administration
可注射预先形成的宏观三维支架进行微创管理

公开号：EP2701745A4	申请日：2012 – 04 – 27
被引用次数：0	三级技术分类：药品

专利权人：Harvard University

摘要：本发明提供用于细胞和药物递送的聚合物组合物。

专利名称：Ophthalmic inspection lens
眼科检查镜头

公开号：EP2790565A4	申请日：2012 – 03 – 25
被引用次数：0	三级技术分类：—

专利权人：EOS HLDG

摘要：提供单件式眼科检查装置，其具有连续的三维模制表面，优选地由塑料制成。与现有的检查镜片相比，这些装置的制造相对容易且便宜。光滑的连续边缘有利于防止组织损坏以及阻止异物积聚在如透镜的清晰区域。内置于眼科检查设备中的人体工程学特征提供了对患者眼睛上的设备的优异控制功能。另外，带纹理的滚花或凹槽表面提供了所需的手指抓握和装置控制功能。

4.4 欧洲 3D 打印生物医药领域重点市场主体分析

4.4.1 EOS GmbH Electro Optical Systems 公司（德国）

4.4.1.1 背景介绍

1989 年，Dr. Hans Langer 和 Dr. Hans Steinbichler 共同研发了基于 SLS 和 SLA 的快速成形（Rapid Prototyping，RP）和增量制造（Additive Manufactuing，AM）技术，并利用相关成果创建了德国 EOS 公司（EOS GmbH Electro Optical Systems）。EOS 公司现在已经是世界著名的快速成形设备制造商和 e - 制造方案提供商，其塑料类材料的粉末烧结成形技术处于世界领先地位。

4.4.1.2 专利总概

EOS 公司在生物医药领域3D 打印专利申请趋势如图 4 - 23 所示。1991 年，EOS 公司开始了在生物医药领域3D 打印技术的专利布局，1991—1996 年是 EOS 公司专利申请量分布的第一簇状时期，其间共有 22 件专利申请；1997—2006 年是 EOS 公司专利申请量较少的时期，一共申请了 23 件专利，平均每年只有 3.3 件，这与 EOS 公司在这一阶段更为重视产品推广的运营策略有关；2007—2016 年是 EOS 公司专利申请的第二簇状时期，其间年均申请专利 9.3 件。由于专利申请公开有一定的滞后期，该公司 2016 年后的专利申请数据可能不全。

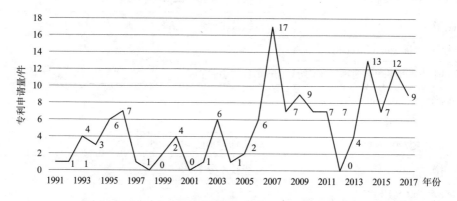

图 4 - 23 EOS 公司生物医药领域3D 打印专利申请趋势

4.4.1.3 重要发明人

研发人才是产品研发的基础，发明人是专利申请的奠基石。在激光装置方面贡献突出的发明人 Perret Hans 共参与了 19 件专利申请，居于生物医药领域创新团队的首位。Philippi Jochen 和 Mattes Thomas 也是生物医药领域中非常高产的发明人，分别有 17 件和 15 件专利申请。Langer Hans J. 博士是 EOS 公司的专利发明之父，在增材制造技术上具有较深的造诣，在生物医药领域中共有 14 件专利申请。另外，Keller Peter、Halder Thomas、Paternoster Stefan、Wilkening Christian、Leuterer Martin、Mueller Frank 也是 EOS 公司中非常高产的发明人。

4.4.1.4 研发动向

EOS 公司专注于激光烧结，其必然在激光烧结的各个方面都有所涉及，以期实现对该领域的全面控制和垄断。图 4 - 24 表明，EOS 公司生物医药领域的中游"工艺与软件控制"部分中选择性激光烧结（SLS）专利数量高达 60 件。此外，EOS 公司还在设备、选择性电子束熔化（EBSM）、选择性激光熔化（SLM）、软件 CNC 和建模以及立体光固化成形（SLA）等多个方面进行了专利布局。

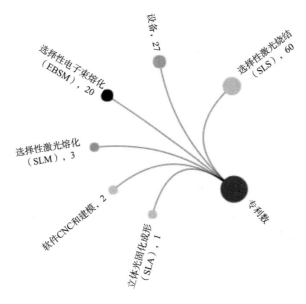

图 4-24　EOS 公司生物医药领域重点技术分布

4.4.1.5　重点专利分析

根据专利的被引用次数筛选出的重点专利见表 4-11。

表 4-11　3D 打印技术重点专利

专利名称：Process for use in foundry practice 在铸造实践中使用的工艺	
公开号：EP0968776A1	申请日：1995-05-24
被引用次数：47	发明人：Wendt Florian；Langer Hans；Wilkening Chris-tian；Keller Peter
摘要：快速制造过程。用于铸造厂的砂模和砂芯包括：（i）使用逐步结构形成模具和砂芯；（ii）使用激光进行计算机控制的选择性加热的薄平面模制材料层；（iii）对每个新涂覆的模塑材料层重复进行选择性辐射过程。模制材料包括：（a）来自圆形、不规则模制或角形碎片颗粒的粉状颗粒模制基材；（b）热或热硬化黏合剂。组分（a）由组分（b）包封，或组分（a）和（b）混合，并且组分（a）在上述产物加工过程中保持化学惰性。	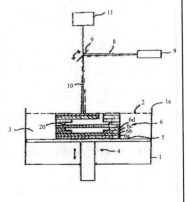

专利名称：Method and device for producing a three – dimensional object by sintering
通过烧结制造三维物体的方法和装置

公开号：EP1388411A1	申请日：2003 – 07 – 21
被引用次数：13	发明人：Keller Peter

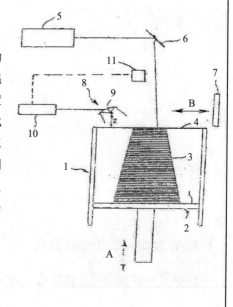

摘要：包括受控的加热阶段。确定涂层粉末层每度的吸热量。测定至少在两个温度范围内进行。在每个温度范围内吸收的热量的变化（dQ/dT）被确定为温度的函数。由此得出粉末材料的特征温度，例如，熔化温度、玻璃化转变温度和起始温度。粉末预热到的工作温度（T_A）根据所确定的变化进行调整。将 T_A 调整到低于特征温度一个给定的时间间隔（ΔT 红色）。根据每个温度区间确定的吸热量确定烧结所需的源功率和调节预热器（8，9）的功率。在施工过程之前，在涂层粉末层上单独进行测量。

4.4.2　Voxeljet 公司

4.4.2.1　背景介绍

　　Voxeljet 公司是全球领先工业级 3D 打印系统制造商，可实现产品的无模化生产。目前在德国、美国、英国、印度和中国均有自己的分支机构。3D 打印技术最早诞生于麻省理工学院，随后德国 Voxeljet 公司成为将其成功商业化的公司之一，Voxeljet 公司于 2013 年登录美国纽交所成功上市。Voxeljet 公司拥有完善的产品体系，从入门级到大型工业级，因而几乎可以满足各种应用需求。此外，在 Voxeljet 公司全球各地的先进服务中心可根据 CAD 数据按需打印砂模和蜡模。

4.4.2.2　专利总概

　　截至目前，Voxeljet 公司在生物医药领域共申请了 44 件专利，由图 4 – 25 可以看出，2001—2010 年，Voxeljet 公司在生物医药领域申请的专利数量不多。从 2011 年起，Voxeljet 公司在生物医药领域的专利申请量呈现大幅增加，未检索到 2016 年之后的申请数据，可能与公司发展策略或公开滞后性有关。

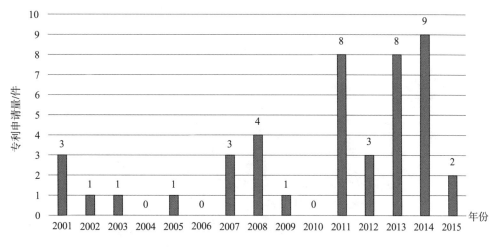

图 4 - 25　Voxeljet 公司生物医药领域 3D 打印专利申请量

4.4.2.3　重要发明人

发明人是一个公司或团队创新的灵魂，从图 4 - 26 可以看出，Voxeljet 公司多产发明人排在前三位的分别是 Ederer Ingo、Guenther Daniel 和 Hartmann Andreas。排名后几位的发明人的专利申请量均不到 10 件，相比排名前三位的发明人有较大差距。

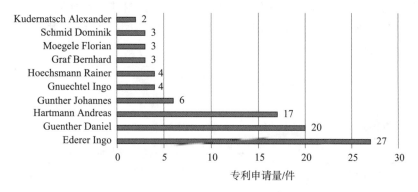

图 4 - 26　Voxeljet 公司生物医药领域 3D 打印专利发明人排名

4.4.2.4　重点专利分析

根据专利的被引用次数筛选出的重点专利见表 4 - 12。

表4-12　3D打印技术重点专利

专利名称：Device For Manufacturing Models Layer By Layer 　　　　用于逐层制造模型的设备	
公开号：EP1322438B1	申请日：2001-09-23
被引用次数：6	发明人：Ederer Ingo；Hochsmann Rainer；Graf Bernhard； Kudernatsch Alexander

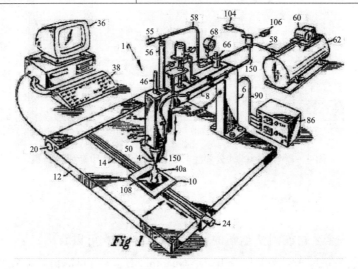

Fig 1

摘要：本发明涉及一种逐层制造模型的装置。本发明的装置包括框架、可垂直调节和更换的工件平台以及用于供给包括涂覆器的材料的装置。所述涂覆器用于将材料从存储容器供给至工件平台上方的工艺区域，所述工件平台至少在制造模型期间固定在装置中。工件平台被引入装置的一侧并在装置的另一侧被提取。

专利名称：Method for constructing patterns in a layered manner 　　　　以分层方式构造模型的方法	
公开号：EP1509382B1	申请日：2003-05-20
被引用次数：5	发明人：Ederer Ingo；Hochsmann Rainer

摘要：本发明涉及用于以分层方式构造模型的方法。将第一种材料施加到施工平台上，然后将第二种材料以分层的方式分别选择性地施加到施工平台上。重复这两个施加步骤直到获得所需的图案。两种材料都以适当的混合比形成固体，第一种材料代表材料的混合物。所述材料混合物在相应的施加步骤之前至少部分被制备出来。

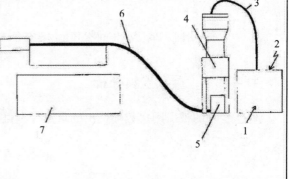

4.5　本章小结

　　欧洲 3D 打印技术的研发始于 20 世纪 80 年代，在其"第一框架计划（FP1）"中进行布局，随着时间的推移，欧洲在"第七框架计划（FP7）"中投入大量经费，促进了该领域技术的飞速发展。在生物医药领域，欧洲专利申请经历了萌芽期和平稳发展期，其领域覆盖生物医药、一般工业、航空航天、电子产品和消费品等。

　　欧洲 3D 打印生物医药领域的中游技术的申请经历了平稳发展期、爆发增长期、平稳增长期和爆发增长期多个阶段，整体数量不断增加，欧洲各国例如德国、英国和比利时等在全球 3D 打印市场占据了重要地位。在欧洲市场主体中，以美国和德国企业为主，美国企业 3D Systems 与德国企业 EOS GmbH Electro Optical Systems 平分秋色，固体自由成形、选择性激光烧结、软件与模型、设备等为专利申请的热点。

　　在生物医药领域的应用中，主要专利权人同样集中在美国和德国，以 3M 公司、3SHAPE A/S 公司和 HERAEUS KULZER GmbH 等公司为主，具体应用集中在口腔和骨科领域，也涉及心血管、药品等多个领域，虽然处于发展的初期，但具有良好的发展前景。

第5章 日本3D打印生物医药领域专利分析

5.1 日本3D打印生物医药领域专利总览

日本的3D打印产业相比欧美国家发展较为落后，但依旧野心勃勃，利用其国内雄厚的工业实力，日本在近年来已逐步赶超部分欧美国家。在2013年，日本矢野经济研究所的调查显示，3D打印在日本的用户已渐渐从大型企业发展至中小型企业，且利用3D打印技术生产其产品的制造业公司数量有显著增加。2014年，日本经济产业省公布了总计40亿日元的"以3D打印为核心的制造革命计划"。2015年，工业技术开发组织（NEDO）以基金的形式投入25亿日元专门用于3D打印人体组织的先进3D打印机的开发。随着更多的企业逐渐重视3D打印在生产过程中的应用，日本的3D打印市场将继续扩大，其中3D打印在生物医药领域的市场份额也将会随之逐步增大。

5.1.1 专利申请趋势分析

图5-1中给出了日本3D打印生物医药领域专利申请趋势。1985—2006年，生物医药领域3D打印技术每年的专利申请量较少。从2007年开始，生物医药领域3D打

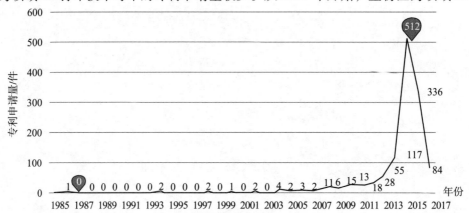

图5-1 日本3D打印生物医药领域专利申请趋势

印专利申请量进入缓慢增长期。近五年，日本生物医药领域 3D 打印技术得到快速发展，专利申请呈现激增趋势，2014 年出现了爆发式增长，由申请量 117 件突然增加到 2015 年的 512 件，3D 打印技术正在改变日本医药生物领域的格局。

5.1.2　专利状态分析

从专利申请类型来看，检索到的 1214 件日本专利，有 1210 件为发明专利，剩余 4 件为实用新型专利。其中，法律状态有效、在审和无效的部分占比分别为 23.9%、70.8% 和 5.3%（见图 5－2）。由于近三年日本 3D 打印生物医药领域专利申请量才大幅增加，因而只有 290 件专利目前属于有效状态，70.8% 的专利仍处于专利审查阶段。

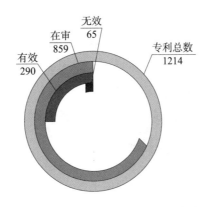

图 5－2　日本 3D 打印生物医药领域专利状态

5.1.3　重点专利权人构成分析

图 5－3 显示出了日本生物医药领域重点专利权人的专利申请数量。从图中可以看出，专利申请量排名前两位的专利权人分别为 Seiko Epson（精工爱普生公司）和 Ricoh（理光），这两家均为日本本土的科技巨头。Seiko Epson 成立于 1942 年，是日本的一家数码影像领域的全球领先企业。2012 年，Seiko Epson 曾表示其未来将朝着 3D 打印的方向发展，但由于当时的 3D 打印机消费市场太小，投资产品开发的时机还不成熟。如今，3D 打印技术已经成熟，3D 打印系统已成为全系列专业级工业应用（特别是原型、研究和小规模制造）中的常见设备，Seiko Epson 也将首次推出自己的工业 3D 打印机。到 2025 年，Seiko Epson 将通过全方位的新产品和服务使其全球收入增加 50% 以上，其中一款新产品是工业级 3D 打印机。排名后几位的专利权人 Canon（佳能）、Toshiba（东芝）和 Panasonic（松下）等均为日本本土知名科技企业。

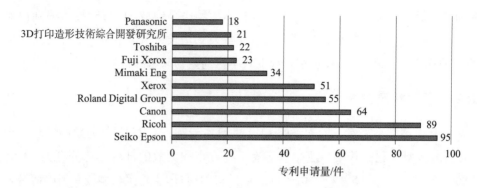

图 5-3　日本 3D 打印生物医药领域重点专利权人

5.1.4　专利来源国构成分析

日本重点专利权人主要分布在日本，共有 445 件专利，这说明日本企业暂时将其生物医药领域的 3D 打印核心技术集中于本土。其他主要国家/地区的专利不足 100件，分别为美国、英国、中国、法国、德国、意大利、荷兰、澳大利亚等，其中有 19件专利来自中国，表明中国也有意进行在日本的专利布局。

5.1.5　生物医药领域产业链分析

本书对日本地区 3D 打印生物医药领域的专利进行了检索、分类与分析。首先，我们将 3D 打印生物医药领域的产业链分为上游"材料"、中游"工艺与软件控制"以及下游"应用"三个部分。检索并通过人工筛选得到 1214 件相关专利。其中，上游"材料"部分 442 件、中游"工艺与软件控制"部分 972 件以及下游"应用"部分 96 件，因此，我们将研究重点放在中游"工艺与软件控制"部分。

5.2　日本 3D 打印生物医药领域工艺与设备专利分析

5.2.1　生物医药领域工艺与设备专利分布概述

随着 3D 打印领域以欧美为中心不断发展，日本也加紧追赶。因此，近年来，3D打印技术在日本发展较为迅猛，除了日本政府在财政上的大力支持，还离不开日本巨头企业大举进入该领域带来的进步，例如日本电器产业松下公司、日本半导体产业巨头东芝等都明确表示 3D 打印强大的设计制造功能大幅缩减了生产制造中的时间成本和模具成本。

图 5-4 为日本 3D 打印技术的专利申请趋势。2001—2007 年，增长较为缓慢；自2008 年至今，可以看出专利申请量的逐年增长较为明显。尤其在 2015 年达到峰值。

2017 年专利申请数量的骤减是由于专利滞后性,并不是真实情况。其中,有效专利占比 24.79%,在审专利申请占比高达 70.68%,无效专利仅为 4.53%(见图 5-5),这充分说明日本国内 3D 打印技术的热潮正在持续,尤其是日本将 3D 打印技术广泛应用于医疗保健与汽车行业。

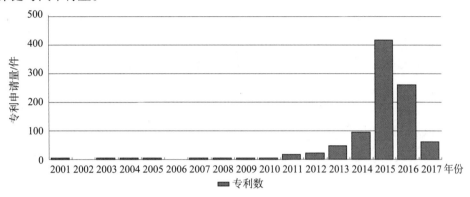

图 5-4　日本 3D 打印技术专利申请趋势

3D 打印在日本申请专利的重点技术有三维喷印(3DP)、熔融沉积成形(FDM)、选择性激光熔化(SLM)、立体光固化成形(SLA)、选择性激光烧结(SLS)、数字光处理(DLP)、选择性电子束熔化(EBSM)等。此外,控制软件与建模等专利申请在日本也占有较大比例,主要原因是日本许多领先的数字化服务提供商可以个性化地定制相关 3D 打印自动化管理软件及工作站,例如,佳能

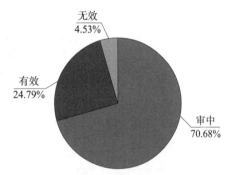

图 5-5　日本 3D 打印技术专利法律状态

护理解决方案公司以及 Kabuku 株式会社。图 5-6 展示了日本 3D 打印中游的技术和软件模型的具体分布情况。

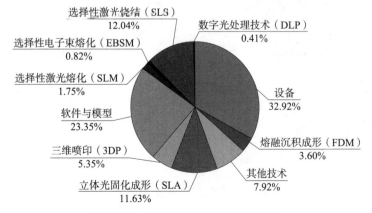

图 5-6　日本 3D 打印技术专利分布

由图5-6可知，在日本3D打印技术中设备与立体光固化成形（SLA）占有量较多，分别占总申请数量的32.92%和11.63%。由于日本拥有显著的产品制造优势，因此日本利用其优势大力发展3D打印设备，并布局专利申请。

图5-7为日本排名前十的3D打印技术重点专利权人，全部为日本企业，这说明日本企业在3D打印技术领域专利申请上的本土优势。排名第一的Seiko Epson是日本科技巨头，在数码影像领域位于全球领先地位。Seiko Epson在激光和喷墨2D打印专业知识上积累多年，会有助于其在3D打印领域的发展。近年来，Seiko Epson的目标是推出一款打印速度高达200ppm（百万分之一）、能兼容多种不同材料的机器，因此正在开发能高精度、高效率打印多种材料的3D打印技术。排名第二的佳能在桌面3D打印机领域的设计、研发与制造进行大量投入，其Marv 3D打印机（见图5-8）在各国上市之后都有着不错的销量和反响，而佳能在3D打印技术领域主要申请的专利也以设备为主。

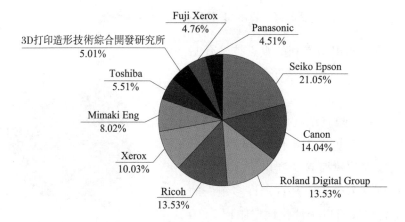

图5-7 日本3D打印技术重点专利权人

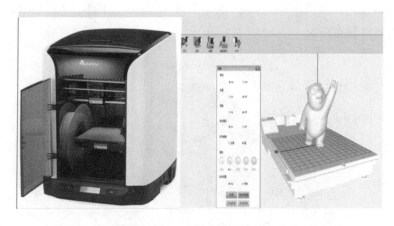

图5-8 日本佳能"魅立方"桌面3D打印机及配套软件

从图5-9可以看出，日本3D打印技术领域的IPC主要分布在：

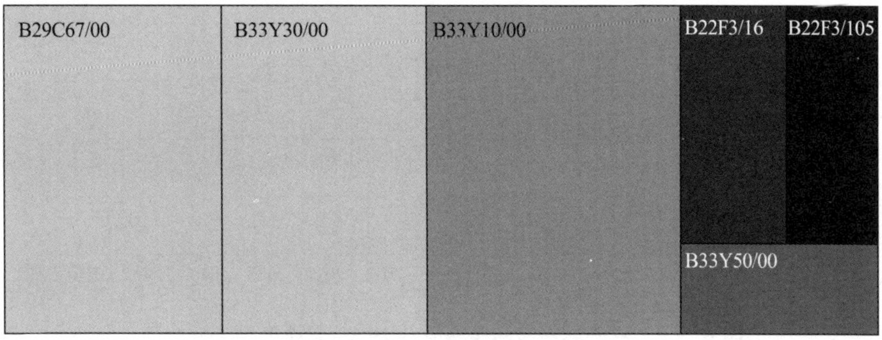

| B29C67/00 | B33Y30/00 | B33Y10/00 | B22F3/16 | B22F3/105 |
| | | | B33Y50/00 | |

图5-9　日本3D打印技术专利分类

B29C67/00——塑料的成形或连接；塑性状态物质的一般成形。

B33Y10/00——附加制造，即三维（3D）物品制造，通过附加沉积、附加凝聚或附加分层，如3D打印、立体照片或选择性激光烧结的附加制造的过程。

从上述IPC的占比及含义可看出，日本3D打印技术的专利主要集中在制备工艺与仪器开发方面。

5.2.2　立体光固化成形（SLA）

立体光固化成形（SLA）工艺由Charles. W. Hull于1984年申请美国专利，并于1986年3月获得专利授权，专利号为US4575330A。他在题为"Apparatus for Production of Three - Dimensional Objects by Stereolithography"的专利里面发明了术语"stereolithography"，简称SLA，也就是后来的立体光固化技术——利用紫外线催化光敏树脂，层层堆叠然后成形。该技术是最早发展起来的快速成形技术。1988年，3D打印行业巨头3D Systems公司根据SLA成形技术原理制作世界上第一台SLA 3D打印机——SLA250，并将其商业化。自此，基于SLA成形技术的机型如雨后春笋般相继出现。日本企业C - MET公司、施乐公司（Eerox）、三洋化成工业株式会社和D - MEC公司在光固化快速成形技术领域的研究成果也较为突出。

5.2.2.1　技术申请趋势分析

立体光固化成形工艺在日本的申请量较多，其申请趋势如图5-10所示，可将日本的专利申请趋势分为缓慢发展期和快速增长期两个阶段，在2012年之前专利申请数量较少，在2012年之后申请量稳步增长，到2015年达到峰值。2016—2017年的数据骤减是专利滞后性的原因。

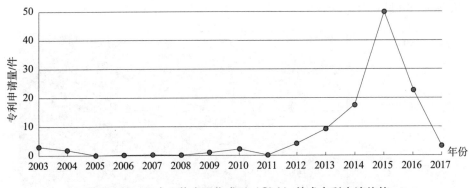

图 5－10　日本立体光固化成形（SLA）技术专利申请趋势

5.2.2.2　重点专利权人分析

日本立体光固化成形技术排名前五的重点专利权人（见图 5－11）中，Roland Digital Group（罗兰 DG）位列第一名，其专利申请量占总申请量的 34.15%。罗兰 DG 公司是日本领先的宽幅喷墨打印机与 3D 打印设备制造商，该企业不仅推出了陶瓷打印机、光积层造形装置等，还配套研发新型 3D 打印光敏树脂用于立体光固化成形。同时罗兰 DG 拥有专门的子公司 DGSHAPE 管理 3D 打印和数字化制造，包括 3D 铣床、3D 打印机、雕刻机等设备的研发和销售。排名第三的シーメット株式会社（CMET）是 3D 打印机的制造商，其在立体光固化装置与建模方面进行大量专利布局，并对于光固化树脂材料也有相应研究。

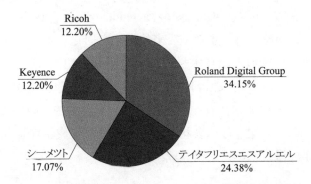

图 5－11　日本立体光固化成形（SLA）技术专利重点专利权人

5.2.2.3　重点专利分析

针对在日本申请的 3D 打印技术中的核心专利，依据专利被引证次数、同族专利数量、重点专利权人等因素进行分析，见表 5－1、表 5－2。

表 5-1　3D 打印技术重点专利（1）

专利名称：三次元造形用の光硬化性組成物 　　　　　光固化材料用于三维打印	
公开号：JP2017007116A	申请日：2015-06-17
被引用次数：1	同族专利数量：1
专利权人：花王株式会社	
摘要：本发明提供在高温下具有优异机械强度的光固化材料用于三维打印中以及光固化材料的制造方法。解决手段为：A）光固化性树脂前体，和 B）纤维平均直径为 0.5nm 或 200nm 以下，微细纤维素纤维和/或它的羧基含量为 0.1mmol/g 以上，用于三维打印光固化性组合物。	

本专利公开了一种应用于光固化成形中的树脂材料，探究其修饰基团的种类、数量、反应时间、反应温度、溶液种类等性质对该树脂材料用于光固化成形时的影响。

表 5-2　3D 打印技术重点专利（2）

专利名称：インクジェット光造形装置を用いた三次元造形方法に適用されるサポート材及びモデル材とサポート材の組み合わせ 　　　　　使用立体光固化设备应用于三维打印方法	
公开号：JP2017165104A	申请日：2017-04-25
同族专利数量：24	
专利权人：株式会社キーエンス；三洋化成工業株式会社	
摘要：提供一种光固化材料用于三维打印方法中，该材料使在光固化过程中和固化之后变形及膨胀受到的影响较小。	
专利名称：モデル材用活性エネルギー線硬化性樹脂組成物 　　　　　活性能量可固化树脂组合物	
公开号：JP2017048288A	申请日：2015-09-01
被引用次数：0	三级技术分类：医用高分子材料；立体光固化成形（SLA）
专利权人：KJ Chemicals Corp.	

摘要：要解决的问题：为了提供一种用于形成具有另外制备中的柔软性和韧性的模塑材料的活性能量射线固化树脂组合物，通过在含有该树脂组合物的喷墨方法的三维光学模塑方法中使用光固化油墨，并通过固化树脂组合物和油墨获得具有柔软性和韧性的三维光学模制用模型材料和使用该模型材料的三维模制品。解决方案：在具有适用于喷墨光学模制方法的柔性和韧性的模型材料中使用含有不饱和基团（A）的聚轮烷和具有乙烯性不饱和基团（B）化合物的活性能量射线固化树脂组合物。

专利名称：結晶性化合物およびアモルファス化合物を用いて三次元物体を製造する方法 用结晶化合物和无定形化合物制造三维物体的方法		
公开号：JP2015199344A	申请日：2015 – 03 – 23	
被引用次数：0	三级技术分类：立体光固化成形（SLA）	
专利权人：Xerox Corporation		
摘要：一种使用立体光刻通过物体逐层形成三维物体的方法。更具体地，使用基于热立体光刻的三维打印机和包括结晶和无定形化合物的组合的相变材料形成三维物体。		

5.2.3 设备

5.2.3.1 技术申请趋势分析

日本3D打印是一种新型产业制造技术，世界各国都希望通过新的高科技技术占领科技强国的要地，而日本对于3D打印技术目前已经走在了前面，日本的工程师正在研发创新的3D打印技术及其他技术，目标是要让未来定制化的工业零部件或半导体部件、医疗模型等能够像大批量制造一样便宜。因此，日本在3D打印设备方面的专利申请量逐年增加（见图5 – 12）。

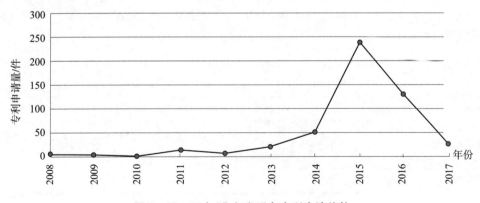

图5 – 12　日本3D打印设备专利申请趋势

5.2.3.2　重点专利权人分析

在日本的3D打印设备申请中，重点专利权人均为日本各个行业的巨头企业，Seiko Epson 是数码影像领域，Roland Digital Group 研发顶尖电子乐器技术，Toshiba（东芝）为日本最大的半导体制造商，也是第二大综合电机制造商，Ricoh（理光）是著名的成像和电子世界五百强企业之一，专业制造打印机及光学机器，Canon（佳能）为生产影像与信息产品的综合集团。以上五个企业在3D打印设备的专利申请占比旗鼓相当（见图5-13），说明这些老牌制造业领先企业都在利用目前自身技术的积累，寻求在3D打印设备领域的应用。

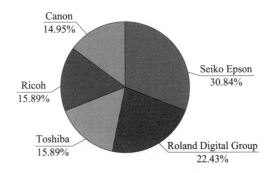

图5-13　日本3D打印设备专利重点专利权人

从图5-14可以看出，日本3D打印设备的IPC主要分布在：

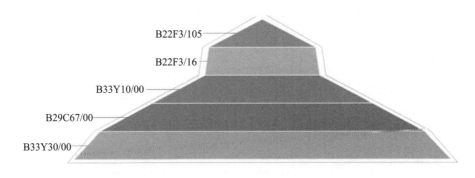

图5-14　日本3D打印设备专利分类

B33Y30/00——附加制造，即三维（3D）物品制造。通过附加沉积、附加凝聚或附加分层，如3D打印、立体照片或选择性激光烧结的方式制造附加设备及其零件或附件。

B29C67/00——塑料的成形或连接；塑性状态物质的一般成形。

B22F3/16——由金属粉末制造工件或制品，其特点为用压实或烧结的方法制造所用的专用设备。

从上述 IPC 的占比及含义可看出，日本 3D 打印设备偏向于利用金属粉末及高分子聚合物作为原料进行。

5.2.3.3 重点专利分析

依据专利被引证次数、同族专利数量、重点专利权人等因素，对选取的核心专利进行分析，见表 5-3。

表 5-3 3D 打印技术重点专利

专利名称：三次元造形装置	
光固化材料用于三维打印	
公开号：JP2017039230A	申请日：2015-08-18
被引用次数：1	同族专利数量：1
专利权人：ローランドディー．ジー．株式会社	
摘要：提供一个三维成形设备，使得三维打印物成形之后可以很容易地自动去除三维物体周围的粉末材料。三维成形装置 10 包括：一个用于成形槽 61 的粉末材料成形头；除尘控制装置 41，可去除容纳在成形槽 61 中的粉料。	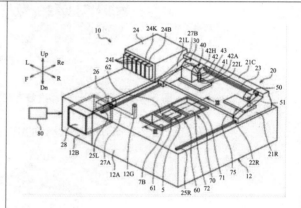
专利名称：積層造形装置	
层压成形设备	
公开号：JP5777187B1	申请日：2014-10-21
被引用次数：1	
专利权人：株式会社ソディック	
摘要：层压成形设备包括一个粉末层形成装置、一个重新涂覆头、电动机、激光照射装置、数字控制装置、激光控制装置和计算机辅助制造（CAM）系统。	
专利名称：三次元造形装置および造形条件補正方法	
3D 建模设备及建模条件校正方法	
公开号：JP2017202601A	申请日：2016-05-10
被引用次数：0	三级技术分类：设备

专利权人：コニカミノルタ株式会社
柯尼卡美能达公司

摘要：提供一种三维建模装置，以及用于测量成形层形状的形状测量单元，所形成的成形层构成具有三维物体的特征元件的测量件，所形成的成形层由所制成的形成部分组成，在三维物体的形状和形状测量单元的测量结果的基础上，基于区域差异信息的建模精度差异，由于第一个区域和第二个区域之间的差异，它包括一个建模条件校正单元，用于修正三维物体的建模条件，使其与三维物体的实际形状和设计形状相匹配。	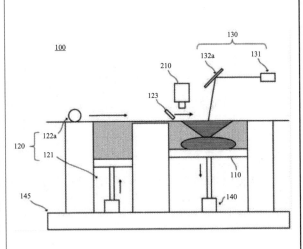

专利名称：回転式の3Dプリンティングのための方法およびシステム
用于旋转 3D 打印的方法和系统

公开号：JP2017520434A	申请日：2015 - 07 - 13
被引用次数：0	三级技术分类：设备

专利权人：ストラタシス リミテッド
斯特拉

摘要：公开了一种用于三维打印的系统。该系统包括：旋转托盘，被配置为绕垂直轴旋转；打印头，具有多个单独的喷嘴，用于在托盘上打印三维物体。	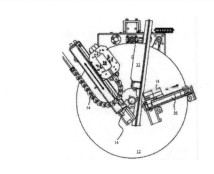

专利名称：複合材料粉末及び成形体の製造方法
复合材料粉末和模压体的制造方法

公开号：JP6057806B2	申请日：2013 - 03 - 27
被引用次数：0	三级技术分类：选择性激光烧结（SLS）

专利权人：群栄化学工业株式会社

续表

摘要：提供一种用于选择性激光烧结的复合材料粉末，其包括：用于选择性激光烧结的复合材料粉末，球状聚集体，其具有 0.8 ~ 2.0 的比重，平均粒径为 10 ~ 150μm，没有熔点；平均粒径为 30 ~ 150μm 的聚酰胺 11。粒径差在 ±25% 以内，由下式定义：粒径差(%) = {（球状聚集体的平均粒径 – 聚酰胺 11 的平均粒径)/聚酰胺 11 的平均粒径} ×100。	

专利名称：無機充填材粒子及びそれを用いた立体造形用樹脂組成物　　　　　　 无机填料颗粒与三维模塑树脂组合使用	
公开号：JP2017007921A	申请日：2015 – 06 – 26
被引用次数：0	三级技术分类：选择性激光烧结（SLS）
专利权人：日本電気硝子株式会社	
摘要：提供一种在树脂组合物中混合时能够抑制黏度增加的无机填料颗粒和使用了这种颗粒的立体平板印刷用树脂组合物。 解决方案：玻璃颗粒由玻璃粒子和平均粒径小于 1μm 的无机微粒制成，用于覆盖玻璃粒子的表面，玻璃粒子基本上是球形的并且具有 1μm 或更大的平均粒径，无机微粒的软化点比玻璃粒子的软化点高 100℃ 以上，无机微粒的比表面积为 1m²/g 以上，无机微粒为 SiO₂、Al₂O₃、MgO、CaO、BaO、ZnO、ZrO₂ 或 TiO₂。	

专利名称：三次元印刷用高分子材料　　　　　　 3D 印刷用高分子材料	
公开号：JP2016532579A	申请日：2014 – 07 – 09
被引用次数：0	三级技术分类：医用高分子材料
专利权人：—	
摘要：提供了可用作三维打印机系统的建筑材料和支撑材料的聚合物材料。聚合物材料由含有基质聚合物的连续相的热塑性组合物形成。夹杂物和含纳米添加剂以单个区域的形式分散在连续相中。	

专利名称：ポリマーチュービングの柔軟な製造　　　　　　 柔性制造聚合物管	
公开号：JP2016527097A	申请日：2014 – 05 – 08
被引用次数：0	三级技术分类：医用高分子材料
专利权人：シー，ジェイソン；ダン，アンドリュー；リウ，チャンゲン；カーリー，ブランドン	
摘要：通过形成符合流体路径设计的凸模，在模具上沉积聚合物涂层，并原位移除模具而不将其拉向聚合物，形成管状聚合物结构。	

专利名称：3D 印刷のためのコポリマー	
用于 3D 打印的共聚物	
公开号：JP2016204642A	申请日：2016 – 04 – 08
被引用次数：0	三级技术分类：医用高分子材料
专利权人：Xerox Corp.	

摘要：用于 3D 印刷的共聚物包括 1% ~ 30%（物质的量百分比）的二酸单体单元、二醇单体单元和对苯二甲酸酯单体单元，所述共聚物的玻璃化转变温度（T_g）为 50 ~ 95℃。

专利名称：三次元造形方法及び積層造形用材料	
三维成形方法和层压成形材料	
公开号：JP2016175190A	申请日：2015 – 03 – 18
被引用次数：0	三级技术分类：选择性激光烧结（SLS）
专利权人：Toshiba Corp.	

摘要：通过重复在成形台上形成粉末层的步骤和将黏合剂从喷墨头排出到成形台的预定区域中的步骤，提供用于成形三维物体的三维成形方法沉积粉末层以形成固化层，由此可以提高三维模制物体的密度和强度，并获得均匀的三维模制物体。

专利名称：ポリエステル粉末組成物、方法及び物品	
生产聚酯粉末组合物的方法和物品	
公开号：JP2017019267A	申请日：2016 – 06 – 13
被引用次数：0	三级技术分类：高分子有机物
专利权人：スリーディー システムズ インコーポレーテッド	

摘要：提供粉末组合物和制品以及由粉末组合物形成制品的方法。在一个实施方案中，粉末组合物至少包含一种聚酯聚合物粉末和一定量的长宽比为 5∶1 的增强颗粒。在另一个实施方案中，粉末组合物至少包括一种中 – 高熔点温度、芳族和结晶聚酯聚合物粉末。在优选的实施方案中，粉末组合物能够通过激光烧结工艺形成在高温环境中表现出一种或多种所需机械性能的三维制品。

5.3　日本 3D 打印生物医药重点应用领域专利分析

5.3.1　生物医药应用领域应用专利总览

　　日本在 3D 打印生物医药领域最早的专利申请是 1993 年申请的セラミックスを基材とする歯科補綴物の製造法（以陶瓷为基材的牙科补缀物的制造方法）和セラミッ

クスを基材とする歯科補綴物の製造法およびそれに使用するための成形物（将陶瓷作为基材的牙科补缀物的制造方法以及用于其的成形物）这两件专利，此后一直到 2010 年，日本在该领域的专利申请数量一直处于波动增长的状态，专利申请数量为 0 ~ 10 件不等，其中，2007 年申请了 7 件，2009 年申请了 8 件，2010 年申请了 10 件，从 2011 年开始，专利申请数量又一次降到 1 件，随后逐年增加，在 2015 年达到申请量的峰值 22 件，由于专利信息公开的滞后性，近两年专利数据不全。专利的公开趋势与申请趋势相似，波动较大，2017 年达到公开的峰值 18 件，如图 5 - 15 所示。

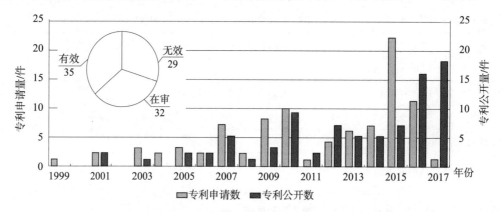

图 5 - 15　日本 3D 打印生物医药领域专利申请公开趋势和法律状态

从技术生命周期理论的角度来看，日本在该领域技术的发展似乎与标准曲线相差较大，虽然申请和公开趋势振荡，但总体趋势上扬，由于数据信息较少，无法准确判断是处于平稳发展期还是快速增长期，但可以说明的是该领域技术正处于发展期，后续专利的申请数量会持续增加。

在这 96 件专利中，处于有效状态的专利共 35 件，审查过程中的专利有 32 件，无效专利有 29 件，可见，日本在该领域的技术发展处于初级发展阶段，具有后续发展的前景。

对日本 3D 打印生物医药领域专利的专利权人的来源国（见图 5 - 16）进行分析，38.89% 的专利权人来自日本本土，其次是占比 37.04% 的美国专利权人，日本和美国的专利权人加起来约占全部的 3/4，具有绝对的市场主导性，其他地区的专利权人还包括中国和德国、意大利等国家。

可见在日本地区，除了本土的专利权人重视专利布局之外，美国的专利权人非常重视日本市场，几乎与本土专利权人平

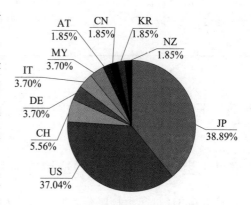

图 5 - 16　日本 3D 打印生物医药领域专利权人来源国组成

分秋色，一方面说明美国在该领域的技术发展较为领先，另一方面也可见日本市场的重要性。

整体来看，日本在 3D 打印生物医药领域的技术发展还处于初期的发展阶段，从申请量排名前 10 的专利权人分布（见图 5 - 17）上看，平均申请量仅为 3.3 件，其中，申请量最多的是バイオ2テクノロジーズインク（Bio2 Technologies Inc.）和理光，分别申请了 6 件专利，其次是申请了 4 件专利的テーオーペーゼルヴィースフュールリングアールテヒニッ（Top Service Fur Lingualtechnik GmbH）和メディア株式会社（Media 株式会社），コーディス・コーポレイション（Cordis Corporation）申请了 3 件专利，其余的企业（图中未标出企业名称，用6～10代替）各申请了 2 件。

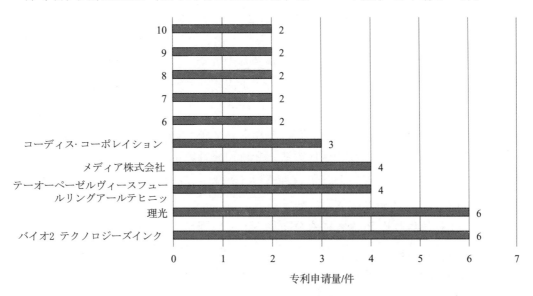

图 5 - 17　日本 3D 打印生物医药领域重点专利权人分布

Bio2 Technologies Inc. 是一家美国私营医疗器械公司，该公司目前已经开发了一种具有生物活性组分的刚性三维多孔性基质组织支架。该材料完全由生物活性玻璃构成，具有多孔性、承重性、骨传导性和生物活性，Bio2 Technologies Inc. 在肢体产品方面有着丰富的临床经验，并且在开发中拥有一套椎体间融合解决方案。该公司的专利生体組織再生のための医療用デバイスおよび方法（用于生物组织再生的医疗用器件及方法）公开了该材料的制备方法，该材料用于修复损伤骨组织和/或疾病骨组织的生物体活性组织支架，并为了提供作为吸收性组织支架的骨传导性而辅助组织内生长。

理光集团在世界的大约 200 个国家和地区开展着商务运行，其产品涵盖办公图像处理设备（如 MFP、打印机等）、生产型数码印刷机、供应产品、数码相机和工业产品诸如热敏媒体、半导体和工厂自动化摄影机等设备。理光在 3D 打印生物医药领域的专利也是与设备相关，专利医療用デバイス、医療用デバイスの製造方法及び医療用デバイスの製造装置（医疗用设备、医疗用设备的制造方法以及医疗用设备的制造装置）公开了一种可以容易且有效制造的医疗装置，具有良好的尺寸精度并且对软组织的黏附性优异；专利立体造形用液体、立体造形用液体セット、立体造形物の製造方法及び立体造形物（立体造形用液体、立体造形用液体组、立体造形物的制造方法以及立体造形物）提供一种三维造形物的制造方法，其能够简便且高效地制造复杂且精细的立体造形物。

Top Service Fur Lingualtechnik GmbH 的专利調製歯科矯正装置用モジュールシステム（制备牙科装置的模块系统）提供了一种能够减轻患者不适感的牙科矫正装置及其制作方法，该方法通过数字建模后的信息，定制化制备牙科矫正装置。

Media 株式会社的专利歯科用補綴物の製作方法、歯科用補綴物及び歯科用補綴物の製作用データ取得方法（牙科用修补物的制作方法、牙科用修补物以及牙科用修补物的制作用数据取得方法）提供一种通过三维印刷装置来构筑牙科用修补物的材料来制作牙科用修补物的工序的方法，该牙科用修补物的形状适合于患者自身；专利歯科用補綴物の製作方法、歯科用補綴物の製作システム、歯科用補綴物及び歯科用補綴物製作装置（牙科用修补物的制作方法、牙科用修补物的制作系统、牙科用修补物以及牙科用修补物制作装置）公开了一种通过 3D 打印方法简便地制作接近自然牙质感的优异品质的牙科用修补物的方法和设备。

日本 3D 打印生物医药领域技术分布如图 5 - 18 所示，应用最多的是口腔领域，约占总数的 1/3，其次是占比约 1/5 的骨科，模型的应用稍稍少于骨科，此外还包括了药品、心血管和眼科领域的技术。

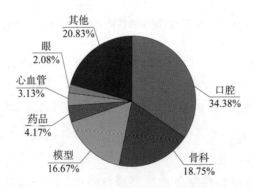

图 5 - 18 日本 3D 打印生物医药领域技术分布

因为口腔和骨科领域的材料、技术、精确度或生物相容性的要求相对于打印组织、器官的要求较低，是 3D 打印生物医药领域的初级阶段，从应用领域技术的分布也可以看出日本在该领域的技术发展还处于初级的发展阶段。

5.3.2　重点应用及专利分析

5.3.2.1　生物打印（Bioprinting）应用

3D生物打印水平一定程度上代表了医学研究的重要前沿领域，日本生物3D打印公司Cyfuse早在2010年就与涩谷工业株式会社合作开发了一款名为Regenova的3D生物打印机，该打印机只需要输入3D数据和细胞集群就能自动创建出3D细胞结构，如图5-19所示。在2016年，日本佐贺大学已经创建出3D打印的血管。2017年，京都大学的池口良辅准教授以正常人的皮肤成纤维细胞作为基础材料，利用高性能的3D生物打印机制造出无支架的筒状导管作为神经组织，发现该生物3D导管可以促进大鼠神经再生，这标志着3D生物打印机技术在生物神经再生功能上逐步走向成熟。

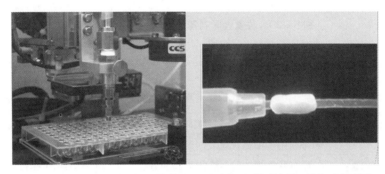

图5-19　Cyfuse的3D生物打印机及京都大学制作的3D打印导管❶

曾经在中山实验室进行过大鼠肝脏组织的三维打印研究的佐贺大学的Koichi Nakayama领导的一个研究小组使用3D生物打印机制作无支架人造气管（见图5-20）。研究人员收集软骨细胞、间充质干细胞和大鼠肺微血管内皮细胞，然后，使用Cyfuse Biomedical Regenova的3D生物打印机，将球状体放置在长度为每边3.2mm的9×9针阵列中，每根不锈钢针的外径为0.17mm，每根针之间的距离为0.4mm，细胞球体由96孔板的机器人控制的25号喷嘴吸入，总共使用384个球状体来产生管状3D打印的气管。研究人员使用前述的偏斜过程3D打印微小的人造气管，并确保细胞生长，应用在实验大鼠体内。实验中总共使用了9只大鼠，在移植生物打印的气管之后仔细观察了23天。在此过程中，研究人员发现3D打印的气管在用硅胶支架辅助移植时足够坚固，防止了人造气管的塌陷，并支撑移植物，直到有足够的血液供应，从而在组织学中观察到软骨和血管的形成。

---

❶　图片引用自 Yurie H, Ikeguchi R, Aoyama T, et al. The efficacy of a scaffold - free Bio 3D conduit developed from human fibroblasts on peripheral nerve regeneration in a rat sciatic nerve model. *PLoS One*, 2017, 12 (2): e0171448.

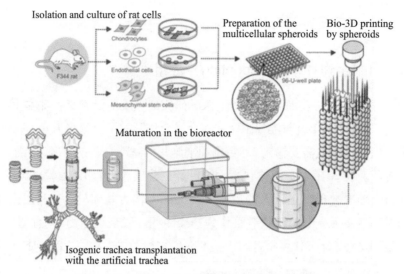

Isolation and culture of rat cells

Preparation of the multicellular spheroids

Bio-3D printing by spheroids

Maturation in the bioreactor

Isogenic trachea transplantation with the artificial trachea

图5-20　佐贺大学制备无支架人造气管过程❶

3D 生物打印相关专利见表 5-4。

表5-4　3D 生物打印相关专利

专利公开号	专利名称	专利权人
JP2011525376A	如何利用多细胞自组装创建3D生物结构	University of Missouri
JP2016540502A	包埋有脉管构造的组织构成物的方法	Harvard University
JP2018501845A	用于软骨修复的移植脚手架及其制造方法	UZH
JP2016005463A	器官打印方法	Sone Toshihito
JP2017514643A	电磁放射材料及组织的制造方法、设备及系统	Biobot
JP5624981B2	自组装多细胞体和使用多细胞体产生三维生物结构的方法	University of Missouri
JP2018507004A	构建含活细胞结构的方法	Ecole Polytechn Federale De Lausanne Service Des Relations Ind
JP2008283991A	再生心肌病变组织的方法	Nat Inst For Materials Sci
JP2018506267A	生物组件的激光打印方法和设备	GM

❶ 图片引用自 Taniguchi D, Matsumoto K, Tsuchiya T, et al. Scaffold - free trachea regeneration by tissue engineering with bio - 3D printing [J]. Interactive Cardiovascular & Thoracic Surgery, 2018, 26 (5).

5.3.2.2　神经外科应用

日本京都大学的池口良辅准教授研究组 2017 年 2 月 23 日发表研究结果称，其团队在全球率先研制出了通过使用"生物 3D 打印机"，使缺损的神经再生的全新技术。池口良辅准教授和九州大发的医疗研发机构，通过采集人体皮肤提取的细胞培养出细胞块，再通过生物 3D 打印机制造出了筒状的"神经导管"。神经器官长 8mm、外径 3mm 左右。通过实验鼠的对比试验，移植了人造神经的实验鼠有很多无法恢复行走，而使用了 3D 神经器官的实验鼠能与健康实验鼠一样行走。

5.3.2.3　其他重点专利列表

日本 3D 打印生物医药领域重点专利的筛选条件结合了被引次数和学术研究前景，重点专利见表 5 - 5。

表 5 - 5　日本 3D 打印生物医药领域重点专利

专利名称：歯科用補綴物の製作方法、歯科用補綴物及び歯科用補綴物の製作用データ取得方法 牙科用修补物的制作方法、牙科用修补物的数据取得方法	
公开号：JP2012024396A	申请日：2010 - 07 - 26
被引用次数：6	三级技术分类：口腔
专利权人：Media 株式会社	
摘要：本发明提供一种牙科用修补物，该牙科用修补物的形状适合于被摄体。以及使用基于治疗前的齿的齿列模型以及通过三维印刷装置来构筑牙科用修补物的材料来制作牙科用修补物的工序的方法。	
专利名称：歯科用補綴物の製作方法、歯科用補綴物の製作システム、歯科用補綴物及び歯科用補綴物製作装置 牙科用修补物的制作方法、牙科用修补物的制作系统、牙科用修补物以及牙科用修补物制作装置	
公开号：JP2012024395A	申请日：2010 - 07 - 26
被引用次数：5	三级技术分类：口腔
专利权人：Media 株式会社	
摘要：使用本发明，能够容易制作接近自然牙质感的优异品质的牙科用修补物。然后，测量牙科用修补物的三维设计数据。另外，基于在治疗前拍摄而得到的牙齿色彩数据和三维设计数据确定牙科用修补物的色彩，并确定三维印刷数据，基于该三维印刷数据来涂布牙科用修补物的材料，并对牙科用修补物的材料进行着色并构筑。另外，作为印刷材料，使用预先着色的牙科用修补物的材料，使用之后构筑的颜色较薄且透明度高的材料。	

专利名称：多材料から構成される自由造形可能な微細部品の積層造形法 由多种材料组成的可自由成形的微观零件的层压模型	
公开号：JP5985641B2	申请日：2012 – 08 – 22
被引用次数：0	三级技术分类：医用无机非金属材料；口腔
专利权人：ディジタル メタル アーベー	

摘要：用于包括所有材料的具有自由功能的材料的添加剂层制造方法。这种方法所用的细粉使其能够用于制造具有小尺寸和高精度要求的部件。这种方法的其他用途是建造小型机械精密零件或研磨工具、牙科物体或医用植入物。

专利名称：自己集合性多細胞体、および前記多細胞体を用いて3次元の生物構造体を作製する方法 自组装多细胞体和使用多细胞体产生三维生物结构的方法	
公开号：JP5624981B2	申请日：2009 – 06 – 24
被引用次数：0	三级技术分类：生物墨水；其他
专利权人：ザ・キュレーターズ・オブ・ザ・ユニバーシティ・オブ・ミズーリ 密苏里大学	

摘要：一种组织工程的结构和方法，包括多细胞体。多个多细胞体可以以特定图案排列并融合以形成人造组织。该阵列可包括填充体，该填充体包括生物相容性材料，该材料防止细胞从多细胞体迁移和向内生长，并防止细胞黏附到多细胞体上。通过打印或以其他方式堆叠多细胞体和填充体，使得相邻的多细胞体沿着足够长度的三维接触区域直接组装。还提供了一种用于制备多细胞体的方法，所述多细胞体具有便于组装三维构造的特征。

专利名称：医療用デバイス、医療用デバイスの製造方法及び医療用デバイスの製造装置 医疗器械、医疗器械的制造及医疗器械设备	
公开号：JP2017158799A	申请日：2016 – 03 – 09
被引用次数：0	三级技术分类：其他应用
专利权人：株式会社リコー 理光公司	

摘要：一种医疗器械，包括多孔部分和致密部分，多孔部分的表面的算术平均粗糙度为 $2.0\mu m$ 以上且 $20\mu m$ 以下，致密部分的表面的算术平均粗糙度小于 $2.0\mu m$。

专利名称：ポリマー混合物から形成した植え込み可能な装置 聚合物植入式装置	
公开号：JP2007229461A	申请日：2007 – 02 – 23
被引用次数：1	三级技术分类：骨科
专利权人：Fin – Ceramica Faenza S. P. A.	

续表

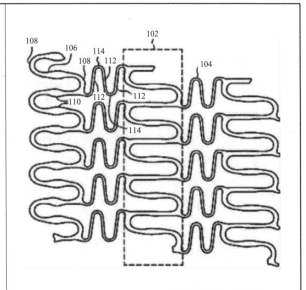

摘要：提供一种可植入装置形成的聚
合物共混物。生物相容性材料可能被
配置成腔内支架植入医疗器件。高分
子材料可用于制造这些设备，包括支
架。支架可能是可扩展或自膨胀的气
球。高分子材料可能包括药物或其他
生物活性剂以及造影剂等添加剂。

专利名称：補填用人工骨設計システム及びそれを用いた補填用人工骨の製造方法 充填设计系统和使用系统的灌装人工骨制造的人工骨	
公开号：JP2001087291A	申请日：1999 - 09 - 24
被引用次数：1	三级技术分类：骨科
专利权人：日本特殊陶業株式会社	

摘要：在由多个断层位置拍摄到的各
个断层图像中，提取骨部图像区域，
根据该骨部图像区域生成骨部外形线
信息，进而基于每个断层位置的骨部
外形线信息，生成骨部的缺损部的三
维形状数据。然后，根据该三维形状
数据，对被加工材料进行加工仿真，
参照该加工仿真的结果，判定可否进
行正常的切削，并且对缺损部的三维
形状数据实施由平行移动、旋转移动、
放大/缩小以及它们的两种以上的组合
中的任意一种构成的规定的数据变换
后使用。

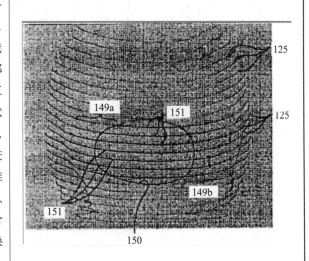

专利名称：ヒト心臓様構造体およびその製造方法 人类心脏结构及其制造方法	
公开号：JP2017101015A	申请日：2016 - 06 - 14
被引用次数：0	三级技术分类：心血管
专利权人：—	
摘要：提供人类心肌细胞、人类成纤维细胞和人血管内皮细胞混合和聚集的人体心脏球体。	

专利名称：動脈瘤の治療用血管閉塞デバイス 用于治疗动脉瘤的血管扩张装置	
公开号：JP2008119488A	申请日：2007 - 12 - 25
被引用次数：0	三级技术分类：心血管
专利权人：Micrus Corp.	
摘要：血管收缩装置包括具有外线圈部分和内芯部分的形状记忆线圈，形状记忆线圈具有塌陷的初级线圈构造和具有三维形状扩张的二级构造，以及不透射线的股线。延伸穿过形状记忆线圈的芯部以形成装置的展开构造的不透射线标记，并且不透射线的股线在形状记忆线圈内具有多个间歇地间隔开的扩大部分。	

5.3.3 生物医药应用领域功效矩阵分析

根据日本3D打印生物医药应用领域的不同技术效果，绘制应用领域功效矩阵见表5-6。

表5-6 日本3D打印生物医药应用领域功效矩阵

技术效果＼应用领域	机械性能好	生物相容性	降低成本	提高安全性	模拟精准度高
口腔	2		2		36
骨科		8			13
模型				1	17
心血管		1			3
药品			2	2	
眼科	2				
其他应用	6	5	2	1	7

从表中数据可以看出，模拟精准度高是最重要的技术效果，体现在口腔、骨科和模

型的应用中，其次是生物相容性好，主要体现在骨科的应用上，其他应用中是与生物医药相关但没有指明具体应用领域的专利，包括应用在打印上的材料、打印的方法或设备等，这些专利也体现了模拟精准度高、机械性能好或生物相容性好等技术效果。

3D 打印的过程是经 CT 或 MRI 扫描得到患者数据后，进行 CAD 建模，再利用 3D 打印设备打印出来相应的产品，采用的技术包括选择性激光烧结、选择性激光熔化、熔融沉积成形、立体光固化成形等多种通用的 3D 打印技术，模拟精准度高是指提高完整过程中的精准度，因此可以从材料的选择、软件建模的编码、设备机械精准度和技术的完善等多个层面来实现，不论是在哪一种领域的应用，提高精准度都是必不可少的发展要求。

生物相容性好的要求体现在骨科应用上，这与其应用产品密切相关，骨植入物或替代物在植入后需要与周围的组织和谐相处，不至于出现影响植入效果的免疫排斥反应等。

5.4　日本 3D 打印生物医药领域重要市场主体分析

5.4.1　Seiko Epson 公司

5.4.1.1　背景介绍

日本科技巨头 Seiko Epson 宣布将拓展全球业务，计划借此在 2025 年实现收入增长 50%。在这一项计划中，除了常规的推出新产品和服务之外，还将包含一款有望在近几年内上市的工业级 3D 打印设备。这意味着这家常年耕耘在传统 OA 行业的厂商也已经杀入 3D 打印领域。虽然相对于其他 OA 行业厂商，Seiko Epson 其实是决定进军 3D 打印领域较晚的一个。包括联想、佳能、惠普、理光、富士施乐等厂商近年来都已经推出了自家的 3D 打印设备，其中既有桌面级设备，也有工业级设备。

此次 Seiko Epson 的入局，很大程度上是受了同行在 3D 打印行业积极耕耘并获得了不俗成果的刺激。其中理光推出了首款工业级 SLS（选择性激光烧结）3D 打印机 AMS5500；富士施乐则推出了 3D 打印服务，并且与日本应庆大学合作开发出了一种全新 3D 打印数据格式 FAV；惠普更是耀眼，不但推出了采用革命性多射流熔融（MJF）技术的 10 倍速 JetFusion3D 打印机，而且宣布会进军金属和全彩 3D 打印两个更具潜力的领域。倘若再无动作，Seiko Epson 可能就会被排除在 3D 打印市场之外了，届时再想入局可就难上加难了。

Seiko Epson 表示自己的目标是推出一款打印速度高达 200 ppm、能兼容多种不同材料的机器。这方面，Seiko Epson 积累多年的激光和喷墨 2D 打印专业知识应该能帮上大忙。

5.4.1.2　专利总概

Seiko Epson 公司在 3D 打印领域共拥有 95 件专利。如图 5 - 21 所示，专利申请从 2011 年开始，到 2015 年急剧增长。其中，有 81 件专利申请处于在审的状态，占总申请比例的 85.26%，有效的专利为 13 件，占比 13.68%，无效的专利仅为 1 件。这说明 Seiko Epson 确实近几年在 3D 打印领域进行了大量研发投入。

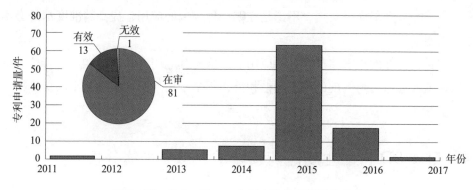

图 5 - 21　Seiko Epson 专利申请趋势及法律状态

5.4.1.3　重要发明人

通过对 Seiko Epson 公司的发明人进行分析，可以获知 Seiko Epson 公司在 3D 打印领域技术影响度较大的发明人有冈本英司、平井利充、平田嵩贵、石田方哉和佐藤千草等（见图 5 - 22）。其中冈本英司作为核心发明人申请了 47 件专利，占据该企业在 3D 打印领域总申请量的 50% 左右，这说明 Seiko Epson 公司许多关于 3D 打印领域技术上的研发与创新都有冈本英司的参与。

因此，需要对重要发明人所参与的研发团队进行重点研究，从而获知 Seiko Epson 公司的团队研发方向及研发实力。

以所述发明人进行追踪检索，发现上述重要发明人主要以团队的形式参与创新，并作为团队的领军人物指导团队的研发工作，数据表明（见图 5 - 23）冈本英司与平田嵩贵是该团队最主要的发明人。冈本英司和石田方哉共同申请了 15 件专利，平井利充也参与了冈本英司的 11 件专利申请，因此石田方哉与平井利充同样是该团队重要成员。

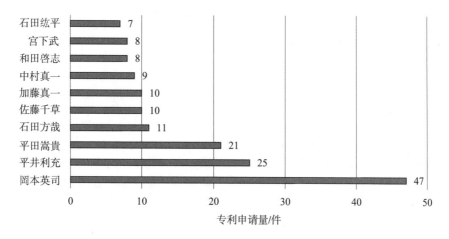

图 5 - 22　Seiko Epson 重点发明人专利申请排名

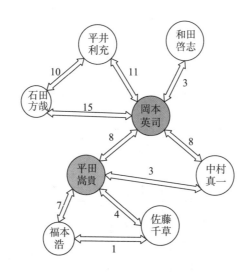

图 5 - 23　Seiko Epson 研发团队成员关系

平田嵩贵团队的成员有中村真一、佐藤千草、福本浩等，该团队的研发重点在于三维打印的设备制造、打印材料类型以及黏合剂的使用等。冈本英司团队成员有和田启志、中村真一、平井利充和石田方哉等，该团队研发重点更为全面，包含三维打印的制备装置与计算机建模等的研发创新工作。

5.4.1.4　重点专利分析

针对 Seiko Epson 公司的专利申请，依据专利被引证次数、同族专利数量等因素，对选取的核心专利进行分析，见表 5 - 7。

表5-7 3D打印技术重点专利

专利名称：造形システム、造形装置および造形方法 系统建模、成形装置及成形方法	
公开号：JP5773028B2	申请日：2014-04-28
同族专利数量：2	
专利权人：セイコーエプソン株式会社	
摘要：通过快速和适当的数据有助于快速和适当地成形。三维物体模型的数据由多层堆积成形组成。因此为获得更多相关的数据，将上述三维物体模型的数据通过变换成单独层数据进行传输。	
专利名称：立体物造形装置、立体物造形装置の制御装置、立体物造形装置の制御方法および立体物造形装置の制御プログラム 三维物体制备装置及其控制装置、控制方法和控制程序	
公开号：JP2016150457A	申请日：2015-02-16
同族专利数量：1	
专利权人：セイコーエプソン株式会社	
摘要：本发明提供三维物体造形装置用以减少在形成光滑表面的立体成形时产生的凹凸不平及颜色不均匀的现象。	
专利名称：造形装置 成形装置	
公开号：JP2016155273A	申请日：2015-02-24
被引用次数：1	同族专利数量：1
专利权人：セイコーエプソン株式会社	

摘要：提供使造形物的形成效率提高的造形装置。成形装置底板30上均匀平整地堆积了一层粉体层形成部件21，粉体层硬化液排出部件22，粉体层排出的硬化液在光照射部件23照射下硬化。粉体层形成部件21，硬化液排出部件22，以及光照射部件23中的任何2个都能够使各控制对象同时以同样的方向沿旋转轴40旋转。各控制对象以旋转轴40为中心进行1次旋转时，底板30上的各控制对象对应领域实行同样的1次处理。

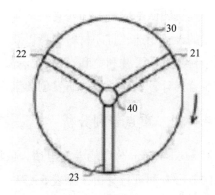

5.4.2　Ricoh 公司

5.4.2.1　背景介绍

Ricoh（理光）作为传统 2D 打印机公司中的佼佼者，虽然慢了惠普、富士施乐等品牌一小步进入 3D 打印市场，但理光的策划者还是毫无意外地宣布开始着手 3D 打印培训，为未来进入 3D 打印市场做准备。之前爆出 UL 跟理光合作一事，由此可知，理光并非慢了一步，而是早在 2014 年便已经着手接触 3D 打印行业，只是这事未被公布出来而已。

位于特尔福德的理光工厂已经在瞄准全球方面取得了进展。该公司与西班牙的一家私人公司签订了合同，该公司正在使用 3D 打印技术快速生产定制的假肢。像许多医疗保健公司一样，理光的合作公司正在尝试 3D 打印技术，开发在现场和设施内生产假肢的方法，以确保患者在方便时获得必要的帮助。

调查统计，各大传统 2D 打印"名门"，包括惠普、佳能、富士施乐等一线品牌先后进入 3D 打印市场大展拳脚，理光也难以避免。

5.4.2.2　专利总概

理光在生物医药领域 3D 打印专利的申请趋势如图 5 - 24 所示。自 2015 年开始，理光开始了在日本生物医药领域 3D 打印技术的全方位专利布局。2014 年的专利申请量仅有 2 件，而 2015 年则猛增至 42 件。由于专利申请公开有一定的滞后期，2016 年后的专利申请数据可能不全，因此并不能说明其趋势。已申请的 89 件专利均为发明专利，其中 3 件有效，85 件在审，1 件无效，可见其专利质量较高。

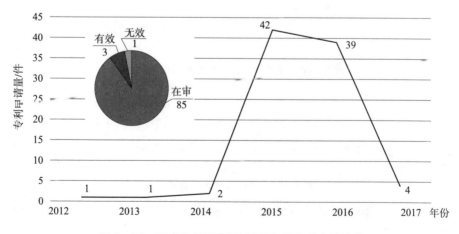

图 5 - 24　理光生物医药领域 3D 打印专利申请趋势

5.4.2.3 重要发明人

研发人才是产品研发的基础，发明人是专利申请的奠基石。发明人法兼義浩共参与了 16 件专利申请，居于生物医药领域创新团队的首位。田元望、成瀬充、鈴木康夫、岩田寛、新美達也同样是生物医药领域中高产的发明人，分别有超过 10 件的专利申请。

5.4.2.4 研发动向

图 5－25 表明，理光在生物医药领域的中游"工艺与软件控制"部分的软件 CNC 和建模、设备、选择性激光烧结（SLS）、立体光固化成形（SLA）、其他技术和三维喷印（3DP）等多个方面进行了专利布局。

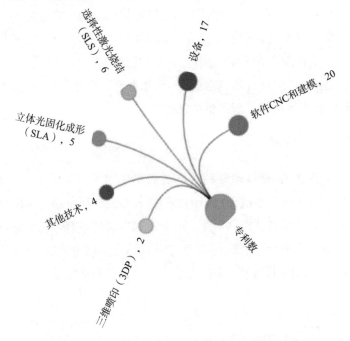

图 5－25　理光生物医药领域重点技术分布

5.4.2.5 重点专利分析

结合发明人和同族专利情况筛选出的重点专利见表 5－8。

表 5－8　3D 打印技术重点专利

专利名称：立体造形用粉末材料、硬化液及び立体造形用キット、並びに、立体造形物の製造方法及び製造装置
用于三维造形的粉末材料、硬化液体和三维造形套件以及用于制造三维物体的方法和设备

公开号：JP5862739B1	申请日：2014 - 09 - 26
同族专利数：12	发明人：草原辉樹；渡邉政樹；尾阪景子；成濑充；小岛真理子；山下康之；法兼義浩

摘要：提供一种方法，该方法使用如金属的粉末材料容易并且高效地制造具有复杂形状的三维物体，所述粉末材料具有良好的尺寸精度而不会在烧结之前等提供。粉末材料层形成步骤中，使用用于立体光刻的粉末材料形成粉末材料的层，所述粉末材料包括用有机材料涂覆的基材和在粉末材料层形成步骤中形成的粉末材料层上形成粉末材料层的步骤以及粉末材料层固化步骤，其中施加含有与有机材料交联的交联剂的固化液以固化粉末材料层的预定区域，从而至少重复地产生三维物体。

专利名称：三次元造形方法及び三次元造形装置
　　　　　三维成形方法和三维成形设备

公开号：JPWO2015198706A1	申请日：2015 - 04 - 23
同族专利数：7	发明人：金松俊宏；松原真弓

摘要：一种三维成形方法，用于使多个成形原料（100）变形（加热并熔融）并沉积成预定的立体形状，所述三维成形方法包括输送多个成形原料，通过输送单元［输送部分（10）］将多个不同颜色的成形原料（100）输送到变形单元［热熔融部分（31）］；通过变形单元使原材料成形的变形过程；通过成形材料形成单元［成形材料形成部分（30）］将变形的成形原材料以螺旋方式加捻和排列以形成成形材料的成形材料形成过程；以及通过成形单元［成形部（70）］依次沉积成形材料以形成三维成形物体（102）的成形处理。

5.4.3　Canon 公司

5.4.3.1　背景介绍

Canon（佳能）是日本的一家全球领先的生产影像与信息产品的综合集团，在成像解决方案领域处于全球领先地位，设计和制造了一系列数码和单反相机产品，并为医疗、光学和广播行业提供专业的打印服务和开发相关的产品。佳能的成长战略就是在新的技术领域寻求拓展，向其广泛的客户群提供更高的商业价值。早在 2013 年，在日本本土的佳能市场营销中心就与 3D Systems 达成了在日本的 3D 打印机分销合作。2015 年，佳能的全资子公司佳能欧洲宣布与 3D Systems 达成在欧洲的分销协议。

伴随着 3D 打印形势逐渐走好，越来越多的大品牌开始进入 3D 打印领域，如惠普、微软、亚马逊等公司。佳能于 2015 年 10 月 13 日宣布进入 3D 打印领域，并展示了其自主研发的首款 3D 打印机的概念模型。

5.4.3.2 专利总概

截至数据统计时，佳能在生物医药领域共申请了 64 件专利，由图 5 - 26 可以看出，在 2014 年前，佳能在生物医药领域申请的专利数量不多。从 2015 年起，佳能公司在生物医药领域的专利申请量呈现爆发式增长，2015 年的申请量为 21 件，2016 年的申请量为 39 件，2016 年之后的申请数据与公开滞后性有关，并不能说明其趋势。已申请的 64 件专利均为发明专利，其中 2 件有效，62 件在审查中。

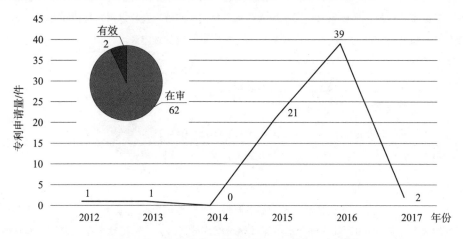

图 5 - 26　佳能生物医药领域 3D 打印专利申请量

5.4.3.3 重要发明人

发明人是一个公司或团队创新的灵魂，从图 5 - 27 中可以看出，佳能公司在生物医药领域最多产的发明人是羽生由纪夫，专利申请量为 8 件，但总体来说，排名前 10 位的发明人其专利申请量差距并不大。

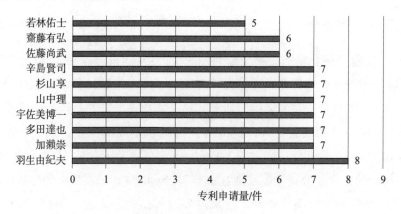

图 5 - 27　佳能生物医药领域 3D 打印专利发明人排名

5.4.3.4　研发动向

从表 5 – 9 中，我们可以看到佳能生物医药领域的 64 件专利中，属于上游产业材料相关的专利有 15 件，涵盖了医用高分子材料、医用复合材料和医用金属材料；属于中游"软件 CNC 和建模"的相关专利有 25 件，设备的有 16 件以及常见的 3D 打印技术工艺，包括立体光固化成形（SLA）、三维喷印（3DP）、选择性电子束熔化（EBSM）、熔融沉积成形（FDM）和选择性激光烧结（SLS）等各有若干件。

表 5 – 9　佳能生物医药领域重点技术分布

一级分类	二级分类	专利数量/件
上游	医用高分子材料	9
	医用复合材料	4
	医用金属材料	2
中游	软件 CNC 和建模	25
	设备	16
	其他技术	5
	立体光固化成形（SLA）	4
	三维喷印（3DP）	2
	选择性电子束熔化（EBSM）	2
	熔融沉积成形（FDM）	1
	选择性激光烧结（SLS）	1

5.4.3.5　重点专利分析

结合发明人和同族专利情况筛选出的重点专利见表 5 – 10。

表 5 – 10　3D 打印技术重点专利

专利名称：立体物の製造方法およびその製造装置 用于制造 3D 物体的方法和设备		
公开号：JP2016168746A	申请日：2015 – 03 – 12	
同族专利数：4	发明人：谷内洋	
摘要：提供一种用于从相变材料形成支撑构件时抑制能量消耗并大大提高三维物体的生产速度的技术。本发明的目的在于提供一种三维物体的制造方法，三维物体由包含熔点不同的多种材料的支撑材料、多种材料流中具有最低熔点的第一种材料形成，其中设置有支撑构件，使得除了固体材料之外的其他种类的材料处于固态化学惰性。		

专利名称：画像処理装置、画像形成装置、画像処理方法及びプログラム	
图像处理装置、图像形成装置、图像处理方法和程序	
公开号：JP2016210139A	申请日：2015 – 05 – 12
被引用次数：4	发明人：佐野利行
摘要：形成具有期望光泽度的三维物体。导出装置，用于从所获得的表面不规则性数据中导出表征不平坦层的不均匀性的代表性频率；校正装置，用于根据特性校正光泽度数据。	

5.5　本章小结

日本的 3D 打印技术凭借着本国的技术优势和 3D 打印机的研发努力发展并赶超欧美国家。近年来，日本 3D 打印市场持续增长，与 3D 打印相关的服务业的销售额也稳步增长，主要原因是日本政府新增了财政预算来促进新一代"3D 打印机"的研究开发；同时，日本许多地区相继成立 3D 打印的研究会，共同探讨日本企业如何发挥 3D 打印技术的作用，以增强国际竞争力。除了政府的大力支持与成立相关 3D 产业组织，不少日本巨头企业如松下、佳能、理光、东芝等纷纷加入 3D 打印领域，并获得多项核心专利。

目前，日本在 3D 打印生物医药领域的骨科和口腔科发展较快，例如对人体植入物与牙科修补物等方面进行较多专利布局。同时，各大日本大学与生物公司在 3D 打印组织与器官方面也取得了一系列进展。日本的研究人员认为，3D 打印生物医药技术将会在近几年应用于临床研究。

第6章 中、美、欧、日3D打印生物医药领域专利对比分析

6.1 中、美、欧、日3D打印生物医药领域专利发展趋势对比分析

图6-1为中、美、欧、日专利申请量近10年变化趋势对比分析图。四个地区生物医药领域的3D打印技术均经历了技术萌芽期、技术增长期、技术相对成熟期。欧洲地区的生物医药领域3D打印发展趋势和美国地区较为相似，在经历了缓慢增长期后，有大量的综合性大企业进入该领域，各种创新性3D打印技术在这一时期得到快速发展，并且有大量的3D打印设备问世。

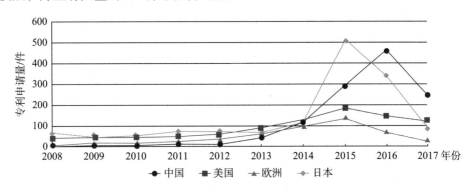

图0-1　中、美、欧、日3D打印生物医药领域专利发展趋势对比分析

中国地区生物医药领域3D打印技术从2002年开始起步，以2012年为分水岭，之前中国的3D打印产业始终发展较慢，但自2012年开始，国内的专利申请数目明显增多。日本与中国类似，2011年为其3D产业发展分界线，在这之后日本的申请规模逐步增加，并有较大的发展。

整体来看，中日两国在医学领域的3D打印技术应用较欧美各国起步更晚，但近年来这一领域在中国和日本迅速发展，并在2014年实现专利申请量超过欧美国家。这不仅说明亚洲地区的3D打印研发成果显著，也从侧面反映出各大产业巨头对亚洲地区的重视。

6.2 中、美、欧、日3D打印生物医药领域主要申请人分析

图6-2显示了中、美、欧、日四个地区专利权人的申请量排名情况。由图可以看出，3D Systems 公司以 161 件的申请量高居榜首，EOS 和 Stratasys 紧随其后，这三家企业的专利申请主要集中在欧洲地区，而排名第 4～7 位的四个专利权人 Ricoh、Canon、Roland 和 Xerox 均为日本知名企业，其专利申请集中在日本。排名第 8 位的 3M 是全球性的多元化科技企业，在医疗产品、光学产品等核心市场占据领导地位。排名后几位的专利权人的专利申请量均不到 50 件，相比排名前三的企业有比较明显的差距。由此可见，3D Systems、EOS 以及 Stratasys 三家公司在生物医药领域的 3D 打印技术方面占据明显优势。

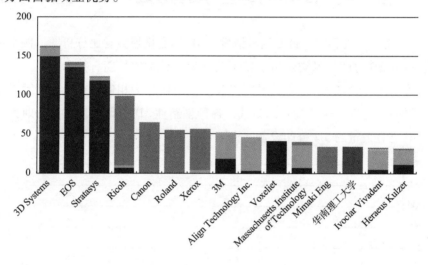

图 6-2 中、美、欧、日3D打印生物医药领域主要申请人排名

图6-2中的专利权人排名同时体现了各个企业组织在生物医药领域 3D 打印技术上研发能力的强弱。可以看出，3D Systems 在各大企业中的研发能力最强，在高校和科研院所方面，麻省理工学院的研发能力最强，且其在欧洲、美国和日本地区均有分布。中国地区只有华南理工大学跻身全球前 15，虽近两三年专利申请量剧增，但遗憾的是，其产业化比例不高。目前中国市场还处于 3D 打印技术应用以及进口设备的经销方面，这说明中国的 3D 打印技术在生物医药领域发展仍有提升空间，且市场环境仍需持续培养。

综上，目前生物医药领域 3D 打印的核心技术和专利主要掌握在 3D Systems、EOS 和 Stratasys 三家公司手中。国内相关产业和国外还存在较大的差距，主要依靠高校研究所申请专利，缺少实体产业的参与。

6.3　中、美、欧、日 3D 打印生物医药领域主要发明人分析

图 6-3 显示了中、美、欧、日四个地区在生物医药领域 3D 打印技术上总体发明人排行前 10 位的分布。从图中可以看出，冈本英司、平井利充、平田嵩贵作为精工爱普生最主要的发明人以 51 件、26 件、21 件的发明数量分别位居第一、第三和第五，3D Systems 公司的创始人 Hull Charles W. 以 27 件的发明数量位居第二，Ederer Ingo 是 Voxeljet 公司生物医药领域的主要发明人，以 22 件的申请量居于第四。而这张榜单中有 3 位发明人来自中国，分别是排名第 8 位来自华南理工大学的杨永强、排名第 9 位来自西安交通大学的王玲以及排名第 10 位来自芜湖启泽信息技术有限公司的曾伟宏。

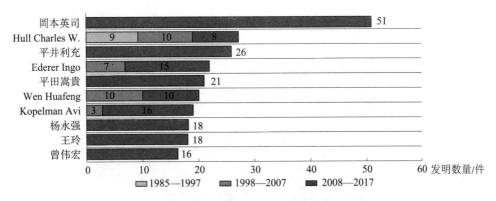

图 6-3　中、美、欧、日 3D 打印生物医药领域主要发明人排名

图 6-3 中的发明人排名同时体现了其在不同时间段的专利申请情况，在排名前 10 位的发明人之中，来自日本的三位发明人均在近 10 年才开始生物医药领域 3D 打印技术的发明，而来自欧美地区的其余四位发明人的发明时间跨度较大，尤以 3D Systems 公司的创始人 Hull Charles W. 最明显。而中国地区的杨永强教授作为中国 3D 打印技术产业联盟副理事长在近年也表现出较强的研发实力。

6.4　中、美、欧、日 3D 打印生物医药领域技术 IPC 分析

从国际分类号 IPC 分布情况来看，中美日欧地区 3D 打印技术分布主要集中在：

B33Y10/00 附加制造的过程〔2015.01〕；

B29C67/00 不包含在 B29C39/00 至 B29C65/00，B29C70/00 或 B29C73/00 组中的成形技术〔4，6〕；

B22F3/105 利用电流、激光辐射或等离子体（B22F3/11 优先）〔6〕；

B33Y70/00 适用于附加制造的材料〔2015.01〕；

G06F17/50 计算机辅助设计（静态存储的测试电路的设计入 G11C29/54）〔6，8〕；

B33Y80/00 附加制造的产品〔2015.01〕；

B33Y30/00 附加制造设备；及其零件或附件〔2015.01〕。

从图 6-4 也可以看出，中国 3D 打印技术申请年份相比于美国、日本和欧洲的申请年份要晚一些，这是因为 3D 打印技术在中国的发展起步晚，但是近几年的申请量有明显提升。美国的申请分布较为平衡，如图 6-5 所示，B29C67/00 成形技术与 B33Y80/00 附加制造的产品的申请量较为突出。欧洲 3D 打印技术 IPC 年申请上具有连续性（见图 6-6），且在 B29C67/00 成形技术与 B22F3/105 利用电流、激光辐射或等离子体方面发展领先。如图 6-7 所示，日本则是在 B29C67/00 成形技术、B33Y30/00 附加制造设备及其零件或附件、B33Y10/00 附加制造的过程这三个方面发展迅猛。

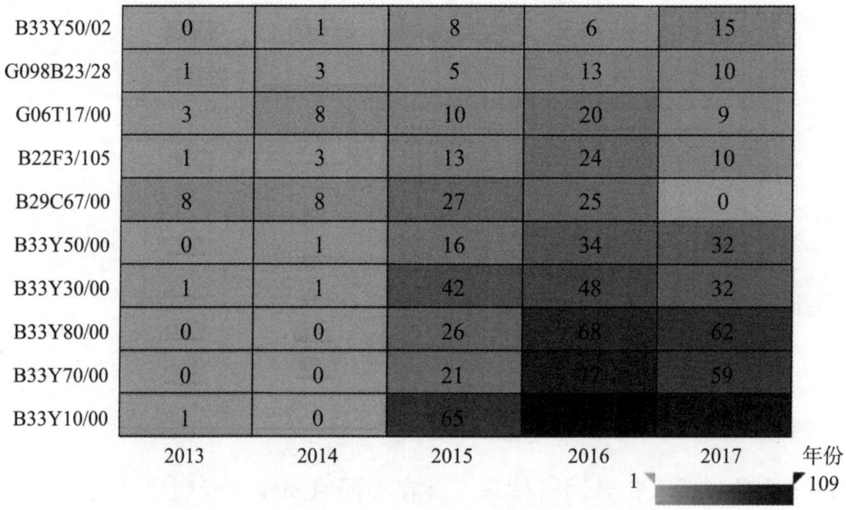

IPC	2013	2014	2015	2016	2017
B33Y50/02	0	1	8	6	15
G098B23/28	1	3	5	13	10
G06T17/00	3	8	10	20	9
B22F3/105	1	3	13	24	10
B29C67/00	8	8	27	25	0
B33Y50/00	0	1	16	34	32
B33Y30/00	1	1	42	48	32
B33Y80/00	0	0	26	68	62
B33Y70/00	0	0	21	77	59
B33Y10/00	1	0	65		

1 ◣━━━━◤ 109

图 6-4　中国 3D 打印技术 IPC 主要年申请趋势

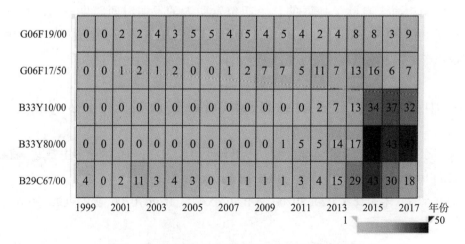

1 ◣━━━◤ 50

图 6-5　美国 3D 打印技术 IPC 主要年申请趋势

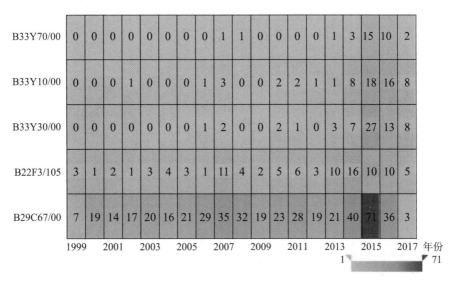

IPC	1999	2000	2001	2002	2003	2004	2005	2006	2007	2008	2009	2010	2011	2012	2013	2014	2015	2016	2017
B33Y70/00	0	0	0	0	0	0	0	1	1	0	0	0	0	0	1	3	15	10	2
B33Y10/00	0	0	0	1	0	0	0	1	3	0	0	2	2	1	1	8	18	16	8
B33Y30/00	0	0	0	0	0	0	0	1	2	0	0	2	1	0	3	7	27	13	8
B22F3/105	3	1	2	1	3	4	3	1	11	4	2	5	6	3	10	16	10	10	5
B29C67/00	7	19	14	17	20	16	21	29	35	32	19	23	28	19	21	40	71	36	3

年份　1～71

图 6-6　欧洲 3D 打印技术 IPC 主要年申请趋势

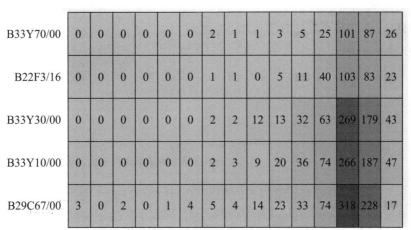

IPC	2003	2004	2005	2006	2007	2008	2009	2010	2011	2012	2013	2014	2015	2016	2017
B33Y70/00	0	0	0	0	0	0	2	1	1	3	5	25	101	87	26
B22F3/16	0	0	0	0	0	0	1	1	0	5	11	40	103	83	23
B33Y30/00	0	0	0	0	0	0	2	2	12	13	32	63	269	179	43
B33Y10/00	0	0	0	0	0	0	2	3	9	20	36	74	266	187	47
B29C67/00	3	0	2	0	1	4	5	4	14	23	33	74	318	228	17

年份　1～318

图 6-7　日本 3D 打印技术 IPC 主要年申请趋势

6.5　中、美、欧、日 3D 打印生物医药领域应用对比分析

中、美、欧、日四地 3D 打印生物医药领域的应用分布如图 6-8 所示，可以看出，中国、美国、欧洲和日本四个地区中，骨科和口腔领域的研究都是遥遥领先于其他应用领域，如前文所述，骨科和口腔科领域的 3D 打印相对组织、器官的打印而言较为基础，对生物相容性等要求相对较低，从技术领域的分布可知全球范围内 3D 打印生物医药领域技术的发展都还处于发展的初始阶段，且正在向着高阶层的技术发展，提高材料的生物相容性、提高技术的精准度、便捷性、降低打印成本等是技术的发展趋势。

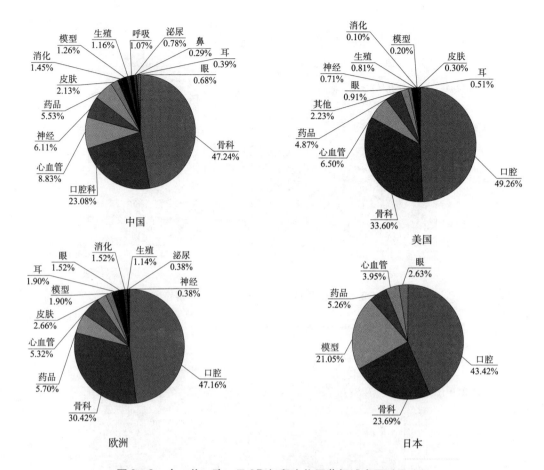

图 6-8　中、美、欧、日 3D 打印生物医药领域应用对比分析

　　对比而言，中国地区专利申请最多的是骨科，其次是口腔，而美国、欧洲和日本与之相反，申请量最多的是口腔领域的专利，日本在 3D 打印生物医药模型领域也处于领先的地位，与其他三个地区相比申请量较多。在技术领域的分布上，四个地区相比，除日本研究领域较少以外，其他三个地区的技术分布较广，涵盖心血管、药品、神经、皮肤、消化和生殖等多个领域，可见中国、美国和欧洲技术的研发较为全面，而日本地区专利申请较为集中。

6.6　结论与建议

6.6.1　加速推进可打印生物材料的研发进程

　　未来 3D 打印领域的发展势必将聚焦在 3D 打印材料的研发方面，材料的进步将带动 3D 打印进一步降低成本，并有可能出现更加小型化的生产设备。虽然目前医药领域的 3D 打印应用发展态势良好，但生物材料的 3D 打印依旧有巨大的发展空间，现有研究距离实际应用依然有较大差距。可以说，材料的发展深深制约着 3D 打印技术的发展。理论上来讲，所有的材料都可以打印，但实际上现在用于生物医药领域的打印材料还屈指可数。所以，通过各种物理化学改性的方法来克服这些被弃用的材料存在的打印问题，开发出更多性能优异的 3D 打印生物材料，既可以增加临床应用上的选择，又可以在一定程度上降低打印费用。与此同时，3D 技术与组织工程的结合将为生物组织与器官的重建开辟崭新的研究领域，例如"生物墨水"中 3D 打印生物材料的研究与开发。实现组织与器官的原位 3D 打印是科学家们梦寐以求的结果，目前的技术水平仅仅达到了在体外打印有外形无功能的组织与器官，打印材料是其中的难点之一。

6.6.2　依托高校科研优势拓展中游产业发展

中游的 3D 打印成形方法和软件与模型正处于探索发展阶段，从技术本身角度来看，与欧美国家的 3D 打印行业存在一定差距，尤其是在工艺技术、研发投入、人才基础、产业形态等方面。

在本书的第 2 章中，目前中游产业专利权人以高校为主。其实，无论从产业链的总体角度还是中游产业角度，3D 打印生物医药领域主要分为高校和企业两大组成部分。而我国正初步建立以高校为主体的技术研发力量体系，即华南理工大学、清华大学、西安交通大学、南方医科大学和华中科技大学正开展 3D 打印生物医药领域的技术研究，推动了我国 3D 打印整体发展。

6.6.3　加强合作创新意识增强产业协同创新力度

"创新驱动发展"是我国 2020 年中长期《科技规划纲要》的核心内容，是推动我国科学发展和社会进步的重要政策选择，合作创新能促进创新的多元化发展，思想的碰撞产生创新的火花，协同创新能促使我国各经济和科技主体朝着共同的目标和方向努力，推动社会的共同进步。

要激励研发机构增强与下游产业链的交流合作，不断以需求为导向，形成"材料—制造—装备—应用"一体化的发展模式，扩大产业规模，逐渐减少耗材成本，实现生物医药领域 3D 打印产业的整体发展。

6.6.4　以市场为导向促使研发资金多元化

加大研发投入，依靠近年来市场蓬勃的发展势头，发挥企业市场主体的作用，促进研发积极性的提升。要鼓励传统材料生产企业参与 3D 打印材料的研发和生产，逐步增加研发投入，扩大生产规模。

在政策导向和支持的基础上，以市场需求为导向，在研发前注重市场调研，从市场切实的需求出发，找准目标细分市场，通过知识产权作价入股和知识产权质押融资等方式来筹集研发资金，加大研发投入。

国家知识产权局发布的《2015 年国家知识产权战略实施推进计划》明确提出建立完善专利权质押动态管理系统，鼓励担保机构、投资机构为中小企业专利权质押融资提供服务，推动开展专利执行保险、侵犯专利权责任保险、知识产权综合责任保险等险种业务。知识产权质押融资既可以为破解中小企业融资难提供一条新的路径，又可以用金融手段促进中小企业的技术创新，帮助融资难的中小企业把所拥有的无形资产转化为有形资产，同时促进企业技术进步和专利产出，有利于我国知识产权意识的加强和自主创新战略的实施。

6.6.5 技术引进与海外布局并重

技术的研发除了独立创新和合作研发之外，还可以采用技术引进的方式，可以是从海外引进也可以是从国内其他市场主体处引进。技术引进是指从技术的提成方向需求方转移的过程，是一种节约科研时间和促进科研交流的方法。在我国目前 3D 打印生物医药领域技术研发还不成熟的现状下，引进海外的先进技术不失为提高科研能力的好方法。同时也要积极开展与国外先进企业的交流合作，建立长效的原材料供应链条，确保市场环境的稳定。另外，加强我国 3D 打印生物医药领域专利的布局力度，通过政府推动和市场拉动，在领先科研院校和领先技术企业的带领下，加强合作创新，在均衡发展国内专利技术的同时，注重海外重点市场的布局。

6.6.6 完善政策和法律规定加强监管力度

我国现行的法律制度可以涵盖 3D 打印生物医药领域相关的产品，例如，《医疗器械监督管理条例》对第三类（即植入人体，用于支持维持生命；对人体具有潜在危险，对其安全性、有效性必须严格控制的医疗器械）医疗器械实行分类管理的规定，完全可以覆盖 3D 打印的医用植入物，且受到《产品质量法》的约束。但由于 3D 打印生物医药领域的产品具有特殊性，在监管上仍需要注意，需要因时制宜地调整和完善，特别是在医学伦理方面的约束和监管。

我国 3D 打印行业在不断发展，国内制造和使用的产品呈现多样化发展，对工艺设备供应商而言，需要对其打印设备种类、规程和用途、去向以及生产、销售、购买、使用与维修等环节做出严格规定和监管，对购买、使用、操作的医疗机构和医务人员的监管应当体现在资质认定、操作规范、文件保密等方面。

3D 打印目前能在生物医药领域生产的产品包括骨植入物、种植牙等，对单一活体器官的打印还处于动物实验阶段，在未来能用于人体时，一方面能为医学事业开拓新的治疗领域，但另一方面对其监管必须严格，避免出现诸如克隆带来的困扰。同时，加强 3D 打印材料相关政策的研究，适时出台推动 3D 打印材料发展的产业、财政、金融政策，为 3D 打印材料发展创造良好的政策环境。

参考文献

[1] 赵志国，柏林，李黎，等. 激光选区熔化成形技术的发展现状及研究进展 [J]. 航空制造技术，2014，463 (19)：46 – 49.

[2] 中华人民共和国工业与信息化部. 十二部门关于印发《增材制造产业发展行动计划（2017 – 2020 年）》的通知 [R/OL]. (2017 – 11 – 30) [2020 – 04 – 07]. http：//www. miit. gov. cn/ n1146285/n1146352/n3054355/n3057585/n3057590/c5953418/content. html.

[3] 中华人民共和国工业与信息化部. 关于印发《国家增材制造产业发展推进计划（2015 – 2016 年)》的通知 [R/OL]. (2015 – 2 – 28) [2020 – 04 – 07]. http：//www. miit. gov. cn/ n1146295/n1652858/n1652930/n3757018/c3763342/content. html.

[4] 中华人民共和国国务院. 国务院关于印发《"十三五"国家战略性新兴产业发展规划》的通知 [R/OL]. (2016 – 12 – 19) [2020 – 04 – 27]. http：//www. gov. cn/zhengce/content/2016 – 12/ 19/content_5150090. htm.

[5] 中华人民共和国工业和信息化部. 工业和信息化部关于印发《高端智能再制造行动计划（2018 – 2020 年)》的通知 [R/OL]. (2017 – 11 – 09) [2020 – 04 – 07]. http：//www. miit. gov. cn/ n1146285/n1146352/n3054355/n3057542/n3057544/c5900275/content. html.

[6] 中华人民共和国国务院. 国务院关于印发《中国制造2025》的通知 [R/OL]. (2015 – 05 – 19) [2020 – 04 – 07]. http：//www. gov. cn/zhengce/content/2015 – 05/19/content_9784. htm

[7] SON A I, OPFERMANN J D, MCCUE C, et al. An implantable micro – caged device for direct local delivery of agents [J]. Scientific reports, 2017, 7 (1)：1 – 16.

[8] LORBER B, HSIAO W K, HUTCIIINGS I M, et al. Adult rat retinal ganglion cells and glia can be printed by piezoelectric inkjet printing [J]. Biofabrication, 2013, 6 (1)：015001.

[9] YURIE H, IKEGUCHI R, AOYAMA T, et al. The efficacy of a scaffold – free Bio 3D conduit developed from human fibroblasts on peripheral nerve regeneration in a rat sciatic nerve model [J]. PloS one, 2017, 12 (2).

[10] TANIGUCHI D, MATSUMOTO K, TSUCHIYA T, et al. Scaffold – free trachea regeneration by tissue engineering with bio – 3D printing [J]. Interactive cardiovascular and thoracic surgery, 2018, 26 (5)：745 – 752.

[11] WITOWSKI J S, PEDZIWIATR M, MAJOR P, et al. Cost – effective, personalized, 3D – printed liver model for preoperative planning before laparoscopic liver hemihepatectomy for colorectal cancer

metastases ［J］. International journal of computer assisted radiology and surgery, 2017, 12 （12）: 2047 – 2054.

［12］ Amtech3d. 3D Printing Techniques ［R/OL］. （2017 – 05 – 18） ［2020 – 04 – 07］. https: // amtech3d. com/3d – printing – techniques/

［13］ Allied Market Research. 3D Printing Market Outlook – 2025 ［R/OL］. （2018 – 10 – 01） ［2020 – 04 – 07］. https: //www. alliedmarketresearch. com/3d – printing – market

［14］ Gartner. Top Trends in the Gartner Hype Cycle for Emerging Technologies, 2017 ［R/OL］. （2017 – 08 – 15） ［2020 – 04 – 07］. https: //www. gartner. com/smarterwithgartner/top – trends – in – the – gartner – hype – cycle – for – emerging – technologies – 2017/

［15］ JEONG C G, ATALA A. 3D printing and biofabrication for load bearing tissue engineering ［M］ // Engineering Mineralized and Load Bearing Tissues. Springer, Cham, 2015: 3 – 14.

［16］ Al QAHTANI W M S, YOUSIEF S A, El – ANWAR M I. Recent Advances in Material and Geometrical Modelling in Dental Applications ［J］. Open access Macedonian journal of medical sciences, 2018, 6 （6）: 1138.

［17］ KOLESKY D B, HOMAN K A, SKYLAR – SCOTT M A, et al. Three – dimensional bioprinting of thick vascularized tissues ［J］. Proceedings of the national academy of sciences, 2016, 113 （12）: 3179 – 3184.

［18］ 中国产业信息网. 2014 年全球及中国 3D 打印市场规模运行分析回顾 ［R/OL］. （2015 – 08 – 13） ［2020 – 04 – 07］. http: //www. chyxx. com/industry/201508/336065. html.